中医药畅销书选粹·特技绝活

民间传统治病小绝招

主编　振　中　刘静宇

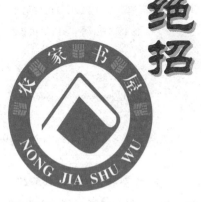

中国中医药出版社·北京

图书在版编目（CIP）数据

民间传统治病小绝招／振中，刘静宇主编 . —2 版 . —北京 ：中国中医药出版社，2012.4（2019.6 重印）

（中医药畅销书选粹 . 特技绝活）

ISBN 978 – 7 – 5132 – 0652 – 5

Ⅰ . ①民… Ⅱ . ①振… ②刘… Ⅲ . ①土方一汇编 Ⅳ . ①R289.2

中国版本图书馆 CIP 数据核字（2011）第 228870 号

中 国 中 医 药 出 版 社 出 版
北京经济技术开发区科创十三街 31 号院二区 8 号楼
邮政编码　100176
传真　010 64405750
山东百润本色印刷有限公司印刷
各地新华书店经销

＊

开本 880×1230　1/32　印张 10.375　字数 274 千字
2012 年 4 月第 2 版　2019 年 6 月第 8 次印刷
书　号 ISBN 978 – 7 – 5132 – 0652 – 5

＊

定价 45.00 元
网址 www. cptcm. com

出版者的话

　　中国中医药出版社作为直属于国家中医药管理局的唯一国家级中医药专业出版社，自创办以来，始终定位于"弘扬中医药文化的窗口，交流中医药学术的阵地，传播中医药文化的载体，培养中医药人才的摇篮"，不断锐意进取，实现了由小到大、由弱到强、由稚嫩到成熟的跨越式发展，短短的20多年间累计出版图书3600余种，出书范围涉及全国各级各类中医药教材和教学参考书；中医药理论、临床著作，科普读物；中医药古籍点校、注释、语译；中医药译著和少数民族文本；中医药政策法规汇编、年鉴等。基本实现了"只要是中医药书我社最多，只要是中医药教材我社最全，只要是中医药书我社最有权威性"的目标，在中医药界和社会上产生了广泛的影响。2009年我社被国家新闻出版总署评为"全国百佳图书出版单位"。

　　为了进一步扩大我社中医药图书的传播效应，充分利用优秀中医药图书的价值，满足更多读者，尤其是一线中医药工作者的需求，我们在努力策划、出版更多更好新书的同时，从早期出版的专业学术图书中精心挑选了一批读者喜欢、篇幅适中、至今仍有很高实用价值和指导意义的品种，以"中医药畅销书选粹"系列图书的形式重新统一修订、刊印。整套图书约100种，根据内容大致分为七个专辑："入门进阶"主要是中医入门、启蒙进阶类基础读物；"医经索微"是对中医经典的体悟、阐释；"名医传薪"记录、传承名医大家宝贵的临证经验；"针推精华"精选针灸、推拿临床经验；"特技绝活"展现传统中医丰富多样的特色疗法；"方药存真"则是中药、方剂的精编和临床应用；"临证精华"汇集临床各科精妙之法。可以说基本涵盖了中医各主要学科领域，对于广大读者学习中医、认识中医和应用中医大有裨益。

今年是"十二五计划"的开局之年，我们将牢牢抓住机遇，迎接挑战，不断创新，不辱中医药出版人的使命，出版更多、更好的中医药图书，为弘扬、传播中医药文化知识作出更大的贡献。

中国中医药出版社

2011 年 12 月

《民间传统治病小绝招》编写人员

审　订

建　中

主　编

振　中　　刘静宇

编　委

振　中	刘静宇	陈　莉	郑虚无
韩　冰	王新元	庞国胜	贾中习
刘凤君	沈秋竹	阎智修	成立朝
阎金周	祁建华	宋一兵	武常流

内 容 提 要

　　本书以民间单方验方与奇难怪症治验相结合，从不同的角度反映了民间医生的科学思路和治学特色，以便读者玩味体验，指导临床。同时也是融实用性、科学性、可读性、趣味性为一体的编写尝试。希望本书的出版能使许多散失于民间的治病小绝招、小经验更好地服务于广大患者、造福于人类。

前　言

　　我国的民间医学历史悠久、渊远流长，它蕴藏着中医学极其丰富的经验和劳动人民智慧的结晶，良方妙法俯拾皆是，在某种程度上已成为中医学基本理论和经验的源泉。数千年来，民间名医辈出，他们均以独特的创见和医技著称于世。古有赵学敏、张从正、朱丹溪等以始于民间诊疾问病而登上医学的名贤大堂；今有朱汉章、杨文水等从一个民间医学的执著探索者，一跃而成为当代中医杰出的发明家。推广他们的先进经验和成果，光大民间医术，正是本书编写的初衷，也是广大医务工作者、民间医学爱好者和广大家庭医疗保健的需要。本书以民间单方验方与奇难怪症治验相结合，从不同的角度反映了民间医生的科学思路和治学特色，以便读者玩味体验，指导临床。同时也是融实用性、科学性、可读性、趣味性为一体的编写尝试。希望本书的出版能使许多散失于民间的治病小绝招、小经验更好地服务于广大患者、造福于人类。

编　者

目 录

第一章 偏方单方治大病

感 冒

感冒是风邪侵袭人体所引起的头痛、鼻塞、流涕、喷嚏、恶寒、发热等为主要临床特征的常见外感疾病。又称伤风、冒风、冒寒。若病情严重者，并在一个时期内广泛流行，证候多相似者称为时行感冒。分别与西医学的普通型感冒和流行性感冒相类似。

方一、谷子消风饮

【组　成】　生谷子15~30克

【功　能】　疏风解表，清宣肺气。

【适应证】　适用于普通型感冒，症见打喷嚏、流清涕，并伴鼻塞、头痛、轻度发热、四肢酸痛等。

【制用法】　嚼服后喝热水一杯，盖被出汗。汗出即愈。

【注　意】　避免受风着凉。

【来　源】　民间方。

方二、钩薄重感饮

【组　成】　钩藤6克　薄荷3克　青蒿3克　黄芩4.5克枳壳3克

【功　能】　清里解表，清热肃肺。

【适应证】　适用于小儿重感冒。

【制用法】　水煎，1日数次温服。白细胞高，加金银花9克。

【来　源】　民间方。

方三、流感姜蒜汤

【组　成】　生姜片30克　青大蒜头片20克　红糖50克

【功　能】　辛温解表，宣肺解毒。

【适应证】　适用于流行性感冒、感冒。

【制用法】 上药放进小锅内煎熬约30分钟，剩下500毫升，睡前1次服下，连服3~6次。

【来　源】《常见病验方研究参考资料》。

方四、柴青石膏退热汤

【组　成】 软柴胡30克　姜半夏10克　嫩黄芩15克　大青叶24克　金银花20克　生石膏30克　生甘草5克

【功　能】 解表清里，和解少阳，清热解毒。

【适应证】 适用于外感高热。对风寒表证引起的高热应加荆防或羌独活。

【制用法】 上药加清水1000毫升，浸泡20分钟，武火煎10~15分钟，滤渣取汁，二煎加水适量，煎10分钟，滤液混合，每4~6小时服药1次，轻者每日1剂，重者1日2剂。

【来　源】 经验方。

方五、消风百解散

【组　成】 白芷1000克　甘草500克　陈皮1000克　苍术1000克　荆芥1000克　麻黄1000克

【功　能】 疏风散寒，宣肺解表。

【适应证】 适用于四时感冒，发热无汗，头痛项强，鼻塞，咳嗽，骨节酸痛。

【制用法】 上药烘干，共研细末，过筛，瓶贮备用。每日服2次，每次6克，温开水送服。

【来　源】《太平惠民和剂局方》。

方六、玉屏九味汤

【组　成】 黄芪15克　白术9克　防风6克　杏仁9克　神曲9克　葛根9克　薄荷6克　甘草3克　葱白为引

【功　能】 益气固表，清热肃肺。

【适应证】 年老体虚感冒、头痛、鼻塞、流涕、喷嚏、恶风、咳嗽等。

【制用法】 将药先用水浸泡1小时，再用武火煎沸5分钟，每剂煎2次，兑后分2次饭后温服。

【来　源】 民间方。

方七、薏苡祛湿汤

【组　成】　荆芥9克　车前草30克　生苡仁30克　黄芩9克

【功　能】　清暑解表，疏风散湿。

【适应证】　适用于暑湿感冒。症见发热、头沉胀如裹，骨节酸沉痛，胸闷，不欲食，口淡干呕，大便溏薄。

【制用法】　上药加清水适量浸泡30分钟，再放火上煎20分钟，每剂煎2次，将滤液兑后，分2次温服。

【来　源】　民间方。

方八、加减银翘散

【组　成】　金银花30克　净连翘30克　冬桑叶15克　苏薄荷7克（后下）　芦根20克　板蓝根24克　荆、防各7克　杏仁泥10克　鱼腥草30克

【功　能】　辛凉解表，清热肃肺。

【适应证】　风热感冒。症见发烧，头痛，口干渴，咳嗽吐黄稠痰。

【制用法】　上药加水适量浸泡30分钟，再用武火煎10分钟，滤渣取汁，二煎加水适量，煎5分钟，滤液混合，分2次温服。

【来　源】　经验方。

方九、荆苏姜茶红糖饮

【组　成】　荆芥10克　苏叶10克　茶叶6克　生姜10克　红糖30克

【功　能】　发散风寒，祛风止痛。

【适应证】　适用于风寒感冒、畏寒、身痛、无汗等症。

【制用法】　先以文火煎煮荆芥、苏叶、茶叶、生姜，约15～20分钟后，加入红糖，溶化即成。每日2次，可随意服用。

【来　源】　民间方。

方十、银楂蜂蜜饮

【组　成】　金银花30克　山楂10克　蜂蜜250克

【功　能】　清热解毒，散风止痛，消食。

【适应证】　适用于风热感冒，发热头痛，口渴等症。

【制用法】　将金银花与山楂放入砂锅内，加水置旺火上烧沸，约3～5分钟，将药液注入小搪瓷盆内。再煎熬1次，滤出药液，将2次药液合并，放入蜂蜜搅匀服用。

【来　源】　民间方。

方十一、葱姜豆豉汤

【组　成】　生葱白30克　生姜15克　淡豆豉20克

【功　能】　疏散风寒，宣肺止咳。

【适应证】　适用于风寒感冒。症见发热，头痛，流清鼻涕，四肢酸痛，咳嗽、咳痰、全身疲倦等症。

【制用法】　先把生葱白、生姜切碎，再放入豆豉，加水500毫升左右，煮沸后分2次温服，服后盖被出透汗，每日1剂。

【来　源】　民间方。

方十二、流感祛湿汤

【组　成】　鬼箭羽25克　花槟榔15克　白鸽屎20克鸭脚皮25克　地骨皮20克　布渣叶25克　淡豆豉25克尖尾蜂芋15克　旧毫鼓15克　瓜蒌叶20克　苦瓜干25克

【功　能】　疏风解表，清肺燥湿。

【适应证】　适用于流行性感冒。症见精神疲乏，周身酸痛，发冷发热，心闷呕吐，头痛眼花等症。

【制用法】　以上药用清水煎6小时，约1大碗药液，待温热时服下，卧床休息，待出汗即愈。

【来　源】　民间方。

咳　嗽

咳嗽是机体对人体气道病邪的保护性反应。古人以有声无痰称咳，有痰无声称嗽。临床上二者常并见，通称咳嗽。外感或内伤，导致肺失宣降，为咳嗽的基本病机，以咳嗽为主要临床症状，可按本证论治。约相当于西医所称急、慢性支气管炎，支气管扩张，感冒，部分以咳嗽为主的肺炎等疾病。

方一、加味二陈汤

【组　成】　广陈皮10克　姜半夏10克　云茯苓15克
生百部10克　炙桑皮15克　炙紫菀10克　炙枇杷叶12克
辽细辛4克　金银花20克　杏仁泥10克　炒枳壳12克　炙甘草7克

【功　能】　清宣肺气，化痰止咳。

【适应证】　适用于咳嗽痰多。

【制用法】　上药加清水适量浸泡30分钟，再煎30分钟，每剂煎2次，将2次滤液混合兑匀，分2次早晚温服。每日1剂。

【注　意】　禁忌生冷、辛辣食物。

【来　源】　经验方。

方二、清热宣肺汤

【组　成】　麻黄30克　杏仁30克　生石膏30克　炙甘草15克　川朴15克　乌梅20枚　紫菀15克　陈皮15克
蜂蜜250克

【功　能】　清热肃肺，宣肺止咳。

【适应证】　久咳不止。

【制用法】　将上药加清水2000毫升浸泡30分钟，放火上煎至200毫升，去渣加蜂蜜搅匀，放笼上蒸1小时即可。每日早晚饭后各服1匙。

【注　意】　高血压病、心脏病禁服。

【来　源】　民间方。

方三、礞石化痰散

【组　成】　金礞石9克　川贝9克　制百部9克　制半夏9克　制南星4.5克　桔梗9克　款冬花9克　甘草9克

【功　能】　温肺散寒，化痰止咳。

【适应证】　适用于咳嗽痰多者。

【制用法】　上药共研细末，过筛，成人每次服3克，小儿每次服 1～1.5 克，日 3 服，温开水送下。

【来　源】民间方。

方四、止嗽丸

【组　成】炙紫菀 1000 克　炙百部 1000 克　白前 1006 克　桔梗 1000 克　荆芥 1000 克　陈皮 500 克　甘草 500 克

【功　能】健脾化痰，润肺止嗽。

【适应证】适用于新老咳嗽，咳痰不爽，咳呛不止等症。

【制用法】制浓缩丸，每服 20 粒，日服 3 次。

【来　源】南京中药厂研制方。

方五、温肺化痰汤

【组　成】杏仁 9 克（泡去皮尖杵碎）　连须葱白 3 根　白菜根 1 个（切片）　生姜 3 片

【功　能】温肺散寒，化痰止咳。

【适应证】适用于风寒咳嗽。症见咳嗽吐痰清稀，鼻塞流清涕，头痛发热无汗等。

【制用法】上药加水适量浸泡 15 分钟，煎 15 分钟，每剂煎 2 次，兑后分 2 次温服。每日 1 剂。

【来　源】民间方。

方六、艾叶慢支饼

【组　成】艾叶 30 克　生姜 3 片　芝麻油 50 克　白面 15 克

【功　能】清宣肺气，化痰止咳。

【适应证】适用于慢性支气管炎。

【制用法】艾叶用芝麻油炸后，与生姜分别切成细丝，以白面拌和成饼，再入油锅炸焦捞出；1 次服完，1 日 1 次。连服 3 日。

【来　源】民间方。

方七、猪肺止咳饮

【组　成】猪肺 1 具　生姜 30 克　蜂蜜 120 克　制杏仁 49 粒

【功　能】滋阴润肺，化痰止咳。

【适应证】 咳嗽气短，痰清稀薄，面色㿠白，动则汗出，易感外邪，舌淡、苔薄，脉虚无力，兼及肺阴虚者，久咳不止，痰少而黏，或痰中带血丝，形体消瘦，舌红，少苔，脉细数者，亦可酌用。

【制用法】 将猪肺洗净，和上药一起煮之，以猪肺煮熟为度。食猪肺饮汤，分 4～6 次服完，每日 2 次。若有效未愈，可连续配制服用。

【注　意】 外感风热，风寒，燥热及阴虚火旺、肝火犯肺、肾阳虚衰咳嗽均非所宜。忌食辛辣、油腻、生冷之品。

【来　源】 民间方。

方八、鸭子滋补饮

【组　成】 白鸭子 1 只　豆腐　白菜　胡萝卜　白萝卜各适量

【功　能】 滋阴补肾，纳气定喘。

【适应证】 适用于肺肾阴虚，虚劳咳嗽气喘。因肺肾虚之久咳、气喘咳嗽、干咳等。

【制用法】 白鸭去毛杂，与其他几味共入砂锅内煲之，加调味品即可食用。汤菜皆食，每日三餐服用。

【来　源】 《神州秘方》。

方九、蛤蟆鸡蛋煎

【组　成】 癞蛤蟆 1 只　鸡蛋 1 个

【功　能】 温阳散寒，纳气定喘。

【适应证】 适用于慢性气管炎，咳嗽气喘，胸部憋闷，呼吸困难，反复发作或每受风寒、吃生冷后容易发作。

【制用法】 先将癞蛤蟆口部剪开并将鸡蛋塞进肚内，用棉线将已剪开的口部缝好，外用湿泥裹严，用火烧烤至黄泥开裂为止，将干裂的黄泥及癞蛤蟆弃去，取已烧熟的鸡蛋去壳趁热服下，每日服 1 个，连服 3～5 个。

【来　源】 民间方。

方十、竺黄辰砂止嗽汤

【组　成】 天竺黄 25 克　天麻 5 克　白附子 5 克　防风 8

克　半夏10克　胆星5克

【功　能】　清肺化痰，止咳平喘。

【适应证】　咳嗽。

【制用法】　上药煎汁，倒在碗内，放入6毫克的辰砂，用汤匙搅动，待汤汁温后饮服。每付药可煎3次，辰砂可每次20毫克，分3次使用，服至发作时间两倍为止。

【注　意】　服药期间忌食香菜、鱼及牛、羊肉等。

【来　源】　民间方。

方十一、桑杏消风汤

【组　成】　冬桑叶25克　杏仁泥15克　冰糖15克

【功　能】　疏风解表，宣肺止咳。

【适应证】　适用于伤风咳嗽。

【制用法】　用水两碗，煎成一碗半，趁热温服，出汗即愈。

【来　源】　民间方。

方十二、清热止咳汤

【组　成】　鱼腥草20克　炙桑白皮15克　大贝母10克粉甘草4克

【功　能】　清热化痰，肃肺降逆。

【适应证】　适用于咳嗽初起，痰色黄质稠，甚至咳逆气急等症。

【制用法】　加水500毫升，小火煎15分钟，每日1剂，头二煎分服。

【来　源】　民间方。

呕　吐

呕吐是由于胃失和降，气逆于上，饮食和痰涎等胃内容物经由口而出的病证。呕吐常见于西医学中神经性呕吐、胃炎、幽门痉挛或梗阻、胆囊炎、胰腺炎、某些急性传染病等。

方一、五汁饮

【组　成】　鲜芦根汁　荸荠汁　甘蔗汁　鲜竹沥　生姜汁

【功　　能】　清热降火，养阴和胃。

【适应证】　适用于呕吐因火而起，日久胃中津液枯耗者。

【制用法】　临时斟酌多少，和匀凉服。

【来　　源】　《医宗金鉴·杂病心法要诀白话解》。

方二、止呕汤

【组　　成】　伏龙肝1块　茴香3克　红糖适量

【功　　能】　温中健脾，和胃降逆。

【适应证】　呕吐。

【制用法】　每日1剂，水煎早，晚各服1次。

【来　　源】　民间方。

方三、朱砂南星散

【组　　成】　胆南星（炒黄）朱砂各等份

【功　　能】　化痰止呕。

【适应证】　呕吐。

【制用法】　共研细末，每服0.6克，白开水送下，1日2次，早晚服。

【来　　源】　民间方。

方四、二汁饮

【组　　成】　猪苦胆1个　鲜生姜（切碎）30克

【功　　能】　和胃降逆。

【适应证】　适用于顽固性呕吐。

【制用法】　将生姜捣如泥，净白布包拧汁半酒杯，加入猪苦胆汁搅均匀。每用3～5滴，滴舌上，慢慢含咽之，其吐自止。停5分钟，即可服其他汤药。

【来　　源】　经验方。

方五、丁香柿蒂汤

【组　　成】　丁香3克　柿蒂7克　生姜3片

【功　　能】　温中散寒，降逆止呕。

【适应证】　适用于胃寒呕吐呃逆不止。

【制用法】　上药加清水500毫升，文火煎开10分钟。头二煎混匀，分两次服。

【来　　源】　民间方。

方六、人参茱萸汤

【组　　成】　吴茱萸3克　人参9克　生姜12克　大枣4枚

【功　　能】　温中止痛，降逆止呕。

【适应证】　呕吐。

【制用法】　每日1剂，水煎早、晚各服1次。

【来　　源】　经验方。

方七、芦根竹茹汤

【组　　成】　芦根30克　竹茹9克　甘蔗汁1杯

【功　　能】　清热除烦止呕。

【适应证】　呕吐。

【制用法】　水煎芦根、竹茹，去渣，取汁半碗，兑入甘蔗汁，慢慢喝完，日服1剂。

【来　　源】　民间方。

方八、茅根竹茹汤

【组　　成】　白茅根15克　嫩茵陈15克　竹茹9克　生姜3片

【功　　能】　清热凉血，化湿降逆。

【适应证】　呕吐。

【制用法】　加水500毫升，煎取200毫升去渣温服。

【来　　源】　民间方。

方九、山楂麦芽汤

【组　　成】　焦山楂6克　生麦芽6克　炒麦芽6克　生姜9克　竹茹9克

【功　　能】　消食化积，和胃降逆。

【适应证】　适用于饮食所伤致的呕吐。

【制用法】　每日1剂，水煎早、晚各服1次。

【来　　源】　经验方。

方十、藿香竹茹汤

【组　　成】　藿香6克　竹茹6克　生姜3克

【功　能】　芳香化湿，和胃止呕。

【适应证】　呕吐。

【制用法】　每日1剂，水煎早、晚各服1次。

【来　源】　民间方。

方十一、柿蒂刀豆饮

【组　成】　柿蒂3枚　刀豆壳6克

【功　能】　降逆止呕。

【适应证】　小儿呕吐。

【制用法】　水煎，冷却后少少饮之。

【来　源】　民间方。

胃　脘　痛

胃脘痛，又称胃痛，是以胃脘部近心窝处经常疼痛为主症。胃痛的发生与饮食失调、情志刺激、劳累受寒、脾胃不健等诸因素有关。本病与西医学急、慢性胃炎，胃及十二指肠溃疡，胃痉挛，胃黏膜脱垂，胃神经官能症等相似。

方一、疏肝理气汤

【组　成】　生百合30克　台乌药10克　炒白芍30克　生蒲黄（包）12克　炒灵脂12克　大甘松24克　白檀香12克　生甘草9克

【功　能】　疏肝和胃，活血化瘀，理气止痛。

【适应证】　胃脘痛。

【制用法】　上药加适量清水浸泡30分钟，再放火上煎20分钟，每剂煎2次，将2次滤液混合兑匀，分早晚2次温服。每日1剂。

【注　意】　孕妇忌服，勿食生冷油腻之物。

【来　源】　经验方。

方二、消食化积汤

【组　成】　醋鳖甲10克　醋龟板10克　炮山甲10克炒龙衣2克　木鳖仁2克　煅牡蛎10克　刺猬皮10克　鸡内

金 10 克　鲜猪肝 125 克　红糖 125 克　白糖 25 克

【功　能】消积化食，健脾益胃。

【适应证】食积奶积之胃痛，以及疳积，虫积所致之面黄肌瘦，骨蒸潮热，脾胃亏损，食欲不振，消化不良等症。

【制用法】先将鲜猪肝焙干，同诸药共研细面，用红白糖熬化加水适量，和药面作颗粒冲剂，烘干备用。每服 6 克，每日 3 次，小儿酌减。

【来　源】民间方。

方三、滋阴和胃散

【组　成】炒白芍 30 克　沙参 30 克　川贝母 9 克　乌贼骨 30 克　瓦楞子 24 克　醋元胡 9 克　大甘松 9 克　云茯苓 9 克　龙骨 15 克　牡蛎 15 克　甘草 24 克

【功　能】滋阴和胃，理气止痛。

【适应证】胃及十二指肠溃疡。

【制用法】上药烘干，共研细面，过筛，每服 6 克，日服 3 次，温开水送服。

【注　意】勿食辛辣刺激之品。

【来　源】民间方。

方四、除湿胃苓汤

【组　成】苍术 9 克　厚朴 6 克　陈皮 6 克　猪苓 9 克　泽泻 9 克　赤茯苓 9 克　白术 9 克　飞滑石 9 克（包煎）　防风 9 克　山栀子 9 克　木通 3 克　肉桂 2 克（后下）　甘草 3 克　灯心 50 寸

【功　能】清热利湿，理气和胃。

【适应证】湿热胃痛。症见胃脘胀满隐痛，食后更显，纳谷不香，懒动，小便黄赤，舌苔黄腻且厚，脉滑。

【制用法】上药加水适量浸泡 30 分钟，再煎 30 分钟，每剂煎 2 次，兑后分 2 次温服，每日 1 剂。

【来　源】《医宗金鉴》。

方五、胃病丸

【组　成】牡蛎 2500 克　大黄 24 克　龙胆草 24 克　白

砂糖72克

【功　能】　疏肝和胃，行气止痛。

【适应证】　适用于肝气犯胃引起的胃脘胀痛，嗳腐吞酸，饮食不化，口苦且干。

【制用法】　制药汁丸，每次6克，日服2次。

【来　源】　《吉林省中药成方集》。

方六、胃疼汤

【组　成】　良姜9克　官桂6克　乌药9克　香附6克　元胡6克　木香6克　砂仁9克　枳实9克　厚朴6克　青皮9克　白术6克

【功　能】　舒气止痛，祛寒和胃，宽中导滞。

【适应证】　适用于郁闷、停滞、受寒及消化不良所引起之胃痛呕吐胀满。

【制用法】　上药加适量清水浸泡30分钟，再煎20分钟，每剂煎2次，兑后分2次温服。每日1剂。

【来　源】　《中医验方汇选》。

方七、乌贼和胃汤

【组　成】　乌贼骨120克　甘草30克　大贝母60克　黄连30克　醋元胡30克　广郁金15克　制乳没各15克

【功　能】　行气和血，清热和胃。

【适应证】　胃溃疡。

【制用法】　上药共为细末，每日2~3次，每次1.5~3克，温开水送服。

【来　源】　民间方。

方八、行气和胃止痛方

【组　成】　丁香6克　元胡9克　良姜　乌贼骨　内金各9克　木香6克　白芍　香附　穿山甲各9克　焦三仙各9克　樟木　陈皮各9克　马勃（布包）9克

【功　能】　行气和胃，宽中导滞。

【适应证】　胃溃疡。

【制用法】　上药加水适量浸泡，再煎2次，将2次滤液兑后分 2 次服，每日 1 剂。

【来　源】 民间方。

方九、溃疡散

【组　成】 鸡蛋壳 20 个　穿山甲 15 克　青木香 15 克　佛手片 15 克

【功　能】 理气和胃止痛。

【适应证】 适用于胃溃疡、胃痛、吐酸屡治无效者。

【制用法】 鸡蛋壳炒热，余药焙干，共研细末，瓶装备用。每服 10 克，每日 2 次，开水送服。

【注　意】 忌食生冷、辛辣刺激性食物。

【来　源】 民间方。

方十、香砂胃痛散

【组　成】 广木香 15 克　春砂仁 15 克　海螵蛸 30 克　延胡索 30 克　鸡内金 30 克　沉香 9 克　薄荷冰 6 克

【功　能】 行气活血，通瘀消积。

【适应证】 胃脘痛。症见胃痛，胀满气逆，烧心吐酸等症。

【制用法】 上药共焙干，研为细末，贮瓶备用。每服 3 克，白开水送下。1 日 3 次，连续服用。

【来　源】 民间方。

方十一、溃疡丸

【组　成】 三七 30 克　乌贼骨 60 克　大贝母 60 克　海南沉 15 克　象贝 30 克　胎盘粉 60 克　柿饼霜 60 克　鸡内金 15 克　甘草 60 克

【功　能】 理气、活血、止血、制酸、生肌。

【适应证】 胃及十二指肠溃疡。

【制用法】 上药焙干，共研细面，炼蜜为丸，每丸重 10 克，每服 1 丸，每日 3 次，温开水送服。

【来　源】 民间方。

方十二、猪肚暖胃饮

【组　成】 猪肚 1 个　小茴香 30 克　当归 10 克　生姜 15 克

【功　能】　温中暖胃，行气止痛。

【适应证】　适用于胃寒型疼痛。

【制用法】　先将猪肚洗净，将小茴香、当归、生姜分别装入猪肚内，用纱布包好，放入砂锅内，加水，慢火久煎煮烂，去药渣，分数次食之。连服3日。

【来　源】　民间方。

方十三、健脾利气汤

【组　成】　人参6克（研）　土炒白术9克　茯苓6克　砂仁4.5克（研）　广木香3克（研）　陈皮6克　清半夏9克　炒神曲9克　厚朴6克　枳壳6克　当归9克　川芎6克　炙甘草4.5克　鲜姜3片　大枣3个

【功　能】　健脾养胃，平肝导滞。

【适应证】　适用于胃脘刺痛，呕吐吞酸，胸中胀闷，消化不良。

【制用法】　水煎空心服，每服一煎，早晚各服1次，服至15剂可以痊愈。

【注　意】　忌食生冷或不消化食物。

【来　源】　民间方。

痢　疾

痢疾是以大便次数增多、腹部疼痛、里急后重、下赤白脓血便为特征。主要因湿热或疫毒外侵而起，亦可因七情内伤或食入秽浊，积滞肠中，传导失常所致。本病的症状特点，可见于现代医学的多种疾病，如急慢性细菌性痢疾、急慢性阿米巴肠病、慢性非特异性溃疡性结肠炎等。若临床表现与本病证候特点相符，也可参照本病辨证治疗。

方一、菌痢液

【组　成】　野苋菜（全草）2500克　忍冬藤1250克　金樱根1250克　石菖蒲500克

【功　能】　清热解毒，凉血除积。

【适应证】　急性细菌性痢疾。

【制用法】　先将前3味放入锅中（砂锅或瓦缸）加清水50斤，用武火煎至20斤后，倾出煎液，过滤后另贮于经消毒之清洁容器中。所剩余药渣再加水40斤，去渣取汁过滤与第一次煎液混合，文火浓缩至5000毫升（煎成流浸膏样浓液）趁热加入苯甲酸15克作防腐剂。过滤后分装于已消毒之药瓶内，高压消毒1次，即将煮溶之蜡液封瓶口备用。如果保证消毒操作，则制成品可在6个月内不致变质失效。成人每次内服10～30毫升，1日2～4次，重症最好每4小时1次。作预防肠炎痢疾用时，每日1次，每次40毫升，连用3日，患儿酌减，本品无不良反应。

【来　源】　《常见病验方研究参考资料》。

方二、鸦胆子仁

【组　成】　鸦胆子仁适量

【功　能】　清热解毒，抗疟治痢。

【适应证】　细菌性痢疾。

（制用法）鸦胆子仁用桂圆肉或馍皮包裹；1日3次，饭后吞服，每次15～20粒。连服3～5日。

【来　源】　民间方。

方三、加味白头翁汤

【组　成】　白头翁30克　秦皮15克　川黄连6克　炒黄柏9克　炒杭芍30克　广木香7克　嫩黄芩12克　全当归20克　焦大白7克　粉葛根15克

【功　能】　清热解毒，凉血止痢。

【适应证】　急性细菌性痢疾。

【制用法】　每日1剂，水煎，轻者分2次服，重者每4小时1次，每日2剂。

【来　源】　经验方。

方四、马齿苋汁

【组　成】　马齿苋30克　红糖少许

【功　能】　清热解毒，止血。

【适应证】　细菌性痢疾。

【制用法】　取鲜马齿苋捣汁，加红糖服。连服 3 ~ 5 日。

【来　源】　民间方。

方五、菌痢汤

【组　成】　山楂 120 克　红、白糖各 60 克

【功　能】　活血化瘀，止痢。

【适应证】　细菌性痢疾。

【制用法】　山楂炒成黑色，加红白糖水煎；每日 1 剂，二次煎服。连服 2 日。

【来　源】　民间方。

方六、楮桃枝汤

【组　成】　楮桃树枝头 7 个

【功　能】　清热凉血。

【适应证】　细菌性痢疾。

【制用法】　加水略煎，捞出、切碎和面做成捞面条；一次煮服。

【来　源】　民间方。

方七、干姜椿皮汤

【组　成】　好茶叶 30 克　白椿皮 60 克　旱莲草 30 克
淡干姜 30 克　红糖 90 克

【功　能】　驱虫止血。

【适应证】　阿米巴痢疾。

【制用法】　每日 1 剂，水煎早、晚各服 1 次。

【来　源】　民间方。

方八、二姜汤

【组　成】　干姜 9 克　赤石脂 30 克　生姜 15 克

【功　能】　温中散寒，健脾化湿。

【适应证】　适用于虚寒痢疾。

【制用法】　每日 1 剂，水煎分 2 次服，连服 1 周为 1 疗程。

【来　源】　民间方。

方九、菖蒲莲子汤

【组　成】　莲子9克　石菖蒲9克　冬瓜子15克　荷叶蒂6克

【功　能】　升清降浊，清热化湿。

【适应证】　适用于噤口痢初起。

【制用法】　每日1剂，水煎服。

【来　源】　民间方。

鼓　胀

鼓胀乃因腹部胀满膨隆而命名。以腹部膨满隆起，甚则腹壁青筋显露，肤色黄，下肢肿为临床特征。如下肢不甚肿，称单腹膨。多由黄疸、积聚失治，或感染血吸虫，使气血瘀积，水液停潴而成。相当于西医所称肝硬变等病。

方一、巴豆逐水方

【组　成】　巴豆仁100粒　黄蜡50克　血竭25克

【功　能】　逐水消胀，化瘀软坚。

【适应证】　鼓胀。

【制用法】　黄蜡在锅内文火熔化，将巴豆仁入蜡液中炸黄，再入血竭面，搅匀、晾干、分离巴豆。每日早晚服7～10粒，开水送下，勿咬碎。

【注　意】　忌食生冷油腻，酸辣，过咸食物。勿饮过热汤水。

【来　源】　民间方。

方二、甘遂二丑散

【组　成】　甘遂1.5克　黑白丑各2克

【功　能】　泻下逐水，通利三焦。

【适应证】　肝硬化腹水。

【制用法】　将上药共研细末，每周服1次，早晨空腹服。

【注　意】　孕妇忌服，体虚者勿用。

【来　源】　经验方。

方三、二丑姜枣丸

【组　成】　黑白丑126克　红糖120克　老姜500克　大枣60克

【功　能】　化瘀利水，理脾软坚。

【适应证】　肝硬化腹水。

【制用法】　将黑白丑除去杂质，用锅炒至发爆破声后取出，研细末。老姜洗净去皮，捣碎用纱布压榨取汁。再将枣洗净，煮熟，去皮与核，捣成泥状，将红糖、枣泥、黑白丑末在姜汁中调匀成糊状，先蒸半小时，取出捣匀后继续蒸半小时，干后为丸即为成药一料。将每料等分为7份，1至3日服1份，食前2小时温开水送下。

【来　源】　《常见病验方研究参考资料》。

方四、蛤蟆砂仁散

【组　成】　大蛤蟆1只　砂仁9克　黄酒50克

【功　能】　行气消瘀，软坚散结。

【适应证】　鼓胀。

【制用法】　将砂仁塞入蛤蟆口中，用线缝住，外用荷叶裹，黄胶泥封严1分厚，放在瓦上，在煤火或炭火上焙焦去泥、荷叶，研细末，每服9克，黄酒送下，1日2次。

【来　源】　民间方。

方五、肝硬化散

【组　成】　打瓜1个（约7~8斤重）紫皮蒜500克（去皮）

【功　能】　行气利水，通利三焦。

【适应证】　适用于肝硬化腹水。

【制用法】　将打瓜从蒂中切一口，挖出500克瓜瓤，装入大蒜，仍用原瓜蒂盖口，用大荷叶包严，外封黄胶泥半寸厚，放在炭火上或糠火上煨成炭，去泥、荷叶，研成细末，每服9克，1日3次，温开水送下，20天为1疗程。

【来　源】　民间方。

方六、化瘀行气汤

【组　成】　当归12克　赤芍12克　桃仁9克　红花6克

三棱 9 克　文术 9 克　干漆炭 9 克　五灵脂 12 克　生蒲黄 12 克　元胡 12 克　醋青皮 9 克　制香附 12 克　醋大黄 12 克　乳香 3 克　没药 3 克　甘草 3 克

【功　能】　疏肝理脾，活血散结，消瘀。

【适应证】　适用于男子疝癖、女子癥瘕证见腹中肿块，肝脾肿大者。

【制用法】　上药加水适量浸泡 30 分钟，放火上煎 30 分钟，每剂煎 2 次，兑后分 2 次温服，每日 1 剂。

【注　意】　忌食一切肉类及刺激性食物。

【来　源】　《神州秘方》。

方七、猪腰利水方

【组　成】　猪腰子 1 对　煨甘遂 2 个　黄酒 100 克

【功　能】　补肾利水，通调水道。

【适应证】　鼓胀。症见腹胀大，转动肚中有水响声，以手推之肚上有水纹之波动感。

【制用法】　将 3 味放在一起蒸熟，去煨甘遂。每次吃 1 个猪腰子。2 个 1 天服完。

【来　源】　民间方。

方八、蝼蛄散

【组　成】　蝼蛄 150 克

【功　能】　消臌利水。

【适应证】　鼓胀。

【制用法】　焙焦研为细末，每次开水送下 9 克，日服 3 次。15 天为 1 疗程。

【来　源】　民间方。

方九、煨鲤鱼方

【组　成】　黑鲤鱼 1 条（250～500 克重）　葱白适量

【功　能】　利水消胀。

【适应证】　鼓胀。

【制用法】　将鱼去鳞，剖开肚子去肠杂洗净，葱白洗净切碎，塞满鱼肚，用荷叶包裹，黄胶泥封严，放炭火上煨熟去泥、荷叶。把鱼1次服完。1天1次，连服3天。

【来　源】民间方。

方十、消胀利水散

【组　成】甘遂　大黄　陈皮　槟榔　二丑　矛皂角各等份

【功　能】化瘀利水，疏肝和胃。

【适应证】鼓胀。

【制用法】上药焙干，共研细末，每次6克，姜汤送下，1日1次，早晨空腹时服之。

【注　意】孕妇忌服。忌食盐、碱、生冷食物120天。

【来　源】民间方。

方十一、消水草根煎

【组　成】消水草根9克

【功　能】消胀利水。

【适应证】鼓胀。

【制用法】用水2碗煎至1碗。空心温服，每日1次。连服3日以后，按病情转变，酌量停服或续服。

【注　意】服药期间忌食盐15日。孕妇忌用。

【来　源】民间方。

方十二、商陆粳米粥

【组　成】商陆5～10克　粳米50～100克

【功　能】通利大小便，利水消肿。

【适应证】鼓胀。

【制用法】先将商陆用水煎汁，去渣，然后将粳米淘净入药汁中煮粥。日分2次温服，每日1剂。

【来　源】《肘后备急方》。

方十三、行气利水汤

【组　成】软柴胡15克　片姜黄15克　醋青皮15克炒枳壳15克　广郁金15克　云茯苓25克　建泽泻25克　焦白术25克　猪苓25克　车前子25克（布包）　全当归25克广陈皮25克　紫丹参50克　制鳖甲50克　粉甘草5克

【功　　能】　疏肝理气，逐水消胀。

【适应证】　适用于肝硬化腹水。

【制用法】　上药加水适量浸泡，煎煮，每剂煎2次，兑后分2次温服，每日1剂。

【来　　源】　民间方。

方十四、苦参煎

【组　　成】　苦参600克

【功　　能】　燥湿利水。

【适应证】　鼓胀。

【制用法】　用清水4000毫升，煎至1000毫升，过滤后，再煎浓缩成500毫升，分5日服，1日服3次，每次30毫升，至腹水消退为止。

【注　　意】　服药期间忌食盐，愈后仍忌食盐30天。

【来　　源】　民间方。

方十五、消胀丸

【组　　成】　煨甘遂15克　干地龙15克　生大蒜150克

【功　　能】　逐水消胀。

【适应证】　鼓胀。

【制用法】　共研细末，水泛为丸，每日早、晚开水送服3克。

【来　　源】　民间方。

糖　尿　病

糖尿病，由于胰岛素相对或绝对不足，以及胰升血糖素过多，引起糖代谢紊乱所致的一种代谢与内分泌疾病。病因尚未完全阐明，可能与自身免疫、病毒感染与遗传有关。中医将此证，称"消渴"。认为是素体阴虚，复因饮食不节，情志失调，劳欲过度所致。

方一、益气利湿汤

【组　　成】　太子参30克　生苡仁30克　大腹皮20克

猪苓 30 克　茯苓 30 克　沉香 10 克　甘松 12 克　川牛膝 15 克　厚朴 12 克　川黄连 6 克　黄芩 10 克　丹参 30 克　生黄瓜（去皮）30 克为引

【功　能】　健脾益气，清热利湿。

【适应证】　消渴见湿热肿胀者。

【制用法】　上药加清水 1000 毫升，浸泡 30 分钟，煎煮 20 分钟，滤渣取汁，二煎加水适量，煎煮 20 分钟，滤液混合，分 2 次温服，每日 1 剂。

【来　源】　民间方。

方二、清热养阴汤

【组　成】　生黄芪 30 克　潞党参 20 克　茅苍术 20 克 天花粉 30 克　干生地 20 克　炒知母 15 克　生石膏 30 克　蒸元参 20 克　生山药 20 克　麦门冬 20 克　粗石斛 15 克

【功　能】　清热养阴滋肾。

【适应证】　糖尿病。证见口渴多饮，尿频，能食善饥，肌肉渐瘦，肢体倦怠乏力，头晕，目涩，大便干燥，五心烦热等。

【制用法】　上药加水 1500 毫升，浸泡 30 分钟，上火煎 30 分钟，滤渣取汁，二煎加水适量，煎煮 30 分钟，滤液混合，分 2 次温服，每日 1 剂。

【来　源】　经验方。

方三、清热滋胃汤

【组　成】　生石膏 30 克　地骨皮 9 克　桑白皮 6 克

【功　能】　清热滋胃，生津止渴。

【适应证】　上消。症见大渴引饮，小便清长，咽喉发干，舌质红。

【制用法】　上药加清水 500 毫升，浸泡 30 分钟，煎煮 30 分钟，滤渣取汁，二煎加水适量，煎 20 分钟，滤液混合，分 2 次温服，每日 1 剂。

【来　源】　民间方。

方四、将军汤

【组　成】　川军 9 克　芒硝 9 克（冲）　甘草 9 克

【功　能】　清热生津止渴。

【适应证】　中消。症见食多，形体消瘦，口渴，饮多尿多。

【制用法】　上药加水 300 毫升，浸泡 30 分钟，煎煮 20 分钟，滤渣取汁，二煎加水适量，煎 10 分钟，滤液混合，分 2 次温服，每日 1 剂。

【来　源】　民间方。

方五、益气生津汤

【组　成】　台党参 9 克　焦白术 9 克　茯苓 9 克　麦冬 9 克　黄连 6 克　黄芩 6 克　黄柏 6 克　知母 6 克　花粉 6 克　大熟地 12 克　全当归 9 克　炙甘草 6 克

【功　能】　健脾益气，清热生津。

【适应证】　中消。症见多食易饥，心悸消瘦，倦怠无力，口舌干燥。

【制用法】　上药加水 1000 毫升，浸泡 30 分钟，煎煮 30 分钟，滤渣取汁，二煎加水适量，煎煮 20 分钟，滤液混合，分 2 次温服，每日 1 剂。

【来　源】　民间方。

方六、天花散

【组　成】　葛根 45 克　天花粉 45 克　猪胰脏 1 个

【功　能】　滋阴清热。

【适应证】　适用于多饮多食的糖尿病患者。

【制用法】　先将葛根、花粉焙干，研为细末，备用。再将猪胰脏洗净切片煎水，调葛根花粉末，吞服，每日 3 次。

【来　源】　民间方。

方七、茯苓汤

【组　成】　茯苓 30～60 克　熟地黄 60～180 克　天花粉 30～60 克

【功　能】　滋阴清热，生津止渴。

【适应证】　消渴。

【制用法】　上方加清水 1000 毫升，浸泡 30 分钟，上火煎煮 20 分钟，滤渣取汁，二煎加水适量，煎煮 15 分钟，滤液混合，分 2 次温服，每日 1 剂。

【来　源】　民间方。

方八、玉须煎

【组　成】　玉蜀黍须 60 克

【功　能】　生津敛阴。

【适应证】　消渴。

【制用法】　上药加水 1000 毫升，煎至 500 毫升，分 2 次，1 日服完，连服 10 日。

【来　源】　民间方。

方九、生津汤

【组　成】　西瓜皮 15 克　冬瓜皮 15 克　天花粉 12 克

【功　能】　清热生津、敛阴止渴。

【适应证】　消渴。

【制用法】　水煎分 2 次温服，每日 1 剂。

【来　源】　民间方。

方十、白萝卜汁

【组　成】　红皮白肉萝卜适量

【功　能】　生津止渴，滋阴降糖。

【适应证】　适用于肺燥胃热型消渴。

【制用法】　将萝卜捣碎榨取汁，100 ~ 150 毫升为 1 次量，早晚各服 1 次，7 天为 1 疗程，可连服 3 ~ 4 个疗程。

【来　源】　民间方。

方十一、松子散

【组　成】　松树种子适量

【功　能】　生津止渴。

【适应证】　消渴。

【制用法】　将松树种子白天浸在人尿中，晚上取出，放在空中暴露，计共 7 天，然后以火烤成木炭一样，研为粉末，每次以半匙开水冲服，每天服数次。

【注　意】　忌油。

【来　源】民间方。

方十二、滋肾止渴汤

【组　成】补骨脂 15 克　炙黄芪 15 克　盐炒小茴香 6 克

【功　能】滋阴益气，生津止渴。

【适应证】消渴。

【制用法】水煎，去渣，每晚服。

【来　源】民间方。

方十三、滋阴润肺汤

【组　成】石莲肉 6 克　党参 6 克　地骨皮 9 克　茯苓 6 克　黄芩 9 克　黄芪 9 克　甘草 6 克　生石膏 9 克　麦冬 6 克　知母 6 克　五味子 9 克　柴胡 6 克

【功　能】滋阴润肺，生津止渴。

【适应证】适用于肺虚燥热之上消症。

【制用法】水煎，早晚各服 1 次，每日 1 剂。

【注　意】服后忌食绿豆。

【来　源】民间方。

遗　精

遗精是指以不因性交而精液自行泄出的病证为主的一种疾病。多因肾虚封藏不固，或君相火旺，湿热下扰精室所致。其中有梦而遗精的名为"梦遗"；无梦而遗精，甚至清醒时精液流出的名为"滑精"，此为遗精的两种轻重不同的证候。现代医学的神经衰弱、前列腺炎、精囊炎等引起的遗精症。

方一、刺猬皮散

【组　成】刺猬皮 1 具

【功　能】补肾涩精。

【适应证】遗精。

【制用法】将刺猬皮焙干、研为细末，分为 3 份。每晚临睡前，黄酒送服 1 份。连服 3 天，为 1 疗程。一般服 2~3 个疗程即可治愈。

【来　源】　民间方。

方二、锁阳固精汤

【组　成】　锁阳 15 克　诃子肉 10 克　金樱子 10 克

【功　能】　培元固本，涩精止遗。

【适应证】　滑精。

【制用法】　上药加水 500 毫升浸泡 30 分钟，煎 20 分钟，每剂煎 2 次，兑后分 2 次温服，每日 1 剂，连服 3 天。

【来　源】　经验方。

方三、滋肾固精散

【组　成】　盐炒黄柏 60 克　甘草 60 克　砂仁 40 克

【功　能】　滋阴清热，涩精止遗。

【适应证】　适用于火旺之体，容易性冲动，梦遗。

【制用法】　上药焙干共研细末，贮瓶备用，每服 9 克，淡盐水送下，每日早晚各服 1 次。

【注　意】　睡时不要盖得太厚。

【来　源】　经验方。

方四、涩精丸

【组　成】　樗白皮 30 克　牡蛎 150 克　知母 90 克　黄柏 90 克　青黛 9 克　蛤粉 15 克　神曲 15 克

【功　能】　滋肾涩精。

【适应证】　梦遗、滑精。

【制用法】　上药焙干共研细末，神曲糊为丸，每次服 6 ~ 9 克，1 日 2 次。

【来　源】　此方为已故沈仲圭主任医师经验方。

方五、固精煎

【组　成】　锁阳 15 克　熟地 21 克　龟板 15 克

【功　能】　补肾固精。

【适应证】　遗精。

【制用法】　上药加水 750 毫升浸泡 30 分钟，放火上煎 40 分钟，每剂煎 2 次，兑后早晚各服 1 次。

【来　源】　民间方。

方六、莲须止遗汤

【组　成】　莲须30克　白蒺藜15克

【功　能】　清热利湿止遗。

【适应证】　适用于梦遗、滑精。

【制用法】　上药加清水500毫升，浸泡30分钟，煎20分钟，滤渣取汁，二煎加水300毫升，煎10分钟，滤液混合，分2次温服，每日1剂。

【来　源】　民间方。

方七、四子固精汤

【组　成】　枸杞子15克　锁阳15克　韭菜子15克　金钱草15克　女贞子12克　菟丝子12克　仙灵脾10克　地骨皮10克　熟地10克

【功　能】　固肾涩精。

【适应证】　遗精。

【制用法】　先将上药用清水浸泡30分钟，再煎煮30分钟，每剂煎2次，将2次煎出的药液混合，每日1剂，早晚各服1次。

【来　源】　民间方。

方八、猪心辰砂饮

【组　成】　猪心1个　朱砂末0.5克　莲须15克　覆盆子10克

【功　能】　清心安神。

【适应证】　遗精。

【制用法】　先将猪心洗净，然后将3药放入猪心内隔水炖熟服，隔2~3日1次，连服3次。

【来　源】　民间方。

方九、生地柏仁草梢汤

【组　成】　生地30克　柏子仁30克　甘草梢9克

【功　能】　滋阴清心安神。

【适应证】　遗精。

【制用法】　先将上药用清水浸泡20分钟，再煎煮20分钟，每剂煎 2 次，将 2 次煎出的药液混合，每日 1 剂，分 2 次温服。

【注　意】　睡时不要盖得太厚。

【来　源】　民间方。

方十、韭子猪肚汤

【组　成】　韭子 30 克　桑螵蛸 30 克　猪肚 1 具

【功　能】　补肾涩精。

【适应证】　遗精、滑精。

【制用法】　先将猪肚洗净，然后将韭子、桑螵蛸与猪肚置锅内，加清水适量，煎煮，吃肚喝汤，每日 1 剂。

【来　源】　民间方。

方十一、黄连清心饮

【组　成】　川黄连 5 克　干生地 12 克　全当归 5 克　甘草梢 6 克　茯神 10 克　酸枣仁 15 克　焦远志 6 克　石莲肉 10克　人参 1.5 克

【功　能】　清心止遗。

【适应证】　适用于日见爱慕女子夜则梦遗者。

【制用法】　先将上药用清水浸泡 30 分钟，再煎煮 30 分钟，每剂煎 2 次，将 2 次煎出的药液混合，每日 1 剂，早晚各服 1 次。

【来　源】　《医学入门》。

方十二、十味温胆汤

【组　成】　陈皮 3 克　半夏 3 克　枳实 3 克　人参 1.5 克白茯苓 1.5 克　远志 1 克　熟地 1.5 克　酸枣仁 6 克　五味子3 克　生姜 2 片

【功　能】　安神定遗。

【适应证】　适用于每夜入睡后即梦遗，惊惕者。

【制用法】　先将上药用清水浸泡 30 分钟，再煎煮 30 分钟，每剂煎 2 次，将 2 次煎出的药液混合，每日 1 剂，分 2 次温服。

【来　源】　《杂病广要》。

方十三、固精丸

【组　成】　菟丝子 60 克　刺猬皮 60 克　五味子 30 克
破故纸 30 克

【功　能】　补肾涩精。

【适应证】　适用于遗精、滑精、早泄等症者。

【制用法】　上药共焙干，研为细末，过筛；贮瓶备用，每
次取 3～6 克，每日 3 次，温开水送服。

【注　意】　切戒手淫，清心寡欲，注意体格锻炼。治疗期
间严禁房事，避免生冷饮食，内裤不宜过紧，被盖不宜过厚。

【来　源】　《河南省秘单验方集锦》。

阳　痿

阳痿是男性生殖器痿弱不用，不能勃起，或勃起不坚，不
能完成正常房事的一种病症。多因情志不遂、肝胆湿热、肾气
亏虚等，致使宗筋弛纵所引起，是男科的常见病之一。多属现
代医学中枢神经功能失调所致的性神经衰弱，与神经官能症往
往互为因果，与精神因素关系密切。

方一、雄蚕壮阳散

【组　成】　雄蚕蛾 2 个

【功　能】　温肾助阳。

【适应证】　阳痿。

【制用法】　将雄蚕蛾焙焦研为细末，开水 1 次冲服，1 日
2 次。连服 3 日为 1 疗程。

【来　源】　民间方。

方二、二仙壮阳汤

【组　成】　熟附片 10 克　上肉桂 8 克　补骨脂 15 克　红
参 5 克　阳起石 15 克　锁阳 10 克　巴戟天 15 克　仙茅 10 克
菟丝子 15 克　仙灵脾 15 克

【功　能】　温肾助阳。

【适应证】　适用于肾阳虚亏之阳痿。

【制用法】　上药加水适量浸泡30分钟，煎30分钟，每剂煎2次，兑后早晚各服1次。

【来　源】　民间方。

方三、六味地黄汤加减

【组　成】　熟地15克　净萸肉12克　粉丹皮9克　枸杞子15克　阳起石10克　菟丝子12克　仙茅10克　韭菜子8克　仙灵脾12克　巴戟天10克　泽泻10克

【功　能】　滋阴补肾，温肾壮阳。

【适应证】　适用于阳痿、遗精、腰酸、头晕、耳鸣等症。

【制用法】　上药加水适量浸泡30分钟，再煎30分钟，每剂煎2次，兑后早晚各温服1次。

【注　意】　服药期间禁房事。

【来　源】　经验方。

方四、海狗三肾丸

【组　成】　红参30克　海狗肾4条　羊肾粉2对　生白芍60克　地龙10克　驴肾（鞭）1条　山药60克　杞果90克　巴戟天30克　当归30克　鹿茸6克　淫羊藿18克　龙骨42克　五味子30克　冬虫草30克　韭子18克

【功　能】　补肾填精，壮阳。

【适应证】　阳痿。

【制用法】　将海狗肾、驴肾（鞭）、羊肾焙干，同其他几味共为细末，炼蜜为丸，每丸1克重。每服1丸，1日2~3次，开水送服。

【注　意】　服药期间忌房事100天。阴虚、湿热者忌用。

【来　源】　《神州秘方》。

方五、韭子三物汤

【组　成】　韭菜子30克　生地30克　干姜15克

【功　能】　滋阴补肾。

【适应证】　阳痿。

【制用法】　上药加清水500毫升浸泡30分钟，放火上煎30分钟，滤渣取汁，二煎加水适量，煎20分钟，滤液混合，早晚各温服 1 次，每日 1 剂。

【来　源】 民间方。

方六、薏仁利湿汤

【组　成】 生苡仁 50 克　滑石粉 12 克　炒栀子 10 克　嫩黄芩 9 克　车前子 30 克（布包）　细木通 5 克　藿佩梗各 12 克　金钱草 20 克　生甘草 5 克

【功　能】 清热利湿。

【适应证】 适用于湿热型阳痿。

【制用法】 上药加水适量浸泡 30 分钟，放火上煎 20 分钟，滤渣取汁，二煎加 500 毫升水，煎 15 分钟，滤液混合，早晚各温服 1 次，每日 1 剂。

【注　意】 忌食辛辣油腻之品，服药期间忌房事。

【来　源】 经验方。

方七、二仙二阳壮肾汤

【组　成】 淫羊藿 20 克　仙茅 15 克　巴戟天 12 克　西杞果 15 克　肉苁蓉 12 克　阳起石 30 克　锁阳 12 克　熟地 30 克　黄精 30 克　金樱子 12 克　龙齿 20 克　黄芪 30 克　蛤蚧粉 3 克

【功　能】 温肾助阳，益精填髓。

【适应证】 阳痿、遗精、早泄等症。

【制用法】 将前 12 味入砂锅中，加清水适量，浸泡 30 分钟，上火煎 30 分钟，过滤取汁，二煎加水适量，煎 20 分钟，滤液混合，分 2 次冲服蛤蚧粉。

【来　源】 民间方。

方八、龟龄集

【组　成】 黄毛鹿茸 75 克　生地黄 24 克　补骨脂 9 克　人参 60 克　姜炙石燕 30 克　熟地黄 18 克　水煮急性子 7.5 克　炒大青盐 24 克　细辛 4.5 克　砂仁 12 克　炒杜仲 6 克　麻雀脑 10 个　丁香 7.5 克　蚕蛾 2.7 克（去足翅）　硫黄 0.9 克　蜻蜓 6 克（去足翅）　朱砂 7.5 克　肉苁蓉 27 克　蜜炙地骨皮 12 克　生黑附子 54 克（用清水煮 1 次，用醋煮 6 次，用蜜炙）　酒炙天门冬12克　蜜炙甘草3克　苏合香油制穿山甲24克　蜜炙枸杞子9克　牛乳炙淫羊藿6克　黄酒炙锁阳9克　黄酒牛膝12克　黄酒炙菟丝子9克　苏合香油制海马30克

【功　能】　滋阴补肾，温肾壮阳。

【适应证】　适用于阳痿、早泄，阴寒腹痛，腰膝酸软，性功能减退。

【制用法】　共制为散剂，1日1次，每次0.6克，早饭前空腹温开水送服。

【来　源】　《全国中药成药处方集》。

方九、阳痿方

【组　成】　淫羊藿30克　巴戟天30克　淡苁蓉30克党参30克　仙茅15克　阳起石15克　天冬30克　枸杞子30克　菟丝子30克　蛇床子30克　五味子30克　海狗肾30克

【功　能】　补肾起痿。

【适应证】　适用于身体虚弱，阳痿不举，或年老肾虚阳痿。

【制用法】　上药共研细末，炼蜜为丸，每丸9克，每服1丸，每日2次。

【注　意】　服药期间宜停房事。

【来　源】　民间方。

方十、益精壮阳丸

【组　成】　酒洗大芸50克　盐炒蛇床子50克　甘草50克　广木香50克　酒洗菟丝子150克　木鳖子（去油）50克细辛50克　五味子50克　莲须50克　远志肉50克　沉香50克　益智仁75克　桂圆肉50克　淫羊藿50克

【功　能】　滋阴壮阳，益肾填精。

【适应证】　阳痿。

【制用法】　上药共研细末，炼蜜为丸，每丸重9克。每日晚上服1丸。

【注　意】　服药期间禁房事。

【来　源】　民间方。

方十一、肺肾双补散

【组　成】　人参30克　蛤蚧2对　三七30克　百合60克　海马30克

【功　能】　润肺纳气，补肾填精。

【适应证】　适用于肺肾两虚之阳痿。

【制用法】　上药焙干，共研细末，每晚1克，盐水送服。

【来　源】　民间方。

头　痛

头痛是临床上常见的自觉症状。系指外感或内伤杂病以头痛为主症者。凡风寒、湿热之邪外袭、或痰浊、瘀血阻滞致使经气逆上，或肝阳上扰清窍，或气虚清阳不升，血虚脑髓失荣等均可引起头痛。头痛剧烈，经久不愈常发作者又称头风。可见于现代医学内、外、神经、精神、五官等各种疾病中。在内科临床上常遇到的头痛多见于感染性、发热性疾病，高血压、颅内疾病、神经官能症、偏头痛等疾病。

方一、通络止痛汤

【组　成】　姜半夏10克　软柴胡10克　炒白蒺藜12克炒苍耳子9克　全虫3克（研冲）　蜈蚣2条（研冲）　当归尾15克　羌独活各5克　辽细辛4克　川芎片15克　白僵蚕10克　川牛膝15克　粉甘草5克　香白芷12克

【功　能】　祛风通络止痛

【适应证】　血管神经性头痛。

【制用法】　上药除全虫、蜈蚣外，加水适量浸泡30分钟，再放火上煎30分钟，每剂煎2次，兑后早晚各温服1次，每日1剂。

【注　意】　服药期间当调情志，忌恼怒，当避免头部当风，工作紧张时应注意劳逸结合。忌食辛辣油腻之品。

【来　源】　经验方。

方二、偏头痛煎

【组　成】　川芎40克　柴胡10克　香附10克　牛膝10

克　白芥子6克　白芷6克　郁李仁10克　白芍10克　荆芥穗12克　甘草6克

【功　能】　调和升降，平肝清目，通络止痛。

【适应证】　偏头痛。

【制用法】　上药加水适量浸泡30分钟，放火上煎30分钟，每剂煎2次，兑后分2次温服，每日1剂。

【来　源】　民间方。

方三、芎芷石膏汤

【组　成】　川芎6克　白芷3克　生石膏24克（先煎）菊花9克　藁本9克　羌活6克

【功　能】　清泄风热。

【适应证】　适用于风热头痛。症见头痛且胀，甚则痛如裂，发热恶风，目赤，口渴，便秘溲黄，舌质红，苔黄，脉浮数。

【制用法】　先煎生石膏20分钟，然后将余药浸泡，再煎30分钟，每剂煎2次，兑后早晚各温服1次，每日1剂。

【来　源】　《医宗金鉴》。

方四、芎芷乌头散

【组　成】　白芷75克　川芎30克　甘草30克　生乌头15克　制乌头15克

【功　能】　祛风平肝止痛。

【适应证】　适用于偏头痛。

【制用法】　上药烘干共研细末，每服3克，薄荷6克煎汤送服，每日2次。

【来　源】　经验方。

方五、将军止痛丸

【组　成】　川军240克（炒到起黄烟为度）　川芎120克　细辛75克

【功　能】　通络止痛。

【适应证】　头痛。

【制用法】　上药共为细末，炼蜜为丸，如绿豆大，每服3~9克，白水送下。

【来　源】民间方。

方六、牛脑白酒饮

【组　成】黄牛脑 1 具　川芎 15 克　白芷 15 克　白酒 200 克

【功　能】填精补脑，通络止痛。

【适应证】适用于头痛日久或产后头痛久治不愈者。

【制用法】先将川芎、白芷用纱布包好，同牛脑一起放入砂锅，加水 2000 毫升，倒入白酒煎煮，至牛脑熟时，取出川芎、白芷药滓。临睡前一顿将牛脑及汤喝净。

方七、僵蚕汤

【组　成】白僵蚕 10 克　蚕砂 10 克　川芎 10 克

【功　能】祛风泄热。

【适应证】头痛。

【制用法】上药加水浸泡 20 分钟，煎 20 分钟，每剂煎 2 次，兑后早晚各服 1 次，每日 1 剂。

【来　源】民间方。

方八、偏头痛方

【组　成】夏枯草 12 克　香附 9 克　川芎 9 克

【功　能】祛风通络止痛。

【适应证】偏头痛。

【制用法】上药加水适量浸泡 20 分钟，放火上煎 20 分钟，每剂煎 2 次，兑后早晚各服 1 次，每日 1 剂。连服 3 剂。

【来　源】《常见病验方研究参考资料》。

方九、地肤散

【组　成】地肤子 25 克　姜汁 10 克

【功　能】祛风散寒，止痛。

【适应证】头痛。

【制用法】将地肤子焙干研为细末，加入姜汁，开水冲服，盖被出汗。

【来　源】民间方。

方十、消风散

【组　成】荆芥穗 60 克　炒甘草 60 克　川芎 60 克

羌活 60 克　炒僵蚕 60 克　防风 60 克　茯苓 60 克　蝉蜕 60 克　藿香 60 克　党参 90 克　姜厚朴 15 克　陈皮 15 克

【功　能】　祛风邪，止头痛。

【适应证】　适用于恼怒、烦劳和情志抑郁引发之剧烈头痛，痛连眉梢，常如牵引状，目不能开，头不能抬举，头皮麻木者。

【制用法】　上药焙干，共研细末，贮瓶备用。每服 6 克，茶水调下。

【来　源】　《和剂局方》。

方十一、镇肝息风汤

【组　成】　淮牛膝 30 克　代赭石 30 克　生牡蛎 30 克　生龙骨 30 克　生龟板 15 克　生白芍 15 克　玄参 15 克　天冬 15 克　川楝子 9 克　生麦芽 9 克　茵陈 9 克　甘草 6 克

【功　能】　镇肝息风。

【适应证】　适用于阴虚阳亢、肝风内动之头痛。

【制用法】　上药先煎代赭石、生龙牡 30 分钟，然后入余药煎煮，滤渣取汁，二煎加水适量，煎煮 20 分钟，滤液混合，分 2 次温服，每日 1 剂。

【来　源】　《医学衷中参西录》。

方十二、头痛煎

【组　成】　白蒺藜 15 克　生地 30 克　蚕砂 30 克

【功　能】　清头目，止头痛。

【适应证】　适用于内伤头痛。症见经常头晕痛，看书即疼痛加重、眼黑、耳鸣。

【制用法】　上药加清水 500 毫升，浸泡 30 分钟，上火煎煮 20 分钟，滤渣取汁，二煎加水适量，煎煮 15 分钟，滤液混合，分 2 次温服，每日 1 剂。

【来　源】　民间方。

眩　晕

眩晕是目眩与头晕的总称。目眩即眼花或眼前发黑，视物模糊；头晕即感觉自身或外界景物旋转，站立不稳。二者常同时并见，故统称眩晕。轻者闭目即止，重者如坐车船，旋转不定，不能站立，或伴有恶心、呕吐、汗出，甚则昏倒等症状。包括现代医学的内耳性眩晕、脑动脉硬化、高血压、贫血、神经衰弱，以及某些脑部疾患等。

方一、降压止晕汤

【组　成】　云茯苓 24 克　桂枝尖 5 克　焦白术 15 克　建泽泻 24 克　姜半夏 10 克　干荷叶 12 克　双勾藤 12 克　生石决明 24 克　生龙牡各 30 克　粉甘草 5 克

【功　能】　滋阴潜阳，平肝降逆。

【适应证】　头晕目眩，天旋地转，恶心呕吐，耳鸣耳聋等。包括现代医学的内耳性眩晕，部分高血压所致的眩晕。

【制用法】　将上药先用水浸泡 30 分钟，再放火上煎煮大约 30 分钟，每剂煎 2 次，将 2 次煎出的药液混合，分 2 次早晚温服。

【来　源】　经验方。

方二、夏钩汤

【组　成】　川牛膝 9 克　桑寄生 12 克　当归 15 克　炒枳实 9 克　炒杜仲 12 克　双勾藤 20 克　嫩黄芩 12 克　夏枯草 30 克

【功　能】　平肝潜阳，降压止眩。

【适应证】　适用于高血压引起的眩晕、头痛、耳鸣、脉弦等。

【制用法】　上药先用水浸泡 20 分钟，煎煮 30 分钟，每剂煎 2 次，将 2 次所煎药液混合，分 2 次温服。

【来　源】　民间方。

方三、代赭潜阳汤

【组　成】　代赭石 45 克　清半夏 15 克　五味子 18 克　嫩茵陈 18 克　龙骨 20 克　车前子（布包）18 克　泽泻 30 克

【功　能】　平肝潜阳，燥湿祛痰。

【适应证】　适用于肝阳上亢，痰湿内阻型眩晕。

【制用法】　上药加水适量，浸泡 30 分钟，按常法煎煮 2

次，共滤汁 500 毫升，早晚分 2 次温服。

【来　源】　民间方。

方四、三子止眩丸

【组　成】　女贞子 60 克　西杞果 30 克　旱莲草 50 克
桑椹子 60 克

【功　能】　滋阴潜阳，滋补肝肾。

【适应证】　适用于肝肾阴虚所致的眩晕。

【制用法】　上药共研细末，过筛，炼蜜为丸，如梧桐子
大，每服 10 丸，温盐水送下，每日 2 次。

【来　源】　经验方。

方五、木香散

【组　成】　青木香适量

【功　能】　降压止眩。

【适应证】　适用于高血压引起的眩晕。

【制用法】　将青木香研成粉末，装入胶囊内服，1 日 3
次。开始可每次剂量用 0.4～0.8 克，以后逐步增加至 1～2
克，饭后服，3 个月为 1 疗程。

【注　意】　一般用药后 45 天症状可减轻，如用于严重动
脉硬化的高血压患者，用药时间应延长。

【来　源】　《常见病验方研究参考资料》。

方六、龙牡潜阳汤

【组　成】　竹茹 9 克　茯苓 15 克　龙胆草 9 克　川芎 6
克　天麻 9 克　黄芩 9 克　黄连 6 克　石菖蒲 9 克　龙骨 12
克　牡蛎 15 克　黑栀子 9 克　桑寄生 9 克　夏枯草 9 克

【功　能】　滋阴潜阳，降压止眩。

【适应证】　适用于血压过高，眩晕迷乱，目眩而黑，呕吐
黄绿苦水或痰涎，视物皆转动，甚至昏厥跌仆，不省人事。能
使血压迅速降低，诸症减轻。

【制用法】　水煎服，4 小时后再服二煎。不可吃东西，酌
饮淡白糖水，加食盐少许。

【注　意】　服药后没有任何不良反应。逐渐入睡，切勿惊

扰，令熟睡几小时，醒后即觉清快。重者 2 ~ 3 剂即可痊愈。禁忌烟酒及刺激性食物。

【来　源】《中医验方汇选》。

方七、茯苓泽泻汤

【组　成】 茯苓 40 克　泽泻 40 克　白术 20 克　桂枝 6 克　半夏 12 克　制附子 6 克　陈皮 10 克　僵蚕 12 克　生龙骨 30 克　生牡蛎 30 克　甘草 6 克

【功　能】 健脾利湿，潜阳止眩。

【适应证】 适用于美尼尔氏综合征，老年性动脉硬化所致眩晕。

【制用法】 上药加水适量浸泡 30 分钟，每剂煎 2 次，将 2 次滤液混合兑匀，早晚分 2 次温服。

【来　源】《神州秘方》。

方八、绿豆猪胆饮

【组　成】 生绿豆适量　猪苦胆 1 个

【功　能】 降压止眩。

【适应证】 高血压。

【制用法】 将生绿豆尽量装满猪苦胆，缝口，挂在屋檐下，阴干 1 个月至 2 个月，取出开水送下（分 2 ~ 3 次服完）。

【来　源】 民间方

方九、柳叶汤

【组　成】 柳梢嫩叶 60 克　芹菜下部茎 50 克　山楂 30 克　大红枣 10 枚

【功　能】 平肝清热，通络止痛。

【适应证】 适用于因高血压引起的头晕、头痛、失眠、多梦等症。

【制用法】 上药共入砂锅，加水 500 毫升，煎至 300 毫升，取汁，每日 2 次，每次服 150 毫升，一般 3 周为 1 疗程。

【来　源】 民间方。

方十、滋阴补血汤

【组　成】 炙黄芪 12 克　当归 6 克　升麻 6 克　生地 10

克　熟地 10 克　阿胶 15 克　炙甘草 10 克　黄精 10 克　桂圆肉 10 克　女贞子 10 克　远志肉 6 克

【功　能】　滋阴和营，补血止眩。

【适应证】　低血压。

【制用法】　每剂水煎 3 次，浓缩至 300 毫升，分 3 次服，每日 1 剂。

【来　源】　民间方。

方十一、南星息风汤

【组　成】　生南星 12～15 克　法半夏 12 克　焦白术 12 克　桂枝 12 克　茯苓 20 克　泽泻 20 克　猪苓 20 克

【功　能】　平肝息风，和中止眩。

【适应证】　适用于内耳眩晕病。症见发作性眩晕，伴有恶心、呕吐、渐进性视力减退、耳鸣等。

【制用法】　每日 1 剂，水煎 2 次后，将滤液混合，早晚各服 1 次。

【注　意】　发作时应卧床休息治疗，减少或避免活动。

【来　源】　民间方。

痹　证

痹证是指气血为病邪阻闭而引起的疾病。凡人体肌表经络遭受风寒湿邪侵袭后，使气血运行不畅引起筋骨、肌肉、关节等处的疼痛、酸楚、重着、麻木和关节肿大屈伸不利为主要症状的病证。临床上具有渐进性或反复发作的特点。其病机主要是气血痹阻不通，筋脉关节失于濡养所致。与西医的风湿热、风湿性关节炎、类风湿性关节炎、坐骨神经痛、骨质增生性疾病相类似。

方一、祛风胜湿汤

【组　成】　生黄芪 24 克　紫丹参 18 克　炮川草乌各 9 克　海桐皮 15 克　豨莶草 12 克　威灵仙 10 克　当归尾 12 克　炒杭芍 20 克　草红花 12 克　川牛膝 15 克　粉甘草 9 克

【功　能】　祛风胜湿，通络止痛。

【适应证】　适用于风湿性关节炎，坐骨神经痛。

【制用法】　上药加清水适量浸泡 30 分钟，上火煎 30 分钟，每剂煎 2 次，将 2 次滤液混合，兑后分 2 次温服，每日 1 剂。

【注　意】　服药期间忌食猪头肉。

【来　源】　经验方。

方二、散寒通络汤

【组　成】　桑枝 30 克　活络草 30 克　生姜 3 片

【功　能】　散寒，通络，止痛。

【适应证】　适用于偏寒型痹证。

【制用法】　上药加适量水浸泡 30 分钟，放火上煎 20 分钟，每剂煎 2 次，兑后分 2 次温服，每日 1 剂。

【来　源】　民间方。

方三、温经镇痛汤

【组　成】　隔年老公鸡 1 只　枳实 9 克　川乌 9 克　草乌 9 克　桂枝 12 克　贝母 12 克　川牛膝 9 克　生甜瓜子 1 把

【功　能】　温经活络，通痹止痛。

【适应证】　适用于关节炎。

【制用法】　将以上药物用纱布包裹，纳入鸡腹中，煮熟，喝汤吃肉，一般 3 只鸡可治愈。

【来　源】　《神州秘方》。

方四、豨桐丸

【组　成】　臭梧桐 500 克　豨莶草 400 克

【功　能】　活血通络。

【适应证】　风湿性关节炎。

【制用法】　上药烘干，共研细末，过筛，水泛为丸，每日早晚各服 6 克，温开水送服。

【来　源】　民间方。

方五、马钱血竭散

【组　成】　马钱子 30 克（去皮用仁）　血竭花 120 克

【功　能】　温经散寒，通络止痛。

【适应证】　风寒湿痹，腰腿痛，四肢麻木。

【制用法】　马钱子用香油炸焦黄色（别过黑，也别欠火，以捞出来仁上不带油、色焦黄为度，挂油还嫩吃了危险，过火就失去效能），捞出同血竭共研为细面。共分 60 次白开水送服，每日早晚各服 1 次，服药 1 料或半料即可痊愈。

【注　意】　服药后如有头晕感觉，即须减量服之。

【来　源】　《中医验方汇选》。

方六、乌蝎丸

【组　成】　生川乌 3 个（大八角者）　生全蝎 21 个　黑豆 6 克　生地龙 15 克

【功　能】　祛风除湿，通络止痛。

【适应证】　风湿性关节炎。症见四肢流走痹痛，牵引疼痛，关节浮肿疼痛。

【制用法】　上药除麝香外，共研极细面，然后加入麝香共研均，糯米糊搓为丸，如绿豆大。每服 7～9 丸，夜卧时空腹温酒送下，每服 3 日停药 1～2 日。微出冷汗为妙。

【来　源】　《临证医案指南》。

方七、五藤汤

【组　成】　海风藤 30 克　络石藤 30 克　鸡血藤 30 克忍冬藤 30 克　石南藤 30 克　威灵仙 15 克　羌独活各 10 克川牛膝 18 克　桂枝尖 7 克　干生地 10 克

【功　能】　祛风散寒，活血通络。

【适应证】　风湿性关节炎，坐骨神经痛。

【制用法】　上药加水适量浸泡，放火上煎 30 分钟，每次煎 2 次，兑后早晚各服 1 次，每日 1 剂。

【来　源】　经验方。

方八、防风汤

【组　成】　防风 9 克　当归 9 克　赤茯苓 15 克　杏仁 9克　黄芩 9 克　秦艽 9 克　葛根 7 克　麻黄 9 克　肉桂 3 克（后下）　生姜 6 克　甘草 3 克　大枣 4 枚

【功　能】　祛风除湿，通络止痛。

【适应证】　适用于行痹。症见肢体关节疼痛，游走不定，关节屈伸不利，舌苔薄白，脉浮。

【制用法】　上药加水适量浸泡 30 分钟（除肉桂），煎 30分钟，待药快煎好时，放肉桂，每剂煎 2 次，兑后早晚各温服 1 次，每日 1 剂。

【来　源】　《宣明论方》。

方九、蕲蛇三虫散

【组　成】　蕲蛇 10 克　蜈蚣 10 克　全蝎 10 克

【功　能】　活血通络，化瘀止痛。

【适应证】　坐骨神经痛。

【制用法】　将上药焙干研为细末，等分成 8 包。首日上、下午各服 1 包，继之每日上午服 1 包，1 周为 1 疗程，2 个疗程间隔 3～5 日，一般 2 个疗程可获效。

【来　源】　民间方。

方十、黑豆膏

【组　成】　黑豆 500 克

【功　能】　补肾止痛。

【适应证】　坐骨神经痛。

【制用法】　将黑豆加水煮熟后，捞出黑豆，续将黑豆水熬至膏状备用。每日 3 次，饭后服，每次 1 汤匙，开水冲服。

【来　源】　民间方。

方十一、五加松节散

【组　成】　五加皮 9 克　油松节 9 克　木瓜 9 克

【功　能】　通络止痛。

【适应证】　痹证。

【制用法】　上药共焙干，研为细末，每服 3 克，开水冲服，每日 3 次。

【来　源】　民间方。

方十二、生地煎

【组　成】　生地 60～90 克

【功　能】　清热除痹。

【适应证】　类风湿性关节炎。症见四肢关节疼痛、红肿、不能屈伸等症。

【制用法】　上药加水 500 毫升，煎取 200 毫升；第 2 汁加水 400 毫升，煎取 100 毫升。2 次取汁混合，1 日 3 次分服。

【来　源】　民间方。

方十三、忍冬藤汤

【组　成】　酒炒野桑枝 30 克　陈松节 3 个　酒炒忍冬藤 60 克

【功　能】　温经散寒，活血通络。

【适应证】　适用于风湿性关节炎，关节酸痛。

【制用法】　上药共入砂锅加水适量，煎煮，取汁，再煎取汁，二次取汁混合，1 日 2 次分服。

【来　源】　民间方。

方十四、祛痹镇痛丸

【组　成】　马钱子 30 克　麻黄 15 克　防风 6 克　桂枝 4.5 克　羌活 6 克　独活 6 克　当归 6 克　黄芪 6 克　千年健 6 克　生乳香 3 克　生没药 3 克　防己 3 克　杜仲 3 克　红花 3 克　地龙 6 克　木瓜 3 克　牛膝 3 克

【功　能】　祛风除湿，活血通络。

【适应证】　适用于腰背四肢疼痛。

【制用法】　先将马钱子用水浸泡 15 日左右，每日换水。至水不变色时，将马钱子取出，用刀剥去皮毛，晒干，用沙土拌，炒黄、研末。混合其余药品，共为细末，炼蜜为丸，每丸重 9 克，每天晚上睡觉前空腹服 1 次，重者早晚各服 1 次。每次 1 丸，白开水送服。

【来　源】　民间方。

腰　痛

腰痛是指腰部的一侧或两侧的局部疼痛，由腰痛而引及小腹、股胯、尾部及他部，亦属腰痛范畴。现代医学的肾炎，肾盂肾炎、肾结石、肾下垂、肾积水以及风湿性脊柱炎、腰肌劳损、腰椎骨质增生、脊髓空洞症、腰部软组织急性扭伤等均可出现腰痛。

方一、腰痛丸

【组　成】　盐炒故子9克　盐炒小茴香9克　杜仲炭9克　酒炒川断9克　七制香附9克　熟地9克　巴戟天9克　大芸9克　川椒9克　田三七9克　土元9克　炮山甲9克　制马钱子9克　黑豆500克

【功　能】　补肾固精，活血通络。

【适应证】　各种原因引起的腰痛、腿痛。

【制用法】　上药前13味加水1000毫升，煎至500毫升滤出药液，再加水500毫升，煎至300毫升，将两次药液混合煮黑豆，至药液煮干为度，取出黑豆晾干即成。每日早晚各服10克，开水送服。

【注　意】　忌房事。

【来　源】　《神州秘方》。

方二、川断寄生汤

【组　成】　全当归15克　炒杭芍30克　川续断15克　寄生20克　金狗脊12克　炒杜仲15克　怀牛膝15克　制香附12克　广郁金12克　威灵仙12克　青盐2克

【功　能】　补肝肾，壮筋骨。

【适应证】　腰痛。

【制用法】　每日1剂，水煎早、晚各服1次。

【来　源】　经验方。

方三、黑豆茴香散

【组　成】　炒黑大豆500克　炒小茴香9克　白酒50克

【功　能】　祛风利湿。

【适应证】　风湿腰痛。

【制用法】　前2味药共研细末，每服9克，白酒冲服。

【来　源】　民间方。

方四、当归乳没丸

【组　成】　制乳香 15 克　制没药 15 克　制香附 15 克　地鳖虫 10 克　桃仁 15 克　骨碎补 30 克　金毛狗脊 12 克　杜仲 25 克　当归 15 克

【功　能】　活血化瘀，理气止痛。

【适应证】　闪扭跌扑，外伤负重所致的腰痛。

【制用法】　上药共为细末，炼蜜为丸如小枣大，每日 3 次，每服 1 丸。

【来　源】　民间方。

方五、胡桃黑豆饮

【组　成】　胡桃仁 60 克　大黑豆 60 克　杜仲 9 克

【功　能】　温肾壮阳。

【适应证】　肾虚腰痛。

【制用法】　水煎服。吃胡桃黑豆。

【来　源】　民间方。

方六、干姜桑枝汤

【组　成】　嫩桑枝 30 克　淡干姜 9 克　生山药 30 克

【功　能】　祛风利湿，温中健脾。

【适应证】　适用于风湿腰痛。

【制用法】　水煎分 2 次温服，每日 1 剂。

【来　源】　民间方。

方七、胡椒猪腰散

【组　成】　猪腰子 1 对　白胡椒 14 粒　白酒 30 克

【功　能】　祛风除湿，温经通络。

【适应证】　适用于风湿腰痛。

【制用法】　先将猪腰子洗净，然后把猪腰子各劈开，装入白胡椒各 7 粒合住，焙干研成细面，每服 9 克，每日早、晚各服 1 次，白酒送下。

【来　源】　民间方。

方八、杜仲猪腰汤

【组　成】　猪腰子 1 对　炒杜仲 15 克　食盐 5 克

【功　能】　温阳补肾。

【适应证】　适用于肾虚腰痛。

【制用法】　将猪腰子洗净劈开装入食盐，与杜仲放在一起，水煮熟，空心服下。吃猪腰子。

【来　源】　民间方。

方九、杜仲胡桃丸

【组　成】　补骨脂（炒）240 克　杜仲（炒断丝）240 克　胡桃肉 240 克

【功　能】　壮腰补肾。

【适应证】　适用于肾虚腰酸痛无力，健忘头晕，须发早白，耳鸣。

【制用法】　先将前 2 味研为细末，胡桃肉捣烂，和匀，加山药糊为丸，如桐子大。每服七、八十丸，淡盐汤送下。服完 1 料为 1 个疗程。

【注　意】　服药期间宜少房事，节劳为要。

【来　源】　《灵验良方汇编》。

方十、益母胡椒散

【组　成】　干刀豆壳 100 克　白胡椒 150 粒　益母草 30 克

【功　能】　温中散寒，活血祛瘀。

【适应证】　适用于妇女习惯性腰痛。

【制用法】　将干刀豆壳烧灰存性，每次取 10 克，加入白胡椒 15 粒研细末，红糖适量。另取益母草 30 克，熬水冲调内服，每日早、晚各服 1 次，连服 3～5 天。

【来　源】　民间方。

方十一、附子牛膝汤

【组　成】　生苡仁 30 克　制附片 6 克　川木瓜 9 克　川牛膝 9 克

【功　能】　温经散寒，化湿通络。

【适应证】　适用于寒湿腰痛。

【制用法】　每日 1 剂，水煎早、晚各服 1 次。

【来　源】 民间方。

自　汗

自汗是由于阴阳失调，营卫不和而致。临床以时时汗出，动辄益甚为特征的一种病证。自汗，也可作为症状而伴见于其他疾病的过程中，在治疗原发病的基础上，也可参照本篇辨证施治。西医学的植物神经功能紊乱、甲亢及风湿热等见自汗诸证时，可按自汗辨证施治。

方一、当归牡蛎汤

【组　成】 当归6克　牡蛎12克　生地10克　益智仁10克　甘草3克

【功　能】 滋阴潜阳，涩精止汗。

【适应证】 自汗。

【制用法】 每日1剂，水煎早，晚各服1次。

【来　源】 民间方。

方二、二黄龙牡汤

【组　成】 炙黄芪30克　黄精30克　生龙骨30克　生牡蛎30克　浮小麦30克　蒸玄参30克　全当归12克　干生地12克　炙甘草12克　知母9克　地骨皮10克　麦冬10克

【功　能】 滋阴降火，益气固表。

【适应证】 适用于气阴两虚、自汗、盗汗并见者。

【制用法】 每日1剂，水煎早、晚各服1次。

【来　源】 《河南省名老中医经验集锦》。

方三、白芍乌梅汤

【组　成】 白芍15克　炒酸枣仁12克　乌梅12克

【功　能】 收敛止汗。

【适应证】 自汗。

【制用法】 每日1剂，水煎早、晚各服1次。

【来　源】 民间方。

方四、止汗饮

【组　成】　浮小麦 30 克　麻黄根 9 克

【功　能】　固表止汗。

【适应证】　自汗。

【制用法】　每日 1 剂，水煎早、晚各服 1 次。

【来　源】　民间方。

盗　汗

盗汗是指阴阳失调，腠理开阖失常而引起以睡中汗出，醒来即止为特征的一种病证。西医的植物功能紊乱、甲亢、结核病及风湿热见盗汗诸证时，可按盗汗辨证施治。

方一、黄芪党参汤

【组　成】　生黄芪 15 克　潞党参 15 克　浮小麦 30 克
麻黄根 24 克　知母 6 克

【功　能】　益气固表止汗。

【适应证】　盗汗。

【制用法】　每日 1 剂，水煎早、晚各服 1 次。

【来　源】　民间方。

方二、五味牡蛎汤

【组　成】　蒸熟地 15 克　生杭芍 12 克　五味子 3 克　川黄连 3 克　浮小麦 15 克　煅牡蛎 24 克

【功　能】　滋阴降火止汗。

【适应证】　盗汗。

【制用法】　每日 1 剂，水煎早、晚各服 1 次。一般服药2～4剂可愈。

【来　源】　经验方。

方三、三地汤

【组　成】　干生地 30 克　蒸熟地 30 克　地骨皮 9 克

【功　能】　滋阴清热。

【适应证】　盗汗。

【制用法】　每日1剂，水煎早、晚各服1次。

【来　源】　民间方。

方四、桑叶浮麦汤

【组　成】　冬桑叶30克　浮小麦30克

【功　能】　疏风清热止汗。

【适应证】　病后体虚或老年气血双虚而引起的盗汗。

【制用法】　上二药先以温水浸泡30分钟，轻煎两次，兑在一起，加红糖少许。晚上睡前半个小时服一半，夜间醒后再服一半。

【注　意】　忌酒及辛辣食物。

【来　源】　民间方。

方五、麦冬地黄汤

【组　成】　生地黄30克　麦门冬30克

【功　能】　养阴润肺。

【适应证】　盗汗。

【制用法】　每日1剂，水煎服。

【来　源】　民间方。

方六、止汗散

【组　成】　白芷适量

【功　能】　祛风解表。

【适应证】　盗汗，自汗。

【制用法】　将白芷研为细末，每用0.6克，唾液调如泥，涂肚脐上，用纸盖住，以手揉之。出汗时用效果最好。

【来　源】　经验方。

方七、黑豆地骨汤

【组　成】　黑豆15克　地骨皮10克　红枣5枚

【功　能】　清热降火。

【适应证】　盗汗。

【制用法】　每日1剂，水煎早、晚各服1次。连用3日。

【来　源】　民间方。

方八、黄芪白术汤

【组　　成】 土炒白术 12 克　炙黄芪 6 克　浮小麦 5 克

【功　　能】 固表止汗。

【适应证】 盗汗。

【制用法】 水、酒各半煎服，每日 1 剂。

【来　　源】 民间方。

方九、桑螵蛸龙骨散

【组　　成】 桑螵蛸　白龙骨各等份

【功　　能】 涩精止汗。

【适应证】 适用于虚劳盗汗。

【制用法】 共研细末，每服 6 克，空腹服盐汤送下。

【来　　源】 民间方。

方十、地骨皮饮

【组　　成】 地骨皮 6 克　绿豆衣 9 克　红枣 5 枚

【功　　能】 滋阴清热。

【适应证】 阴虚盗汗。

【制用法】 每日 1 剂，水煎早、晚各服 1 次。

【来　　源】 民间方。

痈

　　痈是发生于皮肉之间的急性化脓性疾患，有"内痈"与"外痈"之分。其特点是局部光软无头，红肿疼痛（少数初起皮色不变），结块范围多在 3 ~ 4 寸左右，发病迅速，易肿、脓、溃、敛，或有寒热等全身症状，一般不损筋骨或造成内陷。大多属于现代医学"皮肤浅表脓肿"和发生在各个部位的"急性化脓性淋巴结炎"。但不是现代医学所称的"痈"。

方一、消散定痛汤

【组　　成】 炮甲珠 3 克　天花粉 3 克　制乳香 3 克　香白芷 3 克　京赤芍 3 克　粉丹皮 3 克　制没药 3 克　防风 3 克　炒皂角刺 3 克　当归尾 3 克　广陈皮 9 克　金银花 9 克

【功　　能】　消散定痛。

【适应证】　适用于疗痈初起红肿疼痛。

【制用法】　水酒各半煎，两次分服。

【来　　源】　民间方。

方二、公英花粉汤

【组　　成】　蒲公英60克　金银花30克　天花粉15克
粉甘草15克

【功　　能】　清热解毒，散结消肿。

【适应证】　痈疮。

【制用法】　水煎，分2次温服，每日1剂。

【来　　源】　民间方。

方三、石膏二黄汤

【组　　成】　黄柏120克　生大黄120克　生石膏120克

【功　　能】　解毒消肿，通里泻热。

【适应证】　痈疽肿痛。

【制用法】　共研细末，以水豆腐拌成稀糊状，敷患处。

【来　　源】　民间方。

方四、人参当归汤

【组　　成】　全当归9克　川芎片9克　白芍9克　熟地黄
9克　人参9克　白术9克　云苓9克　甘草3克　生姜3片
大枣2枚

【功　　能】　托里生肌，消除余毒。

【适应证】　适用于痈疽时间较久未愈者。

【制用法】　水煎，早、晚各温服1次，每日1剂。

【来　　源】　民间方。

方五、大黄蜂房散

【组　　成】　大黄30克　蜂房15克　冰片0.6克

【功　　能】　清热解毒，消肿止痛。

【适应证】　痈疽肿痛。

【制用法】　共研细末，蜂蜜搅拌均匀，摊在布上贴患处。

【来　　源】　民间方。

急性阑尾炎

急性阑尾炎是常见的外科急腹症之一。以髂前上棘与脐连线的中外 1/3 交界处的压痛与反跳痛为其特征。并伴有全身症状如发热、脉数，身倦乏力和消化系症状如纳呆，恶心甚至顽固性呕吐等。它属于中医的"肠痈"范畴。

方一、花榆汤

【组　成】　金银花 60 克　生地榆 30 克　蒲公英 60 克生甘草 30 克

【功　能】　清热解毒，凉血散瘀。

【适应证】　急性阑尾炎。

【制用法】　疼痛者加醋元胡 15 克；化脓者加苡仁 30 克。水煎早、晚各服 1 次，每日 1 剂。

【来　源】　经验方。

方二、红藤大黄汤

【组　成】　红藤 60 克　败酱草 60 克　生大黄 9 克（后下）

【功　能】　消痈排脓，泻下逐瘀。

【适应证】　急性阑尾炎。

【制用法】　水煎服，每日 1 ~ 2 剂。

【来　源】　民间方。

方三、大黄芒硝汤

【组　成】　大黄 9 克　丹皮 9 克　桃仁 12 克　芒硝 9 克冬瓜子 15 克

【功　能】　凉血活血，软坚散结。

【适应证】　急性阑尾炎，小腹疼痛拒按，大便燥急。

【制用法】　每日 1 剂，水煎早、晚各服 1 次。

【来　源】　民间方。

方四、加味大黄牡丹汤

【组　成】　大黄（后下）10 克　芒硝（冲服）10 克　桃仁 15 克　丹皮 12 克　冬瓜子 20 克　全当归 15 克　金银花 20

克 净连翘15克 粉甘草5克

【功 能】 清热消肿，泻下逐瘀。

【适应证】 急性阑尾炎。

【制用法】 每日1剂，水煎早、晚各服1次。

【来 源】 经验方。

方五、二地槐花汤

【组 成】 地榆30克 槐花30克 半枝莲15克 鲜生地30克 生甘草3克 连根葱白20个

【功 能】 清热凉血，逐瘀止痛。

【适应证】 阑尾炎。

【制用法】 每日1剂，水煎早、晚各服1次。

【来 源】 民间方。

方六、苡仁酱草汤

【组 成】 败酱草60克 冬瓜子60克 生苡仁40克

【功 能】 清热解毒，消痈排脓。

【适应证】 肠痈。

【制用法】 每日1剂，水煎早、晚各服1次。

【来 源】 民间方。

方七、加味四逆散

【组 成】 软柴胡9克 炒白芍12克 炒枳壳9克 生甘草3克 红藤9克

【功 能】 疏肝解郁，活血散瘀。

【适应证】 肠痈。

【制用法】 每日1剂，水煎早、晚各服1次。

【来 源】 民间方。

方八、桃仁厚朴汤

【组 成】 生大黄9克 川厚朴6克 生苡仁30克 炒枳实12克 粉丹皮12克 冬瓜仁30克（炒杵） 桃仁泥6克 草红花6克 生甘草9克

【功 能】 活血化瘀，消痈排脓。

【适应证】 肠痈。

【制用法】　每日 1 剂，水煎早、晚各服 1 次。

【来　源】　民间方。

方九、公英地丁汤

【组　成】　金银花 15 克　净连翘 9 克　蒲公英 12 克　紫花地丁 12 克　炒枳壳 9 克　醋青皮 5 克　生苡仁 15 克

【功　能】　清热解毒，消肿散结。

【适应证】　肠痈。

【制用法】　每日 1 剂，水煎早、晚各服 1 次。

【来　源】　民间方。

方十、三仁丹皮汤

【组　成】　粉丹皮 15 克　生苡仁 60 克　瓜蒌仁 15 克　桃仁泥 15 克

【功　能】　活血化瘀，消痈排脓。

【适应证】　肠痈（急性阑尾炎）。并可用于化脓期，或腹中急痛，烦热不安，或胀满不食。还可应用于慢性阑尾炎。

【制用法】　每日 1 剂，水煎早、晚各服 1 次。

【来　源】　民间方。

乳　痈

乳痈是乳房部最常见的外科急性化脓性感染疾病。以乳腺局部有肿块疼痛，继而发热，发红为特征。依其发病时期不同分为外吹乳痈、内吹乳痈和非哺乳期乳痈。临床以外吹乳痈多见。本病相当于现代医学的"急性乳腺炎"。

方一、乳痈汤

【组　成】　软柴胡 24 克　嫩黄芩 15 克　蒲公英 20 克　金银花 20 克　漏芦 12 克　净连翘 20 克　炮甲珠 7 克　炒王不留行 12 克　皂角刺 7 克　鹿角霜 12 克　香白芷 12 克　粉甘草 7 克

【功　能】　清热解毒，消肿通乳。

【适应证】　乳痈。

【制用法】　1 日 1 剂，水煎，分 2 次口服。

【来　源】　经验方。

方二、麻黄川芎汤

【组　成】　麻黄9克　川芎片9克　甘草9克

【功　能】　疏风解表，通络止痛。

【适应证】　急性乳腺炎。症见寒战、高热、患侧乳房肿大，有压痛及硬结、乳汁不通者。

【制用法】　加水400毫升，煎至200毫升，1日分4次服，一般服药1～2剂即愈。

【注　意】　切不可一次服完，以免发汗过多。

【来　源】　民间方。

方三、公英鹿角霜汤

【组　成】　蒲公英60克　鹿角霜9克　黄酒15克

【功　能】　消热解毒。

【适应证】　急性乳腺炎初期。

【制用法】　每日1剂，两次煎服（黄酒在药快煎成时兑入）。

【来　源】　民间方。

方四、公英瓜蒌汤

【组　成】　全瓜蒌30克　蒲公英60克　王不留行30克　炮山甲12克　白及12克　牙皂6克　青皮12克　陈皮12克　桔梗12克　金银花12克　净连翘15克　粉甘草6克

【功　能】　清热解毒，通络止痛。

【适应证】　乳痈未溃者。

【制用法】　水煎服，每日1剂，早、晚分2次服，饭后服。

【来　源】　《神州秘方》。

方五、二花皂刺汤

【组　成】　银花30克　蒲公英60克　甘草30克　皂刺6克

【功　能】　清热解毒，消肿散结。

【适应证】　乳痈。

【制用法】 每日1剂,水煎早、晚各服1次。

【来　源】 民间方。

方六、重楼贝母散

【组　成】 七叶一枝花　大贝母各等份

【功　能】 清热解毒,消肿散结。

【适应证】 乳痈初期。

【制用法】 将上药焙干,共研细面,每日服2~3次,每服6~9克,用黄酒、开水各半或开水送服,盖被少睡取微汗。

【来　源】 民间方。

方七、二灵汤

【组　成】 五灵脂90克　威灵仙90克　蒲公英90克

【功　能】 清热解毒,散瘀止痛。

【适应证】 乳痈未溃者。

【制用法】 水煎去渣,再加烧酒50克,趁热服尽,盖被取汗。轻症1剂,重症2剂。

【来　源】 民间方。

方八、鹿角柴胡汤

【组　成】 软柴胡12克　京赤芍30克　生甘草15克蒲公英20克　金银花20克　鹿角12克

【功　能】 消肿解毒。

【适应证】 乳痈未溃者。

【制用法】 每日1剂,水煎,兑少量白酒乘热服,盖被取汗。

【来　源】 民间方。

方九、当归地丁汤

【组　成】 全当归20克　紫花地丁30克　全银花30克香白芷10克　醋青皮10克　天花粉15克　软柴胡10克大贝母10克　白僵蚕10克　防风6克　荆芥10克　麦门冬30克　独活6克　甘草6克

【功　能】 清热解毒,祛风通络。

【适应证】 乳痈初期。

【制用法】　每日 1 剂，水煎早、晚各服 1 次。

【注　意】　忌食酸辣刺激性食物。

【来　源】　民间方。

方十、青黛牡蛎散

【组　成】　鹿角霜 15 克　煅牡蛎 6 克　炙鳖甲 6 克　青黛 1.5 克

【功　能】　清热消肿散结。

【适应证】　乳痈。

【制用法】　共研细末，每服 9 克，白开水送下。

【来　源】　民间方。

胆石症

胆石症是指胆固醇或胆红素在胆系集结成石的疾患。为胆道系统中最常见的病变。包括胆结囊石、胆总管结石及肝内胆管结石。属中医学"结胸发黄"、"黄疸"、"胁痛"、"腹痛"等病证范畴。

方一、胆石汤

【组　成】　大叶金钱草 30 克　海金沙 20 克　鸡内金 15 克　广郁金 12 克　炒枳壳 14 克　软柴胡 12 克　生大黄（后下）7 克　芒硝（冲服）7 克　炒杭芍 20 克　嫩黄芩 10 克　嫩茵陈 30 克　粉甘草 5 克

【功　能】　清肝利胆，化湿退黄。

【适应证】　胆石症。

【制用法】　发热者重用软柴胡，加蒲公英；胁痛加醋元胡、广木香；腹胀加大腹皮、川厚朴；气虚加黄芪、太子参；恶心欲吐加姜半夏、生姜片；纳差加焦三仙。每日 1 剂，水煎早、晚各服 1 次，10 日为 1 疗程。

【来　源】　经验方。

方二、金钱草汤

【组　成】　丝瓜络 300 克　大叶金钱草 50 ~ 100 克

【功　能】　清利湿热，利胆排石。

【适应证】　胆石症。

【制用法】　先将丝瓜络煅存性研为细末，备用。再将金钱草水煎后加酒数滴，送服丝瓜络末，每服15克，每日2次。

【来　源】　民间方。

方三、三黄木香汤

【组　成】　川黄连3克　嫩黄芩9克　炒枳壳9克　广木香6克　生大黄（后下）6克

【功　能】　疏肝理气，清热利湿。

【适应证】　胆石症。

【制用法】　每日1剂，水煎早、晚各服1次。

【来　源】　民间方。

方四、芒硝枯矾丸

【组　成】　川郁金15克　芒硝30克　枯矾4.5克　茯苓15克

【功　能】　疏肝健脾，化瘀退黄。

【适应证】　胆石症。

【制用法】　共研细末，煮小米饭取汁泛丸，如绿豆大。1日服3次，每次服20丸，饭后服。若为阻塞性黄疸，用茵陈9克煎水送服。

【来　源】　民间方。

方五、益胆丸

【组　成】　郁金120克　玄参100克　滑石粉100克　明矾100克　金银花100克　火硝210克　甘草6克

【功　能】　疏肝解郁，清利湿热。

【适应证】　胆石症。

【制用法】　研末为丸，每服1.5克，日服2次。

【来　源】　合肥市中药制药厂方。

方六、利胆丸

【组　成】　广木香90克　炒枳壳90克　广郁金90克　嫩茵陈120克　龙胆草90克　猪胆汁500克

【功　能】　清利肝胆。

【适应证】　胆石症。

【制用法】　先将各药研细末拌匀，再将猪胆汁煮浓至半斤，拌入以上药末中，加蜂蜜适量为丸，每丸9克，早晚各服1丸。

【来　源】　中医研究院方。

方七、茵陈胆道汤

【组　成】　金钱草30克　茵陈30克　栀子16克　黄芩16克　柴胡16克　枳壳16克　木香16克　大黄16克　尼泊金0.05克　白糖50克

【功　能】　清利湿热，利胆排石。

【适应证】　胆石症。

【制用法】　水煎2次过滤去渣，二次滤液合并浓缩，共制成200毫升。每服100毫升，日服2次。

【来　源】　湖南医学院第二附院方。

痔　疮

直肠下端黏膜下或肛管皮肤下静脉丛发生扩大、曲张，所形成的静脉团称为痔。位于齿线以上者为内痔，以下者为外痔；一部分在齿线上，另一部分在齿线下者为混合痔。临床以便血、疼痛肿胀为特点。痔的治疗方法很多，中医学有丰富的治疗经验。

方一、橡树液

【组　成】　橡树细枝1尺

【功　能】　清热凉血。

【适应证】　外痔。

【制用法】　将橡树细枝一端削成坡尖，火烧另一端，坡尖即有液体渗出，手蘸渗出液涂抹痔核。1~3次痔核即消。

【来　源】　民间方。

方二、公英齿苋汤

【组　成】　蒲公英40克　马齿苋30克　黄芩10克　明

矾 10 克

【功　能】　清热消肿，消炎止痛，活血祛瘀。

【适应证】　痔疮。

【制用法】　将上药加水 2500 毫升，煎开后用微火维持半小时，然后滤出药渣，待药液稍温可熏洗患处。每日 1 剂，使用 2 次，每次 15～20 分钟，一般坚持连续使用 3～5 日症状即可明显减轻或消失。

【来　源】　民间方。

方三、当归白芍汤

【组　成】　当归 12 克　生白芍 12 克　槐花炭 9 克　乌梅肉 9 克　防风 9 克　地榆炭 15 克　荆芥炭 9 克　炮姜炭 6 克　升麻 9 克　党参 15 克　云苓 15 克　山药 15 克　陈皮 12 克　炙甘草 6 克

【功　能】　健脾养血，祛风止血。

【适应证】　痔疮下血。

【制用法】　水煎服，每日 1 剂。

【来　源】　《神州秘方》。

方四、芒硝葱白煎

【组　成】　带须葱白 250 克　芒硝 12 克

【功　能】　祛风消肿止痛。

【适应证】　外痔。

【制用法】　葱白切碎，加芒硝，水煎，熏洗患处，1 日 2 次，每次 15 分钟。

【来　源】　民间方。

方五、腐蚀拔毒锭

【组　成】　白砒 3 克　斑蝥（去翅、足）3 克　巴豆仁 3 克　老山明雄 9 克　硫黄 1.5 克　小麦面 10 克

【功　能】　脱管化痔，消肿止痛。

【适应证】　肛门瘘管可使瘘管脱落，痔疽证见顽肉不脱者也可用本品脱掉。

【制用法】　将前 4 味研细末，再与硫黄共泥状，搅拌均匀，

加入小麦面和水适量，和呈硬泥状，搓成锭子，长短大小不拘，置炭火上焙干即成。用时视病量药，若口大而浅者，研末撒疮口即可，若破口大而瘘管深者，以锭插入管内，外敷膏药，4日内不可揭开，6~7日方见效，一般1次腐肉即随膏药脱掉。

【来　源】《神州秘方》。

方六、五倍子汤

【组　成】癞蛤蟆草80克　五倍子18克　生甘草30克

【功　能】祛湿解毒止痒。

【适应证】痔核。

【制用法】前2味和后1味分别加水煮沸，熏洗肛门。

【来　源】民间方。

方七、苦参齿苋汤

【组　成】马齿苋　芦竹笋　苦参各等份

【功　能】清热解毒，杀虫止痒。

【适应证】痔疮。

【制用法】水煎服，1日3次。

【来　源】民间方。

荨　麻　疹

荨麻疹是一种常见的过敏性皮肤病，其临床表现为局限性风疹块样损害，骤然发生并迅速消退，愈后不留任何痕迹，有剧烈瘙痒及烧灼感。与中医学中的"瘾瘤"相类似。

方一、祛风止痒和胃汤

【组　成】地肤子30克　净蝉衣12克　草红花12克角刺7克　槟榔7克　荆芥9克　独活7克　防风9克　全虫9克　白鲜皮14克　炒枳实9克　川厚朴9克

【功　能】祛风止痒，消食和胃。

【适应证】荨麻疹。症见胃脘不适，全身瘙痒，起扁平疙瘩，大小不一，唇及眼睑水肿，脉滑，舌质淡，舌体胖，苔白厚。

【制用法】 上药加水 1000 毫升，浸泡 30 分钟，煎 20 分钟，滤渣取汁，二煎加水适量，煎 15 分钟，滤液混合，分 2 次温服，每日 1 剂。

【注　意】 忌食鸡、鸭、鱼、虾、奶、蛋及辛辣刺激性食物。免受风寒。

【来　源】 中医杂志　1987；(6)：6

方二、地肤止痒汤

【组　成】 地肤子 30 克　皂角刺 9 克　蒲公英 30 克　蛇床子 12 克

【功　能】 祛湿止痒，解毒和营。

【适应证】 荨麻疹。

【制用法】 上药加清水 1000 毫升，浸泡 30 分钟，上火煎 20 分钟，滤渣取汁，二煎加水适量，煎 15 分钟，滤液混合，分 2 次温服，每日 1 剂。

【来　源】 民间方。

方三、蜂房蝉衣散

【组　成】 蜂房　蝉衣各等份

【功　能】 祛风通络，活血和营。

【适应证】 荨麻疹。

【制用法】 上药烘干，共研细末，每服 3 克，温酒 1 杯送下，每日服 3 次。

【来　源】 民间方。

方四、麻翘赤豆地肤汤

【组　成】 生麻黄 7 克　净连翘 20 克　赤小豆 20 克　炒枳壳 12 克　荆芥 7 克　防风 7 克　独活 7 克　净蝉衣 12 克　焦大白 8 克　地肤子 30 克　白藓皮 15 克

【功　能】 祛风散寒，活血和营。

【适应证】 荨麻疹。

【制用法】 上药加水 1000 毫升，浸泡 30 分钟，上火煎 20 分钟，滤渣取汁，二煎加水适量，煎 15 分钟，滤液混合，分 2 次温服，每日 1 剂。

【注　意】　服药期间忌食鸡蛋及肥甘厚腻之品。

【来　源】　经验方。

方五、荆蝉浮萍汤

【组　成】　荆芥9克　蝉衣9克　浮萍9克

【功　能】　疏风解表，和营止痒。

【适应证】　荨麻疹。

【制用法】　上药加水700毫升，浸泡30分钟，煎20分钟，滤渣取汁，二煎加水适量，煎15分钟，滤液混合，分2次温服，每日1剂。

【来　源】　民间方。

方六、疏风止痒永安汤

【组　成】　当归15克　熟地15克　白芍10克　川芎10克　净黄芪20克　炒白蒺藜12克　何首乌15克　荆芥7克　防风7克　净蝉衣10克　干生地15克　粉甘草5克

【功　能】　养血疏风止痒。

【适应证】　荨麻疹。证见皮疹淡红，午后或晚间发生，口干不欲饮，舌质淡无苔。

【制用法】　上药加清水1000毫升，浸泡30分钟，上火煎30分钟，滤渣取汁，二煎加水适量，煎30分钟，滤液混合，分2次温服，每日1剂。

【来　源】　经验方。

方七、消风利湿饮

【组　成】　苍术15克　茵陈15克　地肤子15克　防风15克　银花40克　苡米40克　地丁30克　猪苓20克　浮萍20克　桂枝10克

【功　能】　清热消风，利湿止痒。

【适应证】　荨麻疹。

【制用法】　先用凉水浸泡20分钟，然后水煎2次，共煎取药液400毫升，分2次温服，轻症1剂可愈。

【来　源】　民间方。

方八、多皮饮

【组　成】　桑白皮 10 克　五加皮 10 克　白藓皮 30 克
广陈皮 10 克　粉丹皮 10 克　地骨皮 15 克　扁豆皮 15 克　姜
皮 9 克　当归 15 克

【功　能】　健脾除湿，疏风和血。

【适应证】　顽固性荨麻疹。

【制用法】　上药加水 1000 毫升，浸泡 30 分钟，煎煮 30
分钟，滤渣取汁，二煎加水适量，煎煮 20 分钟，滤液混合，
分 2 次温服，每日 1 剂。

【来　源】　民间方。

方九、蝉蜕丸

【组　成】　蝉蜕 120 克

【功　能】　疏风，解表，止痒。

【适应证】　荨麻疹。

【制用法】　将蝉蜕洗净风干，焙焦研细，炼蜜为丸，每丸
9 克。1 日 2 次，每服 1 丸，温开水送下。

【来　源】　民间方。

方十、浮萍牛子散

【组　成】　浮萍草　炒牛蒡子各等份

【功　能】　疏风见表，清热止痒。

【适应证】　荨麻疹。

【制用法】　上药焙干，研为细末，1 日服 6 克，用薄荷
2.4 克煎汤送下。

【来　源】　民间方。

方十一、消风清热饮

【组　成】　细木通 15 克　茅苍术 10 克　苦参 10 克　知
母 10 克　生石膏 20 克　荆芥 10 克　防风 10 克　当归尾 5 克
牛蒡子 6 克　蝉蜕 5 克　胡麻 20 克　生地 20 克　甘草 5 克

【功　能】　清热消风，和营止痒。

【适应证】　适用于急性荨麻疹。

【制用法】　上药加清水 1000 毫升，浸泡 30 分钟，煎煮 30

分钟，滤渣取汁，二煎加水适量，煎煮 20 分钟，滤液混合，分 2 次温服，每日 1 剂。

【来　源】　民间方。

方十二、过敏煎

【组　成】　生麻黄 4 克　蝉蜕 9 克　槐花 6 克　黄连 3 克　浮萍 6 克　甘草 3 克

【功　能】　消风止痒，和营抗敏。

【适应证】　适用于荨麻疹，湿疹，各种过敏性皮炎。

【制用法】　将上药加水 1200 毫升，煎成 400 毫升，滤渣为 1 汁，剩渣再用水 600 毫升，煎成 200 毫升为 2 汁，混合后早晚分服。

【来　源】　民间方。

方十三、山甲散

【组　成】　炙山甲 3 克

【功　能】　和络止痒。

【适应证】　荨麻疹。

【制用法】　将山甲焙干，研为细末，温开水送下。

【来　源】　民间方。

带 状 疱 疹

带状疱疹是由病毒感染所引起的一种急性疱疹性皮肤病。可发生于任何部位，多见于腰部，常沿一定的神经部位分布，多发于单侧，局部皮肤感觉过敏，灼热，针刺样疼痛，以后皮肤出现红斑，水疱，簇集成群，互不融合排列成带状。与中医学的"缠腰火丹"、"蛇串疮"、"蜘蛛疮"等相似。

方一、王不留行散

【组　成】　王不留行 30 克

【功　能】　活血消肿。

【适应证】　带状疱疹。

【制用法】　上药研为细面。疱疹已破损者，将药面撒布于溃破之疱面上；未破者，用麻油调成糊状，涂抹患处。1 日 3 次，2 至 3 日即愈。如感染严重或发烧时，可用龙胆草 9 克、栀子 9 克、黄芩 9 克、柴胡 9 克、车前子 9 克（布包）、大黄 6 克、连翘 15 克、金银花 15 克、板蓝根 15 克、甘草 5 克水煎服。

【来　源】民间方。

方二、消疹解毒汤

【组　成】马齿苋 60 克　大青叶 20 克　蒲公英 20 克

【功　能】清热解毒，祛风消疹。

【适应证】带状疱疹。

【制用法】先将上药用水浸泡 30 分钟，再煎煮 30 分钟，每剂煎 2 次，将 2 次煎出的药液混合，每日 1 剂，早晚各服 1 次。

【来　源】民间方。

方三、清热利湿汤

【组　成】龙胆草 9 克　嫩黄芩 10 克　软柴胡 7 克　炒栀子 9 克　细木通 3 克　板蓝根 15 克　蒲公英 15 克　当归尾 6 克

【功　能】清热利湿，解毒消疱。

【适应证】带状疱疹。

【制用法】上药加清水 1000 毫升，浸泡 30 分钟，煎 20 分钟，每剂煎 2 次，将 2 次煎出的药液混合，每日 1 剂，早晚各服 1 次。同时用六神丸适量研成细末，用白酒调成糊状，涂抹患处，每日 3 次。

【来　源】经验方。

方四、蜂房膏

【组　成】蜂房 9 克　雄黄 9 克　冰片 3 克　大枣 5 枚（去核焙黄）

【功　能】解毒消疹，消肿止痛。

【适应证】带状疱疹。

【制用法】上药共研细末，香油调成糊状涂擦患处，每日 3 次。

【来　源】　民间方。

方五、柏片膏

【组　成】　黄柏30克　冰片1.5克

【功　能】　祛湿，凉血，消疹。

【适应证】　带状疱疹。

【制用法】　先将黄柏焙干，研为细末，与冰片混匀，用芝麻油调和，涂擦患处，每日3次。

【来　源】　民间方。

方六、六神消疱灵

【组　成】　六神丸适量　白酒适量

【功　能】　清热解毒，消肿止痛。

【适应证】　带状疱疹。

【制用法】　将中成药六神丸研成细末后，加白酒适量，调和成糊状。涂于疱疹之上。每日2次。

【来　源】　民间方。

方七、清热消毒饮

【组　成】　生石膏30克　蒲公英30克　紫地丁30克　净连翘15克　银花藤60克　赤小豆30克　粉丹皮10克　川黄连6克　大青叶15克　黄柏10克　知母10克　乳香5克　没药5克　蚕沙10克　蝉蜕5克　山栀子10克　滑石12克　大黄6克

【功　能】　清热解毒。

【适应证】　带状疱疹。

【制用法】　上药加清水浸泡，每剂煎2次，将2次煎出的药液混合，每日1剂，分3次温服。

【来　源】　民间方。

方八、蜈蚣膏

【组　成】　蜈蚣3条

【功　能】　祛风，通络，消疹。

【适应证】　带状疱疹。

【制用法】　将蜈蚣焙干，研为细末，用香油或烧酒适量，调成糊状，涂抹患处，每日 2～3 次。

【来　源】　民间方。

方九、地龙百草膏

【组　成】　生地龙 5 条　百草霜 12 克

【功　能】　通络消疹。

【适应证】　带状疱疹。

【制用法】　上药焙干，共研为细末，用茶油调匀，每日早、晚敷患处。

【来　源】　民间方。

方十、韭根膏

【组　成】　鲜韭菜根 50 克　鲜地龙 50 克　冰片 10 克白酒适量

【功　能】　解毒通络，活血消疱。

【适应证】　带状疱疹。

【制用法】　前 3 味药共捣如泥，白酒调和即成。用时敷患处。

【来　源】　民间方。

方十一、鲜马苋膏

【组　成】　鲜马齿苋适量

【功　能】　解毒，利湿，消疱。

【适应证】　带状疱疹未溃者。

【制用法】　将鲜马齿苋洗净，捣烂如泥，敷患处。

【来　源】　民间方。

方十二、血余散

【组　成】　血余炭适量

【功　能】　凉血消疹。

【适应证】　带状疱疹。

【制用法】　将血余炭研为末，用香油适量调之，涂患处。

【来　源】　民间方。

方十三、板蓝青叶汤

【组　成】　板蓝根 50 克　大青叶 100 克　焦远志 25 克

柏子仁 25 克　茯神 25 克　醋元胡 25 克

【功　能】　清热解毒，消疹止痛。

【适应证】　带状疱疹。

【制用法】　上药加清水 1000 毫升，浸泡 30 分钟，煎 20 分钟，每剂煎 2 次，将 2 次煎出的药液混合，每日 1 剂。分 2 次温服。

【来　源】　民间方。

方十四、连柏青黛膏

【组　成】　黄连 9 克　黄柏 9 克　片姜黄 9 克　当归尾 15 克　干生地 30 克　香油 360 克　青黛适量

【功　能】　清热利湿，凉血消肿。

【适应证】　带状疱疹。

【制用法】　用香油将药物煎枯，去渣，下黄腊 120 克（冬天减至 80 克），熔化后过滤，倾入干净容器内备用。用时取膏 20 克加青黛粉 1 克搅匀外敷患处。

【来　源】　民间方。

斑　秃

斑秃又名圆形脱发，系突然发生于头部的无炎症的局限性脱发，与中医学的"鬼舐头"、"油风"类似。临床特点为头发呈斑片状脱落、脱发区为圆形、椭圆形或不规则形，表面光滑，无炎症，有自愈倾向。中医学认为本病因肝肾阴亏，气虚血弱，风邪乘虚而入，风盛血燥，发失所养而造成。

方一、活血生发汤

【组　成】　当归尾 12 克　干生地 15 克　桃杏仁各 12 克 草红花 12 克　炒枳壳 12 克　川牛膝 15 克　川芎片 10 克　软柴胡 9 克　京赤芍 15 克　皂角刺 7 克　白藓皮 15 克　地肤子 15 克

【功　能】　活血化瘀，通络生发。

【适应证】　斑秃。

【制用法】　上方加清水 1000 毫升，浸泡 30 分钟，上火煎煮 30 分钟，滤渣取汁，二煎加水适量，煎煮 20 分钟，滤液混合，分 2 次温服，每日 1 剂。同时用生姜揉擦患处，每日 3~4 次。

【来　源】　经验方。

方二、乌发丸

【组　成】　生地 60 克　熟地 60 克　盐炒知母 30 克　酒炒当归 60 克　盐炒黄柏 30 克　紫丹参 45 克　菟丝子 30 克　山萸肉 30 克　生白芍 60 克　生山药 60 克　黑芝麻 30 克　蒸首乌 120 克　川木瓜 45 克　侧柏叶 45 克

【功　能】　凉血清热，滋肝益肾。

【适应证】　斑秃，脱发。

【制用法】　上药共为细末，炼蜜为丸，每丸重 9 克。每次服 1 丸，每日 3 次，白开水送服。

【来　源】　民间方。

方三、芝麻桑叶散

【组　成】　黑芝麻 30 克　冬桑叶 9 克

【功　能】　滋肾生发。

【适应证】　斑秃。

【制用法】　上药共为细末，每服 9 克，每日 3 次，连用 3 个月。

【来　源】　民间方。

方四、首乌熟地乌发汤

【组　成】　何首乌 30 克　补骨脂 30 克　菟丝子 30 克　蒸熟地 30 克　全当归 15 克　川芎片 12 克　川羌活 9 克　炙甘草 9　冬双叶 12 克　升麻 9 克

【功　能】　滋补肝肾，乌须生发。

【适应证】　斑秃。

【制用法】　上药共入砂锅内，加清水 1000 毫升，浸泡 30 分钟，上火煎煮 30 分钟，滤渣取汁，二煎加水适量，煎煮 20 分钟，滤液混合，分 2 次温服，每日 1 剂。

【来　源】　民间方。

方五、当归补血生发汤

【组　成】　当归尾 30 克　制何首乌 30 克　大熟地 30 克　香白芷 20 克　生黄芪 20 克　川芎片 10 克　血余炭 10 克　升麻 10 克

【功　能】　滋阴补血，乌须生发。

【适应证】　斑秃。

【制用法】　上药加清水 1000 毫升，浸泡 30 分钟，上火煎煮 30 分钟，滤渣取汁，二煎加水适量，煎煮 20 分钟，滤液混合，分 2 次温服，每日 1 剂。

【来　源】　民间方。

方六、神应养真丹

【组　成】　大熟地 60 克　当归尾 30 克　炒白芍 30 克　川芎片 24 克　川羌活 24 克　明天麻 24 克　川木瓜 30 克　菟丝子 30 克

【功　能】　祛风养血生发。

【适应证】　斑秃。

【制用法】　上药焙干，共研细末，过筛，炼蜜为丸，每丸重 9 克，每日服 3 次，每次服 1 丸。

【来　源】　《三因极一病证方论》。

方七、加减六味地黄汤

【组　成】　怀山药 30 克　粉丹皮 6 克　建泽泻 6 克　山萸肉 18 克　制首乌 30 克　黑芝麻 30 克　冬桑叶 12 克　紫丹参 12 克　羚羊骨 3 克　焦三仙各 15 克

【功　能】　滋阴补肾，养血生发。

【适应证】　斑秃。

【制用法】　上药加水 1000 毫升，浸泡 30 分钟，上火煎煮 30 分钟，滤渣取汁，二煎加水适量，煎煮 20 分钟，滤液混合，早、中、晚分 3 次温服，每日 1 剂。7 日为 1 疗程，12 疗程可治愈。

【来　源】　民间方。

白 癜 风

　　白癜风是因皮肤色素脱失而发生的局限性白色斑片。临床表现为皮肤突然出现色素脱失斑，以后渐渐扩大，形状不规则，颜色乳白，周围色素增多。与中医学文献中记载的"白癜"或"白驳风"相似。

方一、白蒺藜丸

　　【组　成】　炒苍耳子500克　炒白蒺藜1500克　白僵蚕250克

　　【功　能】　和血祛风，通络消斑。

　　【适应证】　白癜风。

　　【制用法】　上药焙干，共研细末，水泛为丸如绿豆大，每服9克，日服3次，温开水送服。

　　【来　源】　民间方。

方二、白癜酊

　　【组　成】　姜黄300克　黑矾300克　密陀僧90克　雄黄30克　补骨脂150克　轻粉30克　75%乙醇5000毫升

　　【功　能】　和血通络，解毒祛癜。

　　【适应证】　白癜风。皮肤出现色素脱失斑，呈乳白色，形状大小不等，该斑内毛发变白，无自觉症状，周围环绕一色素加深带。

　　【制用法】　先将前5味药浸泡于乙醇中，置7天后，滤除药渣，加入轻粉即成酊剂，备用。用药前用生姜切片用力涂擦患处，以皮肤发红为度，再用新毛笔蘸此酊剂涂患处。每日2次，直至病愈。

　　【来　源】　《神州秘方》。

方三、祛癜丸

　　【组　成】　炒白蒺藜500克

　　【功　能】　祛风消癜。

　　【适应证】　白癜风。

【制用法】　上药研细末，水泛为丸如绿豆大，每服 6 克，每日 3 次，温开水送服。

【来　源】　民间方。

方四、骨脂酊

【组　成】　补骨脂 500 克　75% 乙醇 1000 毫升

【功　能】　调和气血，和血通络。

【适应证】　白癜风。

【制用法】　先将补骨脂捣碎，浸泡于乙醇中 7 天即成，用前先用生姜切片涂擦患处，然后用骨脂酊涂患处，每日 3 次。

【来　源】　经验方。

方五、鲜马齿汤

【组　成】　新鲜马齿苋 50 克

【功　能】　和营血，消斑痕。

【适应证】　白癜风。

【制用法】　将鲜马齿苋洗净，放入砂锅中，加清水适量煎煮，每剂煎 2 次，药液混合，分 2 次温服，每日 1 剂。

【来　源】　民间方。

方六、消风饮

【组　成】　粉丹皮 10 克　广郁金 10 克　草红花 10 克炒白蒺藜 10 克　紫草 10 克　黑豆 15 克　制何首乌 15 克　生石决明 15 克　生地榆 15 克

【功　能】　活血祛风，养血祛癜。

【适应证】　白癜风。

【制用法】　上药共入砂锅内，加清水 1000 毫升，浸泡 30 分钟，上火煎煮 30 分钟，滤渣取汗，二煎加水适量，煎煮 20 分钟，滤液混合，分 3 次温服，每日 1 剂。同时用蛇皮 50~100 克剪碎，放瓦上煅为炭，研细末，醋调如糊，外涂患处，1 日 3 次。

【来　源】　民间方。

方七、芝麻花揉擦剂

【组　成】　新鲜芝麻花适量

【功　能】　祛风消癜。

【适应证】　白癜风。

【制用法】　用手将芝麻花揉搓变色后放置在皮肤脱色的部位，反复用力涂擦，使局部皮肤发热为度。每日 3 次，每次约 10 分钟左右。

【来　源】　民间方。

月经不调

月经不调是指月经失去正常规律性，期、量、色、质等发生异常变化。西医的有排卵性功能失调性子宫出血、子宫肌瘤、生殖道炎症和计划生育措施等所致的月经紊乱，属本病范畴。

方一、莲房乌梅散

【组　成】　莲房炭 15 克　乌梅炭 15 克　益母草子 15~30 克

【功　能】　活血祛瘀，调经止血。

【适应证】　适用于月经前错量多者。

【制用法】　前 2 味共研细末，每服 9 克，用益母草子煎汤送服，1 日 2 次。

【来　源】　民间方。

方二、二地汤

【组　成】　沙生地 30 克　蒸元参 60 克　白芍 15 克　麦门冬 15 克　地骨皮 9 克　东阿胶 9 克

【功　能】　清热滋阴，养血调经。

【适应证】　适用于月经前错量少者。

【制用法】　水煎分 2 次温服，每日 1 剂。

【来　源】　民间方。

方三、艾叶香附汤

【组　成】　淡干姜 6 克　醋香附 15 克　艾叶 9 克

【功　能】　温经散寒，行气调经。

【适应证】　适用于月经错后，小腹冷痛。

【制用法】　水煎，早、晚各服 1 次，每日 1 剂。

【来　源】　民间方。

方四、加味四物汤

【组　成】　当归尾 12 克　川芎片 9 克　干生地 15 克　炒白芍 25 克　嫩黄芩 9 克　麦门冬 12 克　黑栀子 9 克　杜仲炭 12 克　川续断 12 克　炒知母 9 克　炒黄柏 7 克　牡蛎粉 25 克　甘草 3 克

【功　能】　清热凉血，益气养血。

【适应证】　适用于月经提前。本方为民间七世祖传秘方。验于临床，对本病伴五心烦热、腰痛、腹痛、心慌等效果良好。

【制用法】　每日 1 剂，水煎服。

【注　意】　忌食大蒜、辣椒、胡椒。

【来　源】　《河南省秘验方集锦》。

方五、补肾调经汤

【组　成】　川续断 30 克　川芎片 20 克　当归尾 30 克　炒白芍 20 克　紫石英 20 克　补骨脂 20 克　淫羊藿 30 克　醋元胡 10 克　台乌药 10 克　潞党参 15 克　生牡蛎 30 克　炒山楂 15 克　粉甘草 10 克

【功　能】　和气血，补肝肾，调经血。

【适应证】　适用于月经先后无定期。本方为民间验方，治疗本症及子宫发育不良、痛经等效果较好，屡有效验。

【制用法】　行经前 1 周服 3～5 剂，水煎服，或制作丸剂，每次 5～10 克，每日 3 次。

【来　源】　《河南省秘验方集锦》。

方六、当归汤

【组　成】　全当归 30 克

【功　能】　养血活血调经。

【适应证】　适用于先后不定期。

【制用法】　将当归浓煎汁，每日 1 次空腹服，不可间断，服至病愈。

【来　源】　民间方。

方七、黄荆子香附散

【组　成】　黄荆子30克　制香附60克

【功　能】　行气调经。

【适应证】　月经不调。

【制用法】　上2味药用童便炒，研细末，米糊为丸如梧桐子大，饭后服6克，白开水送下。

【来　源】　民间方。

方八、大黄桃仁汤

【组　成】　五灵脂6克　延胡索6克　生川军9克　桃仁泥9克　夜明砂9克　土鳖虫7个

【功　能】　活血祛瘀，安神调经。

【适应证】　适用于月经不调，经血来时发狂者。

【制用法】　每剂水煎2次，每日早、晚分服。

【来　源】　民间方。

方九、当归红花汤

【组　成】　全当归9克　月季花30克　草红花9克

【功　能】　活血化瘀。

【适应证】　月经不调。

【制用法】　每剂水煎2次，每日早、晚分服。

【来　源】　民间方。

方十、加味丹栀逍遥散

【组　成】　粉丹皮12克　嫩黄芩9克　炒栀子10克　干生地15克　全当归12克　京赤芍12克　软柴胡9克　焦白术12克　云茯苓15克　苏薄荷5克　粉甘草5克

【功　能】　清热凉血，疏肝解郁。

【适应证】　适用于月经提前。

【制用法】　每剂水煎2次，每日早、晚分服。

【来　源】　经验方。

方十一、枸杞五味汤

【组　成】　当归10克　枸杞10克　五味子8克

【功　能】　和气血，补肝肾。

【适应证】 适用于月经超前、错后或经期烦躁失眠、头晕等症。

【制用法】 每剂水煎 2 次，每日早晚分服。

【来　源】 民间方。

方十二、丹参香附散

【组　成】 制香附 30 克　醋炒丹参 60 克　益母草 90 克

【功　能】 行气活血调经。

【适应证】 月经不调。

【制用法】 共研细末，炼蜜为丸，早、晚各服 9 克，温酒送下。

【来　源】 民间方。

痛　经

痛经是经期或经行前后，小腹疼痛。常伴有头痛晕，恶心、呕吐、腰骶酸痛，全身无力等。中医认为痛经主要是因为情志不舒，肝气郁结，或感受寒凉，瘀阻经络，或体质虚弱，气血不足致气血运行不畅，即所谓"不通则痛"。

方一、温经止痛汤

【组　成】 艾叶 6 克　红花 9 克　生姜 5 片　红糖 15 克

【功　能】 温经散寒，活血止痛。

【适应证】 痛经属寒湿凝滞型。

【制用法】 先将上药用清水浸泡 20 分钟，再煎煮 20 分钟，每剂煎 2 次，将 2 次煎出的药液混合，每日 1 剂，早晚各服 1 次。

【来　源】 民间方。

方二、疏肝活血汤

【组　成】 制香附 15 克　广郁金 9 克　醋元胡 9 克　炒白芍 24 克　香白芷 9 克　粉甘草 9 克

【功　能】 疏肝理气，活血逐瘀。

【适应证】 肝郁气滞型痛经。

【制用法】 上药加清水 750 毫升，浸泡 30 分钟，再煎煮 20 分钟，滤渣取汁，二煎加水适量，煎煮 15 分钟，滤液混合，分 2 次温服，每日 1 剂。

【来　源】 民间方。

方三、温经止痛汤

【组　成】 炒小茴香 8 克　制香附 12 克　淡干姜 6 克 当归尾 15 克　炮川草乌各 7 克　上肉桂 5 克　京赤芍 15 克 川芎片 10 克　粉甘草 7 克

【功　能】 温经散寒，活血止痛。

【适应证】 寒湿凝滞型痛经。

【制用法】 上药加水 1000 毫升，浸泡 30 分钟，煮煎 30 分钟，滤渣取汁，二煎加水适量，煎煮 15 分钟，滤液混合，分 2 次温服，每日 1 剂。

【注　意】 经期忌食生冷，避免情志刺激。

【来　源】 经验方。

方四、祛瘀止痛汤

【组　成】 当归尾 12 克　桃杏仁各 10 克　草红花 12 克 炒枳壳 12 克　川牛膝 15 克　川芎片 12 克　软柴胡 9 克　京 赤芍 15 克　生蒲黄 12 克（包）　炒灵脂 12 克　制香附 12 克 醋青皮 9 克

【功　能】 行气调经，活血止痛。

【适应证】 痛经属血瘀气滞者。

【制用法】 上药加水 1000 毫升，浸泡 30 分钟，煎煮 30 分钟，滤渣取汁，二煎加水适量，煎煮 20 分钟，滤液混合，分 2 次温服，每日 1 剂。经前 3～5 日开始服药至来经，连服 3 月。

【注　意】 服药期间，应调情志，戒郁怒，忌食生冷。

【来　源】 经验方。

方五、灵脂丹参汤

【组　成】 五灵脂 9 克　紫丹参 15 克　红糖 30 克

【功　能】 活血，温经，止痛。

【适应证】　原发性痛经。

【制用法】　水煎，经前及经期服 5~7 剂，连服 3 个月。

【来　源】　民间方。

方六、调经化瘀丸

【组　成】　制香附 2500 克　艾叶炭 500 克　当归 500 克
生地黄 500 克　川芎 250 克　桃仁 250 克　赤芍 250 克　三棱
250 克　莪术 250 克　干漆炭 250 克

【功　能】　活血化瘀，调经止痛。

【适应证】　瘀血内阻之痛经。症见经行腹痛，骨蒸烦热，
腰膝酸痛，经色紫暗，多血块。

【制用法】　上药共研细末，水泛为丸，日服 2 次，每次
6 克。

【来　源】　《寿世保元》。

方七、活血止痛汤

【组　成】　丁香 1.5 克　红花 3 克　艾叶 3 克　益母草 9
克　泽兰 5 克

【功　能】　活血化瘀，温经止痛。

【适应证】　适用于室女或少妇经行腹痛有血块，甚则经行
黑色。

【制用法】　上药用清水浸泡 30 分钟，煎煮 20 分钟，每剂
煎 2 次，将 2 次煎出的药液混合，分 2 次温服，每逢经期服
5~6剂。

【来　源】　民间方，

方八、痛经宁

【组　成】　艾叶　棉籽各 1 把

【功　能】　温经止痛。

【适应证】　痛经。

【制用法】　将上药放在新瓦上焙干碾为粉末，用醋服 10
克，立即止痛。

【来　源】　民间方。

方九、少腹逐瘀汤

【组　成】　炒茴香7粒　炒干姜0.6克　延胡索3克
肉桂3克　赤芍6克　炒五灵脂6克　蒲黄10克（包）　当
归10克

【功　能】　活血化瘀，温经止痛。

【适应证】　适用于血瘀寒凝型痛经。

【制用法】　每日1剂，水煎分2次温服。每于经前4天开
始服用，经至药停。

【来　源】　《医林改错》。

方十、宣郁通经汤

【组　成】　酒炒白芍15克　酒炒当归15克　丹皮15克
炒山栀子10克　炒白芥子6克　柴胡3克　酒炒香附3克
醋炒郁金3克　酒炒黄芩3克　甘草3克

【功　能】　疏肝解郁，理气通经，止痛。

【适应证】　适用于肝郁气滞型痛经。

【制用法】　每日1剂，水煎分2次温服。每于经前4日开
始服用，经至停药。

【来　源】　《傅青主女科》。

方十一、祛瘀调经汤

【组　成】　草红花9克　当归尾9克　川牛膝9克　苏木
9克　川芎片6克　炒枳壳6克　京三棱6克　蓬莪术6克
京赤芍6克　穿山甲6克　制乳香6克　炒西茴15克

【功　能】　调肝理气，活血化瘀。

【适应证】　适用于经行腹痛，或有瘀血。

【制用法】　每日1剂，水煎分2次温服，经前5～7日开
始，连服7剂。服药后应卧床休息。

【注　意】　忌食生冷食物。

【来　源】　民间方。

方十二、桃红木香丸

【组　成】　红花12克　桃仁15克　油桂15克　老木香
21克

【功　　能】　疏肝理气，活血化瘀，温经止痛。

【适应证】　适用于气滞血瘀寒凝所引起的经行腹痛。

【制用法】　上药共焙干，研为细末，水泛为丸，如绿豆大，每次服 3～4.5 克，姜汤送下。每于经前 3～5 日开始服用，至经来停药。

【来　　源】　民间方。

方十三、泽兰红糖饮

【组　　成】　泽兰叶 9 克　艾叶 6 克　红糖 30 克

【功　　能】　温经止痛。

【适应证】　适用于由瘀湿导致的痛经。

【制用法】　水煎，分 2 次温服。每于经前 3～5 日开始服药，至经来药停。

【来　　源】　民间方。

崩　漏

崩漏又称"经崩"，是指行经期间阴道大量出血，或持续出血，淋沥不断的病证。若出血量多而来势凶猛者，称"血崩"或"崩中"；若出血量少，但持续不断者，称为"漏下"。本病多发生在青春期及更年期。相当于西医学的"功能失调性子宫出血"简称"功血"相吻合。

方一、安冲汤

【组　　成】　炒白术 18 克　生黄芪 18 克　生龙骨 18 克煅牡蛎 18 克　干生地 18 克　炒白芍 18 克　川续断 12 克　海螵蛸 12 克　茜草 9 克

【功　　能】　益气补肾，固脱止血。

【适应证】　适用于冲任不固之崩漏。

【制用法】　水煎分 2 次温服，每日 1 剂。

【来　　源】　《医学衷中参西录》。

方二、固冲汤

【组　　成】　炒白术 30 克　生黄芪 18 克　煅龙骨 24 克

煅牡蛎 24 克　净萸肉 24 克　生杭芍 12 克　海螵蛸 12 克　茜草 9 克　棕榈炭 6 克　五倍子 1.5 克

【功　能】　调摄冲任，固崩止漏。

【适应证】　崩漏。

【制用法】　先将五倍子轧细，备用。上药和水适量浸泡，水煎煮，每剂煎 2 次，滤液混合，分 2 次送服五倍子粉，每日 1 剂。

【来　源】　《医学衷中参西录》。

方三、龟板丸

【组　成】　炙龟板 250 克　盐炒黄柏 50 克　生粉甘草 25 克

【功　能】　固肾摄血。

【适应证】　适用于妇女更年期崩漏。

【制用法】　上药焙干共研细面，炼蜜为丸，15 天内将药丸服完为 1 疗程。每晚睡前服，一般可服 2 个疗程。

【注　意】　忌房事，忌暴怒。

【来　源】　民间方。

方四、活血止血丸

【组　成】　制乳香 3 克　制没药 3 克　蒲黄炭 9 克　炒五灵脂 9 克　血余炭 9 克

【功　能】　活血化瘀，固摄止血。

【适应证】　崩漏。

【制用法】　上药焙干研为细末，陈醋为丸，每丸重 9 克，每服 1 丸。

【来　源】　民间方。

方五、二炭散

【组　成】　莲房炭 25 克　乌梅炭 25 克

【功　能】　固崩止血。

【适应证】　崩漏。

【制用法】　共为细末，每服 15 克，温开水送下，每日 2 次。

【来　源】民间方。

方六、健脾止崩汤

【组　成】生黄芪 30 克　全当归 20 克　旱莲草 30 克　净萸肉 15 克　潞党参 20 克　女贞子 30 克　焦白术 12 克　云茯苓 30 克　焦远志 12 克　广木香 10 克　茜草 30 克　阿胶（烊化）15 克　炙甘草 6 克

【功　能】健脾益气，固冲止血。

【适应证】适用于心脾两虚型崩漏。症见面色萎黄，纳差乏力，舌质淡、苔白，脉沉细无力。

【制用法】水煎，每日 1 剂，早晚各服 1 次。

【注　意】忌食辛温动血之品。

【来　源】民间方。

方七、地龙三炭散

【组　成】干地龙 15 克　地榆炭 9 克　棕炭 9 克　椿皮炭 9 克

【功　能】调摄冲任，固崩止血。

【适应证】崩漏。

【制用法】上药焙干，共研细面，贮瓶备用。每服 6 克，黄酒送下，每日 2 次。

【来　源】民间方。

方八、香矾散

【组　成】香附 9 克　枯矾 6 克

【功　能】固冲止血。

【适应证】崩漏。

【制用法】醋炒，共为细末，分 3 次，每日早晚空腹服白开水送下。

【来　源】民间方。

方九、益气止崩汤

【组　成】生黄芪 30 克　潞党参 20 克　升麻 3 克　益母草 30 克　炒枳壳 12 克　贯众炭 10 克　焦白术 9 克　三七粉 3 克（冲服）　旱莲草 15 克　粉甘草 3 克

【功　　能】　补气升陷，逐瘀止血。

【适应证】　适用于气随血脱，瘀血内结之崩漏。

【制用法】　水煎，每日 1.5 剂，早晚中分 3 次服。

【来　　源】　民间方。

方十、贯众散

【组　　成】　贯众炭 30 克　海螵蛸 9 克

【功　　能】　固冲摄血。

【适应证】　崩漏。

【制用法】　上药焙干研细末，每服 9 克，黄酒送下，早、晚各 1 次。

【注　　意】　忌食辛辣。

【来　　源】　民间方。

闭　　经

闭经分为原发性和继发性两种，凡年逾 18 岁尚未行经者称为原发性闭经，在月经初潮之后，正常绝经期之前的任何时间（妊娠及哺乳期外）月经闭止，超过三个月者称为继发性闭经。

方一、温经汤

【组　　成】　老枣树皮 30 克　干姜 9 克　红糖 50 克

【功　　能】　温经散寒，活血止痛。

【适应证】　适用于血寒经闭，少腹疼痛。

【制用法】　水煎服，每日 1 剂。

【来　　源】　民间方。

方二、大黄斑蝥散

【组　　成】　大黄 21 克　藿香 24 克　斑蝥 12 个

【功　　能】　活血化瘀。

【适应证】　适用于血瘀闭经。症见月经数月不行，或欲行而不得下，少腹疼痛或胀痛，拒按。舌质紫或边有瘀点，苔薄白。脉沉涩或沉弦。

【制用法】 将斑蝥去嘴足，三味药共为细面分为 3 份，每次服 1 次，1 日半将 3 份服完，空腹服。

【注　意】 个别病人服后有腹痛、恶心反应，不用处理，过时可自愈。

【来　源】 民间方。

方三、生地川军散

【组　成】 干生地 9 克　酒川军 6 克

【功　能】 温经通络。

【适应证】 闭经。

【制用法】 共为细面，每服 7.5 克，黄酒 100 克冲服。

【来　源】 民间方。

方四、牛膝芦荟汤

【组　成】 牛膝 30 克　红花 15 克　芦荟 15 克

【功　能】 活血化瘀通经。

【适应证】 适用于血瘀闭经。

【制用法】 水煎，空腹顿服，老酒送下，每日 1 剂。

【来　源】 民间方。

方五、当归益母汤

【组　成】 制香附 12 克　益母草 30 克　鸡血藤 30 克当归尾 12 克　泽兰叶 12 克　川芎片 9 克　柏子仁 12 克　红糖 30 克

【功　能】 活血化瘀，行气通经。

【适应证】 适用于血瘀闭经。

【制用法】 水煎服，每日 1 剂。

【来　源】 民间方。

方六、山楂内金汤

【组　成】 生山楂 30~60 克　鸡内金 9 克　红花 9 克红糖 30 克

【功　能】 活血温经。

【适应证】 闭经。

【制用法】 每日 1 剂，两次煎服。

【来　源】 民间方。

方七、香附茜草汤

【组　成】 王不留行 15 克　茜草 15 克　红牛膝根 15 克　香附 15 克

【功　能】 行气化瘀。

【适应证】 适用于气滞血瘀型闭经。

【制用法】 水煎，1 日 2 次分服，每日 1 剂，连服数剂。

【来　源】 民间方。

方八、通闭汤

【组　成】 当归尾 12 克　桃杏仁各 9 克　草红花 12 克　炒枳壳 12 克　川牛膝 12 克　京赤芍 15 克　川芎片 12 克　京三棱 9 克　蓬莪术 9 克　醋青皮 9 克　制香附 12 克　醋元胡 18 克

【功　能】 疏肝理气，活血化瘀，通经止痛。

【适应证】 适用于气血瘀滞型闭经。

【制用法】 水煎，分 2 次温服，每日 1 剂。

【来　源】 经验方。

方九、补气调经汤

【组　成】 当归 12 克　生黄芪 20 克　焦白术 15 克　太子参 15 克　焦远志 10 克　云茯苓 20 克　川芎片 9 克　蒸熟地 15 克　益母草 30 克　制香附 12 克　粉甘草 5 克

【功　能】 益气养血，理气活血。

【适应证】 适用于气血两虚型闭经。

【制用法】 水煎，分 2 次温服，每日 1 剂。

【来　源】 经验方。

方十、土元胡椒汤

【组　成】 土元 9 克　椿根白皮 30 克　白胡椒 3 克　红酸枣树根 30 克　红糖适量　甜酒适量

【功　能】 活血通经。

【适应证】 适用于室女经闭。

【制用法】 上药煎 10 分钟即可，加红糖，甜酒服，服后令微汗，每日 2 次。

【注　意】　忌食生冷油腻。

【来　源】　民间方。

方十一、丹参茜草汤

【组　成】　丹参30克　茜草15克　乌贼骨干60克

【功　能】　养血活血。

【适应证】　闭经。

【制用法】　前2味水煎去渣，再加乌贼骨干同炖至烂熟连汤吃，每日1次，连服3~5天。

【来　源】　民间方。

方十二、益母丹参饮

【组　成】　月季花25克　益母草25克　丹参25克

【功　能】　活血通络。

【适应证】　闭经。

【制用法】　水煎加黄酒适量温服，每日1剂。

【来　源】　民间方。

带 下 病

妇女阴道内有少量白色无臭的分泌物，滑润阴道，为生理性带下。若带下量过多，色、质、味异常，或伴有腰痛、小腹疼者。西医诊断为阴道炎、宫颈糜烂、盆腔炎急、慢性炎症疾病及宫颈癌、宫体癌等均可出现带下病症状。

方一、止带汤

【组　成】　新枣树根皮9克　草红花4.5克　黄酒500毫升

【功　能】　温经活血止带。

【适应证】　白带。

【制用法】　上3味入砂锅同煎，分2次温服。

【注　意】　忌房事20天。

【来　源】　民间方。

方二、猪毛菜童便饮

【组　成】　猪毛菜90克　童便60毫升　黄酒30克

【功　　能】　清热解毒止带。

【适应证】　适用于宫颈炎、阴道炎所致带下淋漓，质稠黏，色黄红，气恶臭。

【制用法】　猪毛菜煎水至 150 毫升，再加入童便黄酒。每日服 1 次。

【来　　源】　民间方。

方三、海螵蛸白芷散

【组　　成】　香白芷 60 克　海螵蛸 60 克

【功　　能】　祛风除湿止带。

【适应证】　白带。

【制用法】　白芷用石灰 60 克泡水浸 1 周，洗净晒干，与海螵蛸共为细末，早、晚各冲服 1 匙，亦可加糖送服，或以米汤冲服。

【来　　源】　民间方。

方四、止带散

【组　　成】　陈紫秆麻灰　砂锅片各等份　红糖适量

【功　　能】　温经止带。

【适应证】　白带。

【制用法】　鲜紫麻秆带皮晒干，陈的最好，将麻秆切成段，放锅内，盖上砂土烧，以砂土变红为度，冷凉去土取炭，砂锅片洗净打碎研面过筛。取麻秆炭、砂锅面各等份，合到一处研均匀，每服 3 克，红糖适量冲服，1 日 1 次。

【来　　源】　民间方。

方五、墓头回汤

【组　　成】　墓头回 60 克

【功　　能】　敛肝燥湿止带。

【适应证】　白带。

【制用法】　每日 1 剂，两次煎服。

【来　　源】　民间方。

方六、固带灵

【组　　成】　川木瓜 9 克　乌贼骨 15 克　鹿角霜 15 克　生白

果15克　川续断9克　鸡冠花9克　白蔻仁6克　春砂仁6克

【功　能】健脾燥湿止带。

【适应证】适用于湿盛带多，腰酸，少腹胀痛。

【制用法】水煎分2次温服，每日1剂。轻症3剂可愈，重者需服10剂。

【来　源】民间方。

方七、三白汤

【组　成】榆白皮9克　白鸡冠花9克　白梅豆花9克

【功　能】清热燥湿止带。

【适应证】白带。

【制用法】水煎服，每日1剂。

【来　源】民间方。

方八、三七母鸡汤

【组　成】雪莲花10朵　三七10克　阿胶30克　黑母鸡1只

【功　能】益气养血，健脾止带。

【适应证】适用于妇女体虚带症。

【制用法】将黑母鸡洗净去杂入瓦罐内微火炖至烂熟，再将阿胶分3~4次，以汤药烊化后兑服。轻者1~2料，重者3~4料即可痊愈。

【来　源】民间方。

方九、红花荷叶散

【组　成】白鸡冠花30克　酒炒红花9克　荷叶灰30克

【功　能】清热燥湿，活血温经。

【适应证】白带。

【制用法】共为细面，每服3克，黄酒45克冲服，日服2次。

【来　源】民间方。

方十、白胡椒散

【组　成】白胡椒9克

【功　能】温中健脾。

【适应证】　白带。

【制用法】　将白胡椒捣碎为面，每用0.9克，装1个鸡蛋中，用面包住，放炭水中烧熟吃，1日吃1个，10日为1疗程。

【来　源】　民间方。

方十一、完带汤

【组　成】　生山药30克　炒苍术9克　盐黄柏9克　乌贼骨12克　云茯苓12克　莲须9克　煅牡蛎18克　鸡冠花15克　制香附9克

【功　能】　燥湿清热，温肾固涩。

【适应证】　带下病。

【制用法】　水煎早、晚各服1次，每日1剂。

【来　源】　经验方。

方十二、红藤黄柏汤

【组　成】　红藤30克　败酱草10克　白鸡冠花10克　黄柏12克　土茯苓24克　生谷芽30克　生苡仁30克　甘草6克

【功　能】　清热解毒，健脾燥湿。

【适应证】　白带。

【制用法】　水煎分2次温服，每日1剂，可服2~10剂。

【来　源】　民间方。

方十三、滑石车前汤

【组　成】　椿根白皮30克　车前草30克　滑石粉15克

【功　能】　清热利湿。

【适应证】　带下病。

【制用法】　水煎服，每日1剂。

【来　源】　民间方。

缺　乳

产后或哺乳期乳汁甚少或全无乳汁称为缺乳。亦称"乳

汁不行"或"乳汁不足"。多因身体虚弱，气血不足或肝郁气
滞所致。相当于现代医学的"乳汁减少"。

方一、益气通乳汤

【组　成】　生黄芪30克　当归尾14克　炮甲珠9克　炒
王不留10克　生熟地各15克　软柴胡7克　漏芦14克　天
花粉24克　通草24克　细木通3克　路路通12克　丝瓜络8
克　麦门冬15克

【功　能】　健脾益气，通行乳汁。

【适应证】　产后乳汁不足。

【制用法】　先将上药用适量清水浸泡30分钟，再放火上
煎煮30分钟，每剂煎2次，将2次煎出的药液混合，早晚各
温服1次。每日1剂。

【来　源】　经验方。

方二、蚯蚓下乳汤

【组　成】　蚯蚓6条

【功　能】　理气通乳。

【适应证】　产后乳汁不足。

【制用法】　将蚯蚓洗干净，加葱、五香粉一起炒熟，兑开
水做面条食之，每日1次，连食7日。

【来　源】　民间方。

方三、涌泉汤

【组　成】　炮山甲12克　漏芦12克　木通9克　通草6
克　全瓜蒌30克　白芷10克　王不留行12克

【功　能】　理气化郁，活络通乳。

【适应证】　产后无乳或乳汁不足。

【制用法】　上药加水浸泡30分钟，再煎30分钟，每剂煎
2次，将2次滤液混合兑匀，分2次温服，每日1剂。服前先
喝热粥1碗，再服汤药。

【注　意】　新产妇加红糖30克。

【来　源】　《神州秘方》。

方四、猪蹄通乳汤

【组　成】　猪蹄3个　穿山甲15克　王不留行15克

【功　能】　益气化郁通乳。

【适应证】　产后乳汁不足。

【制用法】　将猪蹄和药同放锅中，加适量水，炖1小时，不放盐，临睡前1次服完。

【来　源】　民间方。

方五、下乳涌泉散

【组　成】　当归30克　川芎30克　花粉30克　白芍30克　生地黄30克　柴胡30克　青皮15克　漏芦15克　桔梗15克　木通15克　白芷15克　通草15克　穿山甲15克　王不留行子90克　甘草7.5克

【功　能】　疏肝解郁，通经下乳。

【适应证】　产后乳汁分泌过少，甚至全无，胸胁闷胀，情志抑郁，纳差。

【制用法】　上药共研细末，过筛，装瓶备用，每日服1次，每次6~9克，每晚临卧前，用温黄酒调服。

【来　源】　《清太医院配方》。

方六、花生通乳饮

【组　成】　生花生60克　黄酒30克　红糖30克

【功　能】　益气，通络，下乳。

【适应证】　缺乳。

【制用法】　先煮花生至水色发白，再入黄酒、红糖略煎，吃花生喝汤，每日1次。

【来　源】　民间方。

方七、通经下乳汤

【组　成】　当归9克　川芎9克　炮姜3克　炮山甲6克　生黄芪12克　王不留行9克　陈皮3克　通草9克　白芷9克　鹿角胶9克　甘草1.5克　猪蹄1对

【功　能】　益气通经，化郁通乳。

【适应证】　产后乳汁不足。

【制用法】　先将猪蹄放锅内加适量水，煮1小时，然后再把余药放进锅内，煎煮30分钟，喝汤吃猪蹄。

【来　源】　经验方。

方八、黄芪猪蹄通乳汤

【组　成】　黄芪30克　当归24克　白芷15克　通草4.5克　猪蹄7个

【功　能】　益气行郁，通经下乳。

【适应证】　各种缺乳。

【制用法】　先将猪蹄洗净煮熟，取汤与它药同煎，每日1剂。

【来　源】　民间方。

方九、通乳丹

【组　成】　人参30克　黄芪30克　酒炒当归60克　麦冬15克　木通1克　桔梗1克　猪蹄2个

【功　能】　益气补血，通乳。

【适应证】　适用于产后气血两虚，乳汁不下。

【制用法】　先将猪蹄洗净煮熟，取汤与它药同煎，每日1剂。

【来　源】　《傅青主女科》。

方十、缺乳灵

【组　成】　王不留行12克　通草9克　路路通12克　猪蹄3个

【功　能】　通经下乳。

【适应证】　产后乳汁不足。

【制用法】　先将猪蹄洗净煮汤，用此汤煎药，连服3~6剂。

【来　源】　民间方。

方十一、猪蹄粳米粥

【组　成】　猪蹄1个　通草5克　漏芦10克　粳米100克　葱白3枚　食盐少许

【功　能】　补气通乳。

【适应证】　适用于产后乳汁不足。

【制用法】 把猪蹄劈成小块，煎取浓汁，将通草、漏芦煎汁去渣，然后把猪蹄汤和药汁同粳米煮粥，待粥将成时，放入葱白和少量食盐，分 3 次温服，5～7 日为 1 疗程。

【来　源】 民间方。

方十二、柴芪理气汤

【组　成】 软柴胡 15 克　生黄芪 20 克　薏苡仁 30 克　细木通 15 克　猪蹄 1 个

【功　能】 益气通络，化郁下乳。

【适应证】 适用于产后百天之内缺乳症。

【制用法】 先以水两碗煮洗净之猪蹄，煮至半碗，倒出后再煎诸药，煎好将猪蹄汤兑入药汁内，在饭前 1 次服下，1 日 1 剂，早、中、晚煎服。

【来　源】 民间方。

方十三、刺猬通乳散

【组　成】 刺猬皮 6 克

【功　能】 行郁通乳。

【适应证】 缺乳。

【制用法】 将刺猬皮焙干研细末，用黄酒冲服取汗。

【来　源】 民间方。

方十四、棉子散

【组　成】 棉花子 4.5 克

【功　能】 活络下乳。

【适应证】 缺乳。

【制用法】 将棉花子炒焦研末，黄酒适量冲服。

【来　源】 民间方。

百 日 咳

百日咳，属中医学的"顿咳"、"疫咳"、"鹭鸶咳"、"天哮呛"和"厥阴咳"等病范畴。由外感疫邪（即百日咳嗜血杆菌）而引起。主要症状为咳逆上气、呛咳引吐、痰液黏稠。

是小儿时期常见的一种急性呼吸道传染病，一年四季均可发生，但以冬春之季尤多。以5岁以下的小儿为多见，主要通过咳嗽时飞沫传播。本病初起类似外感，继而出现阵发性痉咳，咳后有鸡鸣样回声，后期痉咳减缓，病始恢复。病后可获得持久的免疫力，很少有二次发病者。

方一、百前汤

【组　成】　生百部9克　白前9克　炙甘草4.5克

【功　能】　化痰，降逆，止咳。

【适应证】　百日咳。

【制用法】　水煎去渣，加蜂蜜30克，煮沸后分2次温服，每日1剂。

【来　源】　民间方。

方二、川贝散

【组　成】　川贝母15克　广郁金1.5克　桑白皮1.5克　白前1.5克　马兜铃1.5克　葶苈子1.5克

【功　能】　清肺，宁嗽，止咳。

【适应证】　百日咳。

【制用法】　将上药碾为极细末，瓶贮备用。1.5岁～3岁，每次服0.6克；4～7岁，每次服1.5克；8～10岁，每次服2克；10岁以上，每次服3克。1日3次，开水冲服。可酌加白糖。

【来　源】　民间方。

方三、大蒜白糖饮

【组　成】　大蒜7瓣　白糖30克

【功　能】　宣肺止咳。

【适应证】　百日咳。

【制用法】　将大蒜去皮、捣烂如泥，加凉开水30毫升，搅匀、过滤、去渣，兑入白糖，煮沸5分钟；1日分3～5次服完，连服3至7日即愈。

【来　源】　民间方。

方四、鸡苦胆散

【组　成】　鸡苦胆1个　白糖15克

【功　　能】　清肺化痰，降气止咳。

【适应证】　百日咳。

【制用法】　先将鸡苦胆阴干，研为细面，和白糖兑匀，分3次冲服。

【来　　源】　民间方。

方五、三味宁肺液

【组　　成】　生百部12克　白及12克　金银花藤30克

【功　　能】　清肺降逆，化痰止咳。

【适应证】　百日咳。

【制用法】　将上药切碎加水500毫升，煎至100毫升，加入黄糖适量调味。1岁以下每次服10～15毫升；1～3岁每次服20～25毫升；3～5岁，每次服25毫升；5岁以上每次服30毫升，每日均服1次。

【来　　源】　《常见病验方研究参考资料》。

方六、猪胆汁镇咳丸

【组　　成】　鲜猪胆汁2份　百部3份　白糖25份

【功　　能】　清热化痰，宣肺止咳。

【适应证】　百日咳。

【制用法】　先将白糖放入砂锅内加热熔化至沸，然后加入百部粉、胆汁，微火熬2～3分钟，移去火源，稍冷后制成药丸如梧子大。日服3次，年龄1～3岁每服2丸，4～6岁每服4丸。

【来　　源】　民间方。

方七、天地止咳煎

【组　　成】　蜜炙天冬15克　大熟地15克　蜂蜜9克

【功　　能】　清肺养阴，化痰止咳。

【适应证】　百日咳。

【制用法】　前2味加水浓煎，然后加入蜂蜜，临睡时冲服。

【来　　源】　民间方。

方八、蜜梨汤

【组　　成】　大红梨1个　蜂蜜30克

【功　能】　清热润肺，化痰止咳。

【适应证】　百日咳。

【制用法】　先将红梨洗净，挖出梨心，装入蜂蜜，水煎。以梨熟为度，吃梨喝汤，此为 1 次量。

【来　源】　民间方。

方九、熊胆镇咳散

【组　成】　熊胆 6 克　朱砂 6 克　姜半夏 6 克　橘红 6 克　川贝母 6 克　款冬花 6 克

【功　能】　清热肃肺，化痰止咳。

【适应证】　百日咳。

【制用法】　先将前二味用乳钵研细取出，再研后四味，混合后装瓶备用。1～2 岁每次服 0.3～0.5 克，2～4 岁每次服 0.5～1.5 克，每日 3 次，饭后开水送服，药量随年龄适当增减。

【来　源】　民间方。

方十、麻黄红梨散

【组　成】　麻黄 1 克　红梨 1 个

【功　能】　温肺散寒，宣肺止咳。

【适应证】　百日咳。

【制用法】　将麻黄焙干研为细末，放入梨中，然后把梨口盖严，放入碗中蒸熟食用。

方十一、猪胆汁淀粉粥

【来　源】　民间方。

【组　成】　猪胆汁 24 克　白糖 52 克　淀粉 24 克

【功　能】　清热肃肺，化痰止咳。

【适应证】　百日咳及肺热咳嗽。

【制用法】　将上三味混合加温令成糊状。半岁以下每次 0.2 克；0.5～1 岁每次 0.3 克；2～3 岁每次 0.4 克；4～5 岁每次 0.6 克，每日服 4 次。

【来　源】　民间方。

方十二、柏叶煎

【组　成】　鲜侧柏叶（连枝）45 克

【功　能】　化痰，降逆，止咳。

【适应证】　百日咳。

【制用法】　以水 200 毫升，煎取 80 毫升，加蜂蜜 20 毫升。1 ~ 2 岁，日服 3 次，每次 15 ~ 20 毫升；2 ~ 3 岁，日服 3 次，每次 20 ~ 30 毫升；3 ~ 4 岁 1 日服 3 次，每次 30 ~ 40 毫升；5 岁以上 1 日服 2 次，每次 50 毫升。

【来　源】　民间方。

方十三、兜铃散

【组　成】　生马兜铃（带皮）30 克

【功　能】　宣肺止咳。

【适应证】　百日咳。

【制用法】　用瓦焙焦马兜铃，研末，好红糖 120 克加水少许拌成麻酱样，3 ~ 5 岁患儿，均用筷子先蘸红糖后，蘸兜铃末于口内，如此 3 回，每日服 3 次。幼儿或较大的患儿可酌量增减。

【来　源】　民间方。

方十四、川贝浮石散

【组　成】　川贝母　水飞海浮石各等份

【功　能】　化痰降逆，宣肺止咳。

【适应证】　百日咳。

【制用法】　上药焙干，共为细面，1 日 3 次，每次 0.3 ~ 1.5 克，白水送下。

【来　源】　民间方。

小 儿 疳 积

疳证是指小儿脾胃虚弱，运化失常，形体消瘦，腹部膨大，青筋暴露，皮毛憔悴，饮食不为肌肤、影响生长发育，病程较长的一种慢性消耗性疾病。其病位主要在脾胃，病理变化主要为脾胃受损，日久累及诸脏，为儿科四大症之一。本病包括现代医学的营养不良和维生素缺乏症等。

方一、蛴螬散

【组　成】　蛴螬适量

【功　能】　健脾消积。

【适应证】　小儿疳积。

【制用法】　将蛴螬洗净，放在瓦上焙干，研为细面。1～3岁每服0.9克，3～5岁每服1.5克，随年龄增加服药量。开水冲服，每日早、晚各服1次。

【来　源】　经验方。

方二、三甲散

【组　成】　鳖甲　龟板　穿山甲各等份

【功　能】　消食磨积。

【适应证】　小儿疳积。

【制用法】　先将鳖甲、龟板用醋炙土炒，穿山甲用土炒，然后共研细末，装瓶备用，每次服0.6～1.5克，每日早、中、晚各服1次。

【来　源】　经验方。

方三、理气化滞丸

【组　成】　广木香4克　公丁香3克　川黄连2克　广陈皮5克　醋青皮5克　荆三棱5克　文术5克　乌梅8克（去核仁）　东山楂4克　香附米4克　神曲2克　法半夏2克　巴米12克　黑麸子6克

【功　能】　行气健脾，消食导滞。

【适应证】　食积、疳积、成人心痛、黄白热痢。

【制用法】　将前12味药焙干研面。巴米碾破，用柿子醋适量共煮，煮到一定颜色，再兑入前药面中拌匀碾面，水丸比绿豆略小。

成人每次10克左右，儿童2～4岁1～2丸，5～6岁3～4丸，7～10岁5～6丸，根据体质和病情一般服至微泻为度，泻后适当减量。若泻太过服冷水、冷醋可解。

【注　意】　孕妇、体弱婴儿、年老体弱及不对症者忌用。

【来　源】　此方系河南省新安县陈氏祖传秘方，迄今有

200 多年历史。

方四、苍术芒硝散

【组　成】　生苍术6克　熟苍术6克　芒硝9克　海螵蛸9克　砂仁6克　朱砂1.5克　鸡肝1具

【功　能】　芳香化湿，化疳安神。

【适应证】　小儿疳积。

【制用法】　前5味药焙干研为粗末。男病儿用母鸡肝1具，女病儿用公鸡肝1具，将上药粗末与鸡肝共放入新白布内扎紧，放蒸锅内蒸熟晒干为面，掺入朱砂混匀。1岁每次1.5克，每增1岁加0.5克，早晚各服1次。

【来　源】　民间方。

方五、青矾石燕散

【组　成】　青矾120克　石燕（研末）30克　海蛤粉30克

【功　能】　消积导滞。

【适应证】　小儿疳积。

【制用法】　将青矾晒干后，放入耐火罐内，火煅，煅至无硫黄气味为度，即将罐取出，放于砖或瓦上，待冷取出煅好之药粉研为末。以青矾末和石燕末，海蛤粉混合，用猪肝汤或白糖调（如有感冒不用猪肝），每次服量为1.5克，1日3次。

【来　源】　民间方。

方六、山楂内金散

【组　成】　砂炒鸡内金30克　炒山楂30克　炒枳壳30克　焦白术30克

【功　能】　消食健胃。

【适应证】　小儿疳积，腹部胀大，且有遗尿现象。

【制用法】　共研细末，炼蜜为丸，每服5～10克，每天2次。

【来　源】　民间方。

方七、朱砂枯矾散

【组　成】　夜明砂30克　朱砂2.4克　枯矾3克

【功　能】　消积化疳，清心安神。

【适应证】　小儿疳积。

【制用法】　共研细末（忌铁器），每次3克或2.4克。鸡肝1具，用竹刀剖开，以上药粉灌入鸡肝内，以青菜叶包好，火烧熟或蒸熟，去菜叶食，也可研细末拌食物吃。

【来　源】　民间方。

方八、二五三甲散

【组　成】　鳖甲30克　龟板30克　炮穿山甲30克　鸡内金15克　云茯苓30克　二五30克　白术50克　生山药50克

【功　能】　健脾消食，软坚化积。

【适应证】　小儿疳积。

【制用法】　共为细末，开水冲服，3～5岁每次1克，5～10岁每次2克，日服3次。

【注　意】　2岁以内禁服。

【来　源】　民间方。

小儿泄泻

小儿泄泻乃临床常见疾病。小儿脾胃薄弱，无论内伤乳食、外感六淫均可引起消化、吸收功能障碍，而致泄泻。本病四时皆有，以秋季为多，两岁以下婴幼儿尤为多见。发病后易耗气伤液，重症可伤阴损阳，产生危笃之变。迁延日久，常导致小儿营养不良，生长发育迟缓，疳积等症。本病相当于现代医学的婴幼儿消化不良、脂肪泻、肠吸收不良综合征、病毒性肠炎等病症。

方一、烧针丸

【组　成】　枯矾　广丹　朱砂各等份

【功　能】　清热止泻。

【适应证】　小儿腹泻。

【制用法】　上药共研细末，枣泥为丸，如黄豆大。每次用

1个，用针扎住，放棉油灯上烧令烟尽，取下研细末。1～3岁每服3个，1岁加1个，空心服下。

【来　源】　民间方。

方二、小儿止泻散

【组　成】　诃子肉9克　肉蔻15克　云茯苓21克　猪苓15克

【功　能】　健脾，利水，止泻。

【适应证】　小儿腹泻。

【制用法】　上药焙干，共研细末，过筛，瓶贮备用。每岁每次服0.3克，日服3次。

【来　源】　民间方。

方三、健脾消食散

【组　成】　小麦面粉30克　白矾5克　砂仁9克

【功　能】　健脾补中，消食止泻。

【适应证】　适用于小儿脾虚、食积泄泻。

【制用法】　将小麦面粉蒸熟炒黄，白矾、砂仁共研为细末，混合调匀分为10包。1～3岁每次服半包；4～6岁，每次服1包；7～10岁，每次服1包半。以生姜红糖煎水冲服。

【注　意】　服药期间禁生冷、油腻食物。

【来　源】　《神州秘方》。

方四、苹果止泻饮

【组　成】　大鲜苹果1个　红糖适量

【功　能】　温中，涩肠，止泻。

【适应证】　适用于婴儿腹泻。

【制用法】　先将苹果洗净，削皮、去核，放入碗中，置锅内蒸熟烂，加红糖调如泥。频频喂食。

【来　源】　民间方。

方五、薯蓣粥

【组　成】　薯蓣（山药）适量

【功　能】　健脾止泻。

【适应证】　小儿腹泻。

【制用法】　取薯蓣去皮晒干，研成粉末，加水煮沸成粥，调入适量白糖搅匀即成。周岁以内每天取薯蓣 10 克左右，分 2~3 次煮成稀粥，每次喂 1~2 匙，周岁以上小儿，酌加分量，服用 1 日即可见效，但需连服 3 日，巩固疗效。

【来　源】　民间方。

方六、利湿止泻汤

【组　成】　鲜车前草 30 克　白糖 15 克

【功　能】　利水止泻。

【适应证】　小儿腹泻。

【制用法】　将车前草入砂锅内，加清水适量，煎煮 15 分钟，滤渣取汁，二煎加水煎煮，滤液混合加入白糖搅匀，分 2 次温服，每日 1 剂。

【来　源】　经验方。

方七、止泻散

【组　成】　黑胡椒　广丹各等份

【功　能】　温中、健脾、止泻。

【适应证】　小儿腹泻（寒泻）。

【制用法】　共研细面，每用 1.5 克，用白面少许，水调如泥，外敷肚脐，胶布贴盖，12 小时换药 1 次。

【来　源】　经验方。

方八、柿饼煎

【组　成】　陈柿饼 2 个

【功　能】　平补止泻。

【适应证】　小儿腹泻。

【制用法】　将陈柿饼切成小块，水煎频服，每日 1 剂。

【来　源】　民间方。

方九、健脾止泻汤

【组　成】　苍术 3 克　焦白术 3 克　广陈皮 3 克　姜半夏 3 克　薏苡仁 5 克　云茯苓 3 克

【功　能】　健脾利湿止泻。

【适应证】　适用于脾湿泻。

【制用法】 水煎分 2 次温服，每日 1 剂。

【来　源】 民间方。

方十、消食膏

【组　成】 山楂炭 12 克　青皮 6 克

【功　能】 清热消导。

【适应证】 适用于伤食泻。

【制用法】 共研细末，合匀，加水 160 毫升，调成糊状，加红糖适量，隔水蒸 20 分钟。每次服 15 毫升，每日 4 次，每剂分 3 日服完。

【来　源】 民间方。

方十一、石药散

【组　成】 红石榴皮 20 克　生山药 20 克　金银花 10 克

【功　能】 健脾止泻。

【适应证】 适用于各类型小儿腹泻。

【制用法】 前 2 味焙干研为细面，以金银花煎水冲服。1 岁每次 0.5 克，每加 1 岁即加 1 克。

【来　源】 民间方。

方十二、车前山药汤

【组　成】 车前子 3 克　炒山药 9 克

【功　能】 健脾，利水，止泻。

【适应证】 小儿腹泻。

【制用法】 上药加清水浸泡 20 分钟，煎煮 10 分钟，每剂煎 2 次，滤液混合分 4 次温服，每日 1 剂。

【来　源】 民间方。

方十三、木石汤

【组　成】 细木通 3 克　滑石粉 3 克　淡竹叶 5 克

【功　能】 清热利湿。

【适应证】 适用于湿热泻。

【制用法】 水煎分 4 次温服，每日 1 剂。

【来　源】 民间方。

方十四、健脾利湿散

【组　成】　炒鸡内金 30 克　炒山药 60 克　云茯苓 60 克　盐炒车前子 60 克　焦白术 18 克　甘草 18 克

【功　能】　健脾消积，利湿止泻。

【适应证】　婴幼儿腹泻。

【制用法】　上药焙干研为细面。3 个月婴儿每服 1 克；4~6 个月每服 1.5 克；7~12 个月每服 2.5 克；1 岁以上每服 3 克，每日 3~4 次，开水送服。

【来　源】　民间方。

方十五、青黛散

【组　成】　青黛 3 克

【功　能】　解暑，利湿，止泻。

【适应证】　小儿暑泻。

【制用法】　将青黛研为细末，调米汤服。周岁内小儿少服。

【来　源】　民间方。

遗　尿

　　遗尿又称遗溺，俗称尿床。本病是由小儿肾气不足，下元虚冷，不能温养膀胱，或久病肺脾气虚，不能通调水道，膀胱制约无权；或肝经湿热，进而影响膀胱，致使疏泄失常所致。亦可由小儿不良习惯，或感染蛲虫等引起。本病可见于西医学神经性膀胱功能障碍，先天性大脑发育不全，泌尿系炎症等疾病。

方一、麻黄菖蒲汤

【组　成】　石菖蒲 9 克　麻黄 6 克　益智仁 12 克　桑螵蛸 15 克

【功　能】　益肺健脾，缩尿。

【适应证】　适用于脾肺气虚型遗尿。症见遗尿，神疲、面白，大便稀溏等。

【制用法】 水煎早晚服，每日1剂。

【来　源】 民间方。

方二、黄芪升麻汤

【组　成】 升麻6克　黄芪6克　炒枳壳6克　益智仁9克　桑螵蛸6克

【功　能】 补气升阳，益肾固精。

【适应证】 遗尿。

【制用法】 水煎早晚各服1次，每日1剂。

【来　源】 经验方。

方三、覆盆子蛋

【组　成】 覆盆子30克　白酒50克　鸡蛋数个

【功　能】 助阳固精。

【适应证】 遗尿。

【制用法】 将覆盆子浸于酒中，1日后取出，阴干、轧碎，将鸡蛋打一小孔，把轧碎的覆盆子尽量装入，再用面糊封蛋孔，放地灶中烧熟或笼上蒸熟，睡前吃半个至1个鸡蛋。一般3~7日即愈。

【来　源】 民间方。

方四、韭籽饼

【组　成】 韭菜籽　面粉各适量

【功　能】 温肾壮阳固摄。

【适应证】 遗尿。

【制用法】 将韭菜籽研成细粉，和入面粉少许，加水揉作饼蒸食。

【来　源】 民间方。

方五、二茯益智汤

【组　成】 益智仁3克　白茯苓3克　茯神3克

【功　能】 温肾健脾，涩精安神。

【适应证】 遗尿。

【制用法】 水煎服，每日1剂。

【来　源】 民间方。

方六、蜂房散

【组　成】　蜂房适量

【功　能】　缩尿止遗。

【适应证】　遗尿。

【制用法】　将蜂房炒黄研为细面，黄酒冲服，每服1.5 克。

【来　源】　民间方。

方七、破故纸汤

【组　成】　破故纸 30 克

【功　能】　固肾涩精。

【适应证】　遗尿。（适用于小儿遗尿至十岁不愈者。）

【制用法】　水煎服，每日 1 剂。

【来　源】　民间方。

方八、白胡椒蛋

【组　成】　鸡蛋 1 个　白胡椒 7 粒

【功　能】　暖肠胃，除寒湿。

【适应证】　遗尿。

【制用法】　将鸡蛋一端敲破一个孔，放入白胡椒，然后用纸糊堵小孔，蒸熟即可食。

【来　源】　民间方。

方九、止遗散

【组　成】　公鸡肠 1 具

【功　能】　壮阳固精。

【适应证】　小儿遗尿。

【制用法】　将鸡肠剖开洗净焙干，研细面，每服 6 克，开水送下，日服 2 次。

【来　源】　民间方。

方十、白果散

【组　成】　白果 15 克

【功　能】　敛肺气，缩小便。

【适应证】　小儿遗尿。

【制用法】　白果用微火炒暴，去壳碾末过筛备用。用白开水送服。3岁每次3克，每日2次；4岁每次4克，每日2次；5～9岁每次5克，每日2次；10岁以上每次5.5克，每日2次。

【来　源】　民间方，

方十一、遗尿汤

【组　成】　猪膀胱1个

【功　能】　补肾缩尿。

【适应证】　小儿遗尿。

【制用法】　将猪膀胱洗净切碎，水煮食之，并喝汤。

【来　源】　民间方。

方十二、益智螵蛸汤

【组　成】　生益智仁15克　桑螵蛸15克　海螵蛸15克

【功　能】　温肾固精。

【适应证】　小儿遗尿。

【制用法】　水煎服，每日1剂，服10剂可愈。

【来　源】　民间方。

方十三、金樱子糖浆

【组　成】　金樱子15000克

【功　能】　固精缩尿。

【适应证】　小儿遗尿。

【制用法】　水煎去渣加入白糖适量，装入瓶中，每服10毫升，每日2次。

【来　源】　民间方。

方十四、益智山药散

【组　成】　益智仁30克　生山药50克　金樱子100克　黄明胶120克　乌药30克　桑螵蛸30克　吴茱萸15克　糯米500克

【功　能】　温肾固涩。

【适应证】　适用于虚寒型遗尿。

【制用法】　将上药入铁锅用小火焙干，糯米用锅炒黄，共研细粉，加适量白糖，合匀。每次 15～30 克，用开水冲服，日服 2 次，服完为止。

【来　源】民间方。

小儿蛲虫证

蛲虫病是小儿常见的一种肠道寄生虫病。临床以夜间肛门奇痒为特征。蛲虫寄生于人体小肠末端及结肠，雌虫于夜间爬出肛门产卵，在肛门口可见到白线头样成虫。由于肛门、会阴奇痒，影响小儿睡眠，常烦躁不安，或夜间惊叫啼哭；如皮肤搔破，可引起疮疹，或尿频、遗尿。蛲虫寄生肠内，影响脾胃摄纳和运化功能，故可见食欲减退、面黄肌瘦、腹痛、腹泻，恶心等症状。

方一、槟榔汤

【组　成】焦大白 30 克　榧子 4.5 克　甘草 4.5 克

【功　能】消食，杀虫。

【适应证】小儿蛲虫证。

【制用法】上药加水 350 毫升，浸泡 30 分钟，上火煎 20分钟，滤渣取汁，二煎加水适量，煎 15 分钟，滤液混合，空腹 1 次服下，每日 1 剂，连服 2 日。

【注　意】忌油。

【来　源】民间方。

方二、驱蛲散

【组　成】大黄 9 克　二丑 9 克　雷丸 3 克

【功　能】解毒，杀虫。

【适应证】小儿蛲虫症。

【制用法】上药共为细末，成人每服 6 克，10 周岁以内的儿童每服 3 克，5 岁儿童每服 1.5 克。晨起空腹胆，糖水送下。

【注　意】服药 4 小时内，有的腹疼，有的无感觉，大便时虫即随之而下，1 次绝迹。

【来　源】民间方。

方三、二丑大白散

【组　成】　黑白牵牛子各 9 克　花槟榔 15 克

【功　能】　消食，驱蛲。

【适应证】　小儿蛲虫症。

【制用法】　上药共研细末装胶囊，每次吞服 1~2 个，早晚各 1 次，以效为度，不必服完，如无胶囊，可稍加白糖使患儿喜服。

【来　源】　民间方。

方四、石榴汤

【组　成】　广木香 3 克　焦大白 3 克　石榴皮 4 克

【功　能】　燥湿，解毒，杀虫。

【适应证】　小儿蛲虫证。

【制用法】　上药加清水 150 毫升，浸泡 20 分钟，上火煎 15 分钟，滤渣取汁，二煎加水适量，煎 10 分钟，滤液混合，晨起空腹 1 次服下，每日 1 剂，连服 3 日。

【来　源】　经验方。

方五、泻叶石榴汤

【组　成】　石榴皮粉 3 克　番泻叶 2 克

【功　能】　泻下驱蛲。

【适应证】　小儿蛲虫症。

【制用法】　用开水吞服石榴皮粉，隔 1 小时将泻叶煎水吞服。

【来　源】　民间方。

方六、蜂窝白矾散

【组　成】　马蜂窝 1 个　白矾 20 克

【功　能】　解毒杀虫。

【适应证】　小儿蛲虫症。

【制用法】　将两者研成粉末装入瓶内加封待用。用火柴棒磷头粘少许粉末涂于患儿肛门处。

【来　源】　民间方。

方七、雄黄锭

【组　成】　雄黄 12 克　杏仁 6 个　白矾 3 克　冰片 1 克　肥皂适量

【功　能】　解毒燥湿杀虫。

【适应证】　适用于蛲虫所引起的肛门瘙痒。

【制用法】　先将前 4 味药研成细面，取肥皂放在容器内，置热水中，使肥皂融化，与药面调和，搓成枣核状之药锭，阴干即成。用时于睡前取药 1 锭，纳入肛门内，隔日 1 次。

【来　源】　《神州秘方》。

方八、驱虫汤

【组　成】　乌梅 10～20 克　石榴皮 10～30 克　槟榔 20～60 克　南瓜子（去皮）30～50 克　雷丸 20～30 克　榧子 10～20 克　芒硝（冲）10～20 克　大黄（后下）15～30 克

【功　能】　泻下逐虫。

【适应证】　虫证。

【制用法】　水煎，服前禁食 24 小时，药煎成后先咀嚼油炸花生米 5 分钟，花生米不得下咽，嚼后吐出，遂 1 次服完所煎汤剂。

【来　源】　民间方。

方九、金樱丸

【组　成】　金樱根皮适量

【功　能】　苦燥杀虫。

【适应证】　蛲虫证。

【制用法】　将金樱根皮焙干，研为细末，炼蜜为丸，如梧桐子大，每服 10 丸，儿童减半。

【来　源】　民间方。

方十、雷丸散

【组　成】　雷丸适量

【功　能】　解毒，驱虫。

【适应证】　蛲虫证。

【制用法】　将雷丸研成极细末，瓷瓶贮之，成人每次服

1.5～3克，老弱酌减。患儿3～5岁服0.6～0.9克；6～10岁服0.9～1.5克；10岁以上每服1.5克。

【来　源】　民间方。

方十一、小儿驱蛲栓

【组　成】　苦楝根100克　硫黄粉20克　明矾5克

【功　能】　燥湿，解毒，驱蛲。

【适应证】　蛲虫病。

【制用法】　苦楝根晒干研末，硫黄粉、面粉、冷开水调匀，搓成栓状备用。每晚用鲜苦楝根100克、苦楝子50克、明矾5克，煎水熏洗肛门，后将药栓填入肛门内，每晚1次，连用4～6次。

【来　源】　民间方。

小儿蛔虫证

蛔虫病是小儿常见的一种肠道寄生虫病。临床以食欲异常，脐周疼痛，时作时止，大便下虫或大便检查有虫卵等为特征。小儿脾胃薄弱，卫生习惯不良，饮食不节，是感染本病的主要原因。蛔虫夺取营养，损伤脾胃，不能化生精血，对小儿的健康和生长发育影响较大。尤其是蛔虫的并发症较多，诸如肠梗阻、肠穿孔、胆道蛔虫等，常常危及生命，必须积极加以防治。

方一、苦楝根皮糖浆

【组　成】　苦楝根皮1000克　白糖500克

【功　能】　驱蛔、止痛。

【适应证】　小儿蛔虫证。

【制用法】　将苦楝根去粗皮，切碎，加水3000毫升，浓煎至1500毫升，去渣，将滤液再倒入锅内慢火熬成1000毫升，加入白糖500克溶化即成。1～3岁，空腹服25毫升，3～7岁，每服50毫升，7～12岁，每服75毫升，均空腹服，一日1次，连服2天。

【注　意】　忌油。

【来　源】　民间方。

方二、驱蛔方

【组　成】　使君子仁适量

【功　能】　驱蛔消滞。

【适应证】　小儿蛔虫证。

【制用法】　将使君子仁放火边焙热，空腹嚼服。每岁每天服 1 至 2 粒，最多 1 次不超过 15 粒，连服 2 日。

【注　意】　服使君子仁后两小时内勿喝开水，否则引起呃逆。如呃逆，可用刀豆 30 克煎服解之。

【来　源】　民间方。

方三、驱蛔验方

【组　成】　焦大白 8 克　雷丸 4 克　使君子仁 4 克　广木香 2 克　川军 3 克（后下）

【功　能】　消食、导滞，杀虫。

【适应证】　小儿蛔虫证。

【制用法】　上药加清水 200 毫升，浸泡 30 分钟，上火煎 20 分钟，滤渣取汁，二煎加水适量，煎 10 分钟，滤液混合，晨起空腹 1 次服下，每日 1 剂，连服 2 日。

【来　源】　经验方。

方四、楝根皮汤

【组　成】　苦楝根皮 15～60 克　红糖少许

【功　能】　驱蛔，泻下。

【适应证】　小儿蛔虫证。

【制用法】　晨间 1 次煎服。

【注　意】　苦楝根外皮毒性较大，治疗时用内层白皮。5 岁以下儿童慎用。

【来　源】　民间方。

方五、楝子丸

【组　成】　苦楝子 60 克　红糖少许

【功　能】　驱蛔，止痛。

【适应证】　小儿蛔虫证。

【制用法】　共研细末，水泛为丸，如梧桐子大，连服 5 天，前 3 日每日 2 次，以后每日 1 次。6 岁以内每岁 1 粒，6 岁以上每增加 2 岁，增加 1 粒。14 岁以上均服 10 粒。

【来　源】　民间方。

方六、乌椒汤

【组　成】　乌梅 5 个　花椒 1.5 克

【功　能】　温脏，安蛔，驱虫。

【适应证】　小儿蛔虫病。

【制用法】　水煎服，每日 1 剂。

【来　源】　民间方。

方七、石榴皮汤

【组　成】　石榴皮 500 克

【功　能】　解毒，驱虫。

【适应证】　小儿蛔虫病。

【制用法】　上药加水 2500 毫升，煎 1 小时去渣，再加入芒硝 15 克搅和，将上药分为 20 份。成人每次服 1 份，患儿减半。服后加糖调味，空腹服下，1 日 1 次，连服 2～3 次，服药 10 小时时粪便内就可能看到有虫排出。

【来　源】　民间方。

方八、二皮煎

【组　成】　苦楝根皮 5000 克　石榴皮 400 克　枯矾 200 克

【功　能】　解毒，燥湿，驱蛔。

【适应证】　蛔虫病。

【制用法】　先将苦楝根皮（中层皮）加水 30 斤，浓煎取汁 6 斤，再将石榴皮加水 5 斤，浓煎取汁 2 斤，合并加枯矾后过滤，成人每服 20～30 毫升，儿童减半。

【来　源】　民间方。

方九、白矾乌梅丸

【组　成】　白矾 9 克　川花椒 3 克　乌梅肉 15 克

【功　能】　温脏，驱虫。

【适应证】 蛔虫病。

【制用法】 先将乌梅同水泡后取肉烘干，合川椒、白矾共研细末，水泛为丸，如豌豆大，每服 5~10 粒，儿童减半。

【来　源】 民间方。

方十、苦楝驱虫汤

【组　成】 鲜苦楝皮 30 克　生姜 3 片　炒南瓜子 60 克

【功　能】 通下，止痛，杀虫。

【适应证】 蛔虫病，蛲虫病。

【制用法】 将前 2 味水煎，每晚饭后 40 分钟服，连服 2 日。治蛲虫每服药后服南瓜子 60 克，治蛔虫不服。

【注　意】 体弱患儿慎用，饭前服药易引起恶心，故应饭后服，苦楝皮有小毒，不宜久服。

【来　源】 民间方。

方十一、小儿驱蛔栓

【组　成】 苦楝根 35 克　牙皂 12 克　防风 9 克　细辛 9 克　蜂蜜 40 克

【功　能】 温脏，解毒，驱蛔。

【适应证】 小儿蛔虫病。

【制用法】 苦楝皮去红皮焙干，牙皂去皮晾干，诸药共为细面。蜂蜜加水 10 毫升，熬至滴水成珠，与药面混合制成条状纳入肛门，约 1 小时取去。

【注　意】 忌食胡萝卜，甜甘蔗等及生冷食物。

【来　源】 民间方。

小儿癫痫

小儿癫痫，即中医的"痫证"。是一种发作性神志异常疾病。临床以突然仆倒，昏不知人，口吐涎沫，两目上视，四肢抽搐，或作猪羊叫声，发过即苏，复如常人为特征。

方一、化痫汤

【组　成】 广陈皮 8 克　云茯苓 20 克　焦远志 9 克　姜

竹茹 8 克　炒枳壳 8 克　天竺黄 4 克　焦白术 9 克　姜半夏 9 克　胆南星 6 克　白僵蚕 10 克　石菖蒲 8 克　粉甘草 6 克

【功　能】　息风止搐、疏络开窍。

【适应证】　小儿癫痫病情较轻者。

【制用法】　上药加清水 750 毫升，浸泡 30 分钟，上火煎 30 分钟，滤渣取汁，二煎加水适量，煎 20 分钟，滤液混合，分 2 次温服，每日 1 剂。

【来　源】　中医杂志　1988；29（2）：8。

方二、化痫散

【组　成】　白僵蚕 20 克　淡全蝎 20 克　青礞石 20 克　侧柏叶 20 克　草红花 30 克　天竺黄 10 克　姜半夏 20 克　石决明 30 克　广地龙 20 克　明天麻 20 克　羚羊粉 3 克　麝香 2 克

【功　能】　疏络活血，豁痰开窍。

【适应证】　小儿癫痫。

【制用法】　共研细面，麝香、羚羊粉另入，兑匀，装入胶囊，分 90 次服，每日 3 次，温开水送服。

【注　意】　病情较轻者，一般单服化痫汤即可，病情较为严重者，可两方交替服用，即 1 日服汤剂，1 日服散剂，若病情特重者，当两方同时服用，疗效比较理想，无副作用。

【来　源】　同上。

方三、二丑定痫散

【组　成】　全虫 6 克　蜈蚣 8 条　炮山甲 15 克　炒二丑 75 克　乌附子 3 克

【功　能】　导滞，化痰，定痫。

【适应证】　癫痫。

【制用法】　上药共研细末，瓶贮备用，每服 3 克，温开水送下，日服 2 次，服完为 1 疗程。

【来　源】　民间方。

方四、二丑半夏止痫饼

【组　成】　煅青礞石 18 克　姜半夏 24 克　天南星 21 克　海浮石 18 克　沉香 9 克　生熟二丑各 45 克　炒建曲

120 克

【功　能】　消食导滞，化痰定痫。

【适应证】　癫痫。

【制用法】　上药共碾为细面，加标准面粉 1000 克，拌匀，制焦饼。成人烙饼 20 个，小儿 1 至 3 岁烙饼 40 个，4~7 岁烙饼 30 个，8~15 岁烙饼 25 个。每天早晨按上述年龄空腹吃 1 个，白开水送咽。按时服药，不得中断，若服药时口舌发麻，可改用红糖水送咽。

【注　意】　已婚患者，自服药开始，禁房事 1 年；服药期间，不能参加过重的体力劳动或繁忙紧张的脑力劳动；忌食荤腥食物，忌忧郁忿怒。

【来　源】　民间方。

方五、甘草枯矾散

【组　成】　甘草　枯矾各等份

【功　能】　化痰定痫。

【适应证】　癫痫。

【制用法】　上药共研细末，每服 0.3 克，温开水送下，1 天 3 次。

【来　源】　民间方。

方六、青果明矾煎

【组　成】　青果 250 克　明矾 100 克

【功　能】　祛痰止搐。

【适应证】　癫痫。

【制用法】　分别将青果杵碎，明矾研为细末，再把青果放入锅内，加水 1000 克，煮取 500 克，加入明矾浓煎成大半碗。每服 3 克，温开水化服，日 2 次。

【来　源】　民间方。

方七、狼毒定痫散

【组　成】　狼毒 30 克　全蝎 6 克　僵蚕 6 克　蜈蚣 2 条

【功　能】　活血通络，化痰定痫。

【适应证】　癫痫。

【制用法】　上药共研细末，每服 0.9～1.2 克，放舌上，津液吞下，1 日 1 次。

【来　源】　民间方。

方八、羊痫风丸

【组　成】　黄郁全 500 克，白矾 360 克　黄连 30 克　煅磁石 60 克　大黄 30 克　橘红 30 克　栀子 60 克　炒神曲 150 克　黄柏 60 克　黄芩 60 克　煅礞石 180 克　沉香 30 克　炒白芥子 120 克

【组　成】　清热化痰，息风止痫。

【适应证】　痰热内阻之癫痫。

【制用法】　上药共研细末，水泛为丸如梧桐子大，日服 1 次，每次 9 克。

【来　源】　《绛雪园古方选注》。

方九、蛇蜕散

【组　成】　蛇蜕适量

【功　能】　祛风定惊。

【适应证】　癫痫。

【制用法】　将蛇蜕焙干，研为细末，贮瓶备用。每次服 0.3～0.9 克，稀粥送下，每日早晚各服 1 次，连服 3～6 个月。

【来　源】　民间方。

方十、二虫止痫散

【组　成】　全蝎（去头足）7 个　僵蚕 7 个　地龙 3 个　朱砂 2.5 克

【功　能】　祛风通络，安神定痫。

【适应证】　癫痫。

【制用法】　前 3 味共焙干，与朱砂共研为细末，瓶贮备用。患儿每服 0.5 克，成人每服 2.5 克，糖水送下。

【来　源】　民间方。

方十一、癫痫散

【组　成】　酒炒香附 60 克　矾水浸郁金 180 克　蜈蚣 24

克 全蝎24克 巴豆霜9克 牛黄3克

【功　能】 清热息风，祛痰止痫。

【适应证】 癫痫。

【制用法】 以上6味各研细粉，混匀，贮瓶备用。成年人每服3克，儿童每服1.5克，每日服1次，可连续服用。

【来　源】 民间方。

方十二、槟榔煎

【组　成】 尖顶槟榔6~7只（打碎）

【功　能】 消食定痫。

【适应证】 癫痫。

【制用法】 上药须尖长如鸡心，破之作锦纹，未经水漂者，否则无效。以水1碗，煎至八分服。轻者服1~2次，重者服5~6次。

【来　源】 民间方。

方十三、血琥珀散

【组　成】 血琥珀12克 煅石膏3克 全蝎9克 僵蚕7个

【功　能】 清热镇癫，通络定痫。

【适应证】 癫痫。

【制用法】 上药焙干，共研为细面，贮瓶备用，成人每服4.5克，患儿减半，白开水送下。

【来　源】 民间方。

方十四、棉子蜂蜜散

【组　成】 棉子仁80克 蜂蜜60克

【功　能】 滋阴定痫。

【适应证】 癫痫。

【制用法】 上2味共炒，研末，每服9克，黄酒18克送下，1日1~2次。

【来　源】 民间方。

方十五、血竭癫痫散

【组　成】 血竭花60克 上沉香30克 全蝎45克

蜈蚣 30 克　朱砂 10 克　赤金 30 张　琥珀 24 克　月石 6 克　青黛 6 克　牛黄 1 克　珍珠粉 6 克　白矾 6 克　郁金 12 克

【功　能】　活血通络，息风定痫。

【适应证】　癫痫。

【制用法】　上药共研细末，贮瓶备用。成人每次服 3 克，小儿酌减，每日服 2 次，开水送下。

【来　源】　《神州秘方》。

方十六、一味定癫汤

【组　成】　黄瓜藤 60 克

【功　能】　清热定痫。

【适应证】　癫痫。

【制用法】　先将黄瓜藤剪短，用水 3 杯，煎取约 2 杯，分 2 次服。

【来　源】　民间方。

牙　痛

牙痛是多种牙齿疾病和牙周疾病常见症状之一。因其疼痛性质和部位不同，因而牙痛的类型和治疗也不一致。包括西医学的"急性牙髓炎"、"牙龈炎"、"牙周炎"等疾病。

方一、牙痛灵

【组　成】　生石膏 30 克　生苡仁 40 克　炒知母 12 克　川牛膝 15 克　辽细辛 4 克　升麻 5 克　蒸元参 20 克　干生地 15 克　金银花 20 克　净连翘 20 克　粉甘草 5 克　香白芷 12 克

【功　能】　清热降火，消肿止痛。

【适应证】　适用于胃火牙痛。症见牙齿疼痛，以胀痛感为主，牵引头脑，或牙龈发红肿胀，甚或出脓渗出，肿连唇舌腮颊，满面发热，口渴，时欲饮冷，口气热臭，恶热喜冷，大便秘结，尿黄，舌质偏红，舌苔干黄，脉洪数。

【制用法】　上药加清水 1000 毫升，浸泡 30 分钟，武火煎

10~15 分钟，滤渣取汁，二煎加清水适量，煎煮 10 分钟，滤液混合，分 2 次温服，每日 1 剂。儿童酌减。

【来　源】　经验方。

方二、石膏升麻汤

【组　成】　生石膏 15 克　辽细辛 2 克　升麻 2 克　槐花 9 克　地骨皮 9 克　粉丹皮 9 克　嫩黄芩 9 克　川芎片 9 克　香白芷 9 克　荆芥 9 克　防风 9 克

【功　能】　清热凉血，祛风通络。

【适应证】　适用于胃火牙痛。

【制用法】　水煎分 2 次温服，每日 1 剂。

【来　源】　民间方。

方三、白头翁汤

【组　成】　白头翁 30 克

【功　能】　清热凉血，解毒。

【适应证】　适用于龋齿和牙髓炎。

【制用法】　每日 1 剂，两次煎服。连服 2 日。

【来　源】　民间方。

方四、胆草花粉汤

【组　成】　辽细辛 3 克　天花粉 15 克　粉甘草 5 克　龙胆草 15 克

【功　能】　清热解毒，消肿止痛。

【适应证】　适用于牙痛。

【制用法】　水煎服，1 日 1 剂。

【来　源】　民间方。

方五、萹蓄汤

【组　成】　萹蓄 150 克

【功　能】　清热杀虫。

【适应证】　牙痛。

【制用法】　水煎，每日分 2 次服。

【来　源】　民间方。

方六、白芷细辛汤

【组　成】　荆芥 10 克　京赤芍 12 克　干生地 20 克　香白芷 9 克　辽细辛 5 克　川牛膝 12 克　蒸元参 30 克　防风 9 克　粉甘草 6 克

【功　能】　滋阴清热，祛风止痛。

【适应证】　适用于阴虚火旺牙痛。症见牙痛夜间较重，或牙龈微红微肿，多日不愈者。

【制用法】　水煎服，每日 1 剂。

【来　源】　民间方。

方七、石膏知母汤

【组　成】　生石膏 30 克　升麻 6 克　知母 9 克　甘草 9 克

【功　能】　清热解毒。

【适应证】　适用于牙髓炎所引起的牙痛，不分上下左右，1 剂减轻，2 剂痛止。

【制用法】　1 日 1~2 剂，水煎服。儿童用量酌减。

【来　源】　经验方。

方八、瓦松饮

【组　成】　瓦松 50 克　白糖 100 克

【功　能】　清热解毒，利湿消肿。

【适应证】　牙痛。

【制用法】　先将瓦松洗净，放入锅内，加水 500 毫升，煎至 280 毫升，将药汁倒入放入白糖的碗内，1 次喝完，即可见效。

【来　源】　民间方。

方九、元参升麻饮

【组　成】　蒸元参 15 克　辽细辛 9 克　生石膏 15 克　升麻 12 克

【功　能】　滋阴降火。

【适应证】　适用于各种原因引起的牙痛，尤其对风火、胃火牙痛效果较好。

【制用法】　武火煎服，每日 1 剂。

【来　源】　民间方。

方十、竹叶绿豆饮

【组　成】　竹叶15克　绿豆30克　杏仁30克　鸡蛋5个

【功　能】　清热解毒，润肠除烦。

【适应证】　牙痛。

【制用法】　前3味煎水，滤出煎液，用滤液打鸡蛋荷包，喝药液，吃鸡蛋。

【来　源】　民间方。

方十一、二地玄参汤

【组　成】　大生地9克　大熟地9克　骨碎补9克　玄参9克

【功　能】　滋阴补肾。

【适应证】　适用于肾虚牙痛。

【制用法】　水煎服，每日1剂。

【来　源】　民间方。

方十二、知母牛膝汤

【组　成】　蒸玄参30克　大生地30克　怀牛膝12克　盐知母12克

【功　能】　滋肾降火。

【适应证】　牙痛。

【制用法】　用水1000毫升，煎至500毫升，分早、晚2次空腹服。

【来　源】　民间方。

方十三、石膏地骨煎

【组　成】　淡竹叶9克　地骨皮9克　生石膏30克

【功　能】　清热凉血。

【适应证】　牙痛。

【制用法】　水煎服，每日1剂。

【来　源】　民间方。

急性扁桃体炎

急性扁桃体炎是腭扁桃体的非特异性急性炎症，也可伴有一定程度的咽黏膜及其他淋巴组织的炎症，但以腭扁桃腺为主。可分为急性充血性扁桃腺炎和急性化脓性扁桃腺炎两类。相当于中医的"风热乳蛾"。

方一、清肺利咽汤

【组　成】　软柴胡24克　嫩黄芩10克　生石膏30克山豆根12克　板蓝根30克　马勃10克（包）　草河车24克姜半夏10克　金银花20克　粉甘草5克

【功　能】　清热解毒，宣肺利咽。

【适应证】　急性扁桃体炎。

【制用法】　上药加清水浸泡，煎煮，每剂煎2次，滤液混合，分2次温服。

【来　源】　经验方。

方二、银翘清解汤

【组　成】　金银花15克　净连翘10克　冬桑叶10克杭菊花10克　山豆根10克　板蓝根10克　金果榄10克　干生地10克　生石膏10克　嫩黄芩10克　牛蒡子5克　粉甘草3克

【功　能】　清热解毒，清肺利咽。

【适应证】　急性扁桃体炎。

【制用法】　水煎服，每日1剂。

【注　意】　孕妇慎用。

【来　源】　民间方。

方三、清气凉血汤

【组　成】　金银花15克　板蓝根15克　净连翘10克马勃10克（布包）　牛蒡子6克　桔梗6克　荆芥6克　甘草6克　升麻5克　蝉衣6克　薄荷3克（后下）

【功　能】　清气凉血，清咽解毒。

【适应证】　急性扁桃体炎。

【制用法】　水煎，每日 1 剂，早、晚各服 1 次。

【来　源】　民间方。

方四、清热利咽汤

【组　成】　荆芥 6 克　薄荷叶 6 克　桔梗 6 克　山豆根 6 克

【功　能】　宣肺，清热，利咽。

【适应证】　急性扁桃体炎。

【制用法】　水煎，每日 1 剂，早、晚各服 1 次。

【来　源】　民间方。

方五、象贝金果汤

【组　成】　象贝母 9 克　金果榄 4.5 克　马勃 2.4 克　甘草 3 克

【功　能】　清热解毒，宣肺利咽。

【适应证】　急性扁桃体炎。

【制用法】　水煎，每日 1 剂，早、晚各服 1 次。

【来　源】　民间方。

方六、荆公消毒汤

【组　成】　荆芥穗 7 克　苏薄荷 5 克　淡豆豉 10 克　研牛蒡子 10 克　白僵蚕 6 克　灰马勃 5 克　浙贝母 10 克　七叶一枝花 10 克　甘草节 6 克　蒲公英 12 克

【功　能】　消咽解毒，限蛾退热。

【适应证】　适用于乳蛾红肿，且有腐点，颔下生核结肿。亦可治痄腮。

【制用法】　上药加水 400 毫升，煎成 70 毫升，去渣温服，2 煎同上，隔 6 小时服。每日 1 剂。

【来　源】　《喉科正宗》。

方七、乳蛾液

【组　成】　杜牛膝根适量

【功　能】　清热利咽。

【适应证】　适用于急性扁桃体炎。

【制用法】 水煎，每日 1 剂，含漱之，每日数十次。
【来　源】 民间方。

梅 核 气

　　梅核气为咽喉中有异常感觉，如梅核塞于咽喉，咯之不出，咽之不下，但不碍饮食，症状的轻重与情志变化有关，其多发于妇女，相当于咽部神经官能症。

方一、加味逍遥散

【组　成】 当归尾 12 克　炒杭芍 15 克　软柴胡 10 克云茯苓 15 克　焦白术 10 克　川厚朴 8 克　姜半夏 10 克　苏薄荷 7 克（后下）　络石藤 12 克　炒枳壳 12 克

【功　能】 疏肝解郁，理气化痰。

【适应证】 梅核气。

【制用法】 水煎，每日 1 剂，早、晚各服 1 次。

【来　源】 经验方。

方二、加味增液汤

【组　成】 干生地 20 克　蒸元参 15 克　麦门冬 15 克昆布 15 克　海藻 15 克　姜半夏 10 克　姜厚朴 12 克　广木香 10 克　苏叶 10 克　蝉衣 10 克　橘红 15 克　甘松10 克

【功　能】 滋阴降火，理气散结。

【适应证】 梅核气。症见咽喉肿痛，胸闷痛，颈如绳束；咽中有异物感，吐之不出，咽之不下。

【制用法】 将上药浸泡 30 分钟，煎 40 分钟，再入蝉衣，苏叶煎 15 分钟，取汁 300 毫升，二煎取汁 200 毫升，头煎、二煎合并，早、晚饭后 2 次服完。

【来　源】 民间方。

方三、解郁养阴汤

【组　成】 当归 10 克　生地 10 克　桃仁泥 12 克　红花10 克　赤芍 10 克　川芎 10 克　柴胡 10 克　炒枳壳 10 克　秋

桔梗 6 克　川牛膝 10 克　甘草 6 克

【功　能】　理气化痰，养阴利咽。

【适应证】　梅核气，咽中有异物感，伴胸满胁胀，急躁易怒，生气后易发作或加重。

【制用法】　水煎，每日 1 剂，早、晚各服 1 次。

【来　源】　民间方。

方四、梅核膏

【组　成】　芹菜 1000 克　白蜜适量

【功　能】　理气养阴化痰。

【适应证】　梅核气。

【制用法】　将芹菜洗净，捣烂取汁，再加入白蜜少许，微火熬成膏，每日服半至一茶匙，开水冲服。

【来　源】　民间方。

鼻　窦　炎

本病为临床常见病，可分急性和慢性两类。急性鼻窦炎是鼻窦黏膜的急性炎症，多继发于急性鼻炎，以鼻塞、流脓涕和头痛为主要症状；慢性鼻窦炎多因急性鼻窦炎迁延不愈转化而来，主要症状是鼻塞、流涕、头痛及嗅觉障碍等。本病类似于中医的鼻渊。

方一、辛奈苍耳汤

【组　成】　生百部 12 克　杏仁泥 10 克　嫩黄芩 9 克　炒白蒺藜 12 克　炒苍耳子 9 克　谷精草 15 克　辛夷香 12 克　山奈 8 克　鹅不食草 10 克　鱼腥草 20 克　香白芷 12 克

【功　能】　清热解毒，排脓止痛。

【适应证】　急性鼻窦炎。证见鼻塞，流黄浊鼻涕，眼胀疼痛，头痛等。

【制用法】　上药加水 1000 毫升，浸泡 30 分钟，武火煎 15分钟，滤渣取汁，二煎加水适量，武火煎 10 分钟，滤液混合，分 2 次温服，每日 1 剂。

【来　源】　经验方。

方二、辛芷麝香散

【组　成】　苍耳子3克　辛夷3克　白芷3克　细辛1.5克　麝香1.5克　滑石1.2克

【功　能】　清热祛湿，宣通鼻窍。

【适应证】　鼻渊。证见鼻塞，不闻香臭，流黄脓鼻涕，伴前额、眉棱骨痛者。

【制用法】　先研苍耳、辛夷、白芷、细辛为极细面，麝香与滑石粉研为极细面，两者混合拌匀，装入带色玻璃瓶中备用。用时，以小口瓶装入药粉，防其挥发，时时以鼻闻之。

【来　源】　民间方。

方三、辛凉透窍汤

【组　成】　金银花30克　苍耳子15克　辛夷10克　菊花15克　薄荷6克　生地30克　川芎10克　细辛3克　苏叶15克　白芍15克　生姜3片

【功　能】　疏风清热，辛凉透窍。

【适应证】　鼻窦炎，额窦炎。

【制用法】　上药加清水1000毫升，浸泡30分钟，上火煎15分钟，滤渣取汁，二煎加水适量，煎10分钟，滤液混合，早晚各温服1次，服后略加衣被令微汗，7日为1疗程。

【来　源】　民间方。

方四、苍耳散

【组　成】　炒苍耳予适量

【功　能】　宣肺透窍。

【适应证】　鼻窦炎。

【制用法】　将苍耳子焙干研细末，每次服1.5克，日服3次。

【来　源】　民间方。

方五、藿香猪胆丸

【组　成】　藿香90克　猪苦胆3个

【功　能】　清热，祛湿、通鼻窍。

【适应证】　鼻窦炎。

【制用法】　先将胆汁过滤，拌入藿香后晒干，微炒，共研为细末，水泛为丸，滑石为衣，每服9克，日2~3次。

【来　源】　民间方。

方六、芎柏苍乌散

【组　成】　黄柏50克　生川乌12克　苍术40克　川芎60克

【功　能】　清热祛湿，排脓止痛。

【适应证】　适用于慢性鼻窦炎急性发作，鼻涕脓水臭秽，头痛如刺。

【制用法】　上药焙干，共研细末，和匀。贮瓶备用。每服4~6克，每日2次，清茶送服。

【来　源】　民间方。

方七、鼻渊灵

【组　成】　香白芷30克　苏薄荷15克　辛夷15克　炒苍耳子9克

【功　能】　辛香透窍，清热解毒。

【适应证】　鼻窦炎。

【制用法】　上药焙干，共为细末，贮瓶备用。每服6克，1日3次。葱、茶煎汤送服。

【来　源】　民间方。

方八、刀豆散

【组　成】　老刀豆（连皮带子）

【功　能】　宣通鼻窍。

【适应证】　鼻窦炎。

【制用法】　将老刀豆焙干，研为细末，瓶贮备用。每用9克，酒水调服，需连服3次。同时取末少许嗒鼻。

【来　源】　民间方。

方九、解毒排脓汤

【组　成】　桔梗9克　黄芩9克　天花粉9克　浙贝母9克七叶一枝花9克　金银花叶12克　苍耳子6克　甘草梢6克

【功　能】　清热解毒，排脓通窍。

【适应证】　适用于化脓性鼻窦炎。

【制用法】　水煎分 2 次温服，每日 1 剂。头痛加白芷 9 克；鼻窦有积脓者加败酱草 15 克；脓涕带血且鼻塞难通，加小蓟 9 克。

【来　源】　此方为名老中医，鼻病专家耿鉴庭方。

方十、辛芷透窍汤

【组　成】　辛夷香 9 克　香白芷 10 克　苏薄荷 7 克　黄柏 15 克

【功　能】　清热祛湿，通鼻畅窦。

【适应证】　适用于鼻窦炎急性发作，头痛恶塞，鼻时通时塞，流黄水。

【制用法】　加适量水煎，头二煎混匀，分 2 次服。每日 1 剂。

【来　源】　民间方。

方十一、辛夷鼻渊汤

【组　成】　辛荑香 6 克　炙桑白皮 9 克　香白芷 9 克

【功　能】　清热透窍。

【适应证】　鼻窦炎。

【制用法】　加适量水煎，头二煎混匀，分 2 次服。每日 1 剂。

【来　源】　民间方。

方十二、吹鼻透窍散

【组　成】　辛夷花 15 克　甜瓜蒂 15 克　冰片 1.5 克

【功　能】　止渊透窍。

【适应证】　鼻窦炎。

【制用法】　共研为末，贮瓶备用。早、午、晚吹少许入鼻孔内。

【来　源】　民间方。

方十三、荆芥丸

【组　成】　荆芥穗 240 克　苦丁茶 75 克

【功　能】　疏风透窍。

【适应证】　鼻窦炎。

【制用法】　生用碾末，水泛为丸，1 日 2 次，每服 9 克，白开水送下。流清涕者，加生姜汁少许。

【来　源】　民间方。

方十四、荔壳吹鼻散

【组　成】　荔枝壳适量

【功　能】　宣通鼻窍。

【适应证】　鼻窦炎。

【制用法】　焙干研为细末，贮瓶备用。每取少许吹入鼻孔内，每日 2 次，连用 5 日，方可见效。

【来　源】　民间方。

第二章　巧施外治疗百疾

敷　贴　法

　　敷贴法又称外敷法，是将药物研为细末，并与各种不同的液体调制成糊状制剂，敷贴于一定的穴位或患部，以治疗疾病的方法，是中医常用的外治法之一。敷贴疗法除能使药力直达病所发挥作用外，还可使药性通过皮毛腠理由表入里，循经络传至脏腑，以调节脏腑气血阴阳，扶正祛邪，从而治愈疾病。因此，敷贴法不仅善于治疗局部病变，而且还可广泛用于治疗全身疾病。

方一、三圣膏

　　【组　成】　未化石灰 250 克　大黄 30 克　桂心 15 克　陈醋 200 毫升

　　【功　能】　破瘀化积。

　　【适应证】　癥积。

　　【制用法】　上药分研细末，将石灰末置瓦器中炒至淡红色，离火，候热稍减，再入大黄末，就炉外炒，候热减，下桂心末略炒，入醋熬，搅成黑膏，厚纸摊贴患处。

　　【来　源】　《丹溪心法》。

方二、葱姜药饼

　　【组　成】　生姜 2 片　葱头 3 个

　　【功　能】　疏风散寒，发汗利尿。

　　【适应证】　风寒感冒，新生儿无尿。

　　【制用法】　将葱、姜一起捣烂，和干面一撮，再加鸡蛋清少许，调成一饼，隔水炖热，敷贴在小儿囟门上，1～2 日后用温水洗去，此法对冬春季节小儿感冒较为适宜。治疗新生儿无尿，将药饼炖热后敷于关元穴 1 小时左右。

　　【来　源】　《理瀹骈文》。

方三、神秘万金膏

【组　成】　草乌30克　川芎30克　当归　赤芍　白芷　连翘　白及　乌药　官桂　木鳖子各40克　柏柳　桃桑枣各20克

【功　能】　活血解毒。

【适应证】　适用于各种疮疡。

【制用法】　诸药共为细末，用麻油1000克浸一宿，用火熬枯去渣，再熬滴水成珠时入黄丹600克，再入乳香、没药各20克。用时外敷患处。

【来　源】　《寿世保元》。

方四、椿皮膏

【组　成】　椿树皮2000克　鲜生姜120克

【功　能】　利气化瘀。

【适应证】　积聚。

【制用法】　将臭椿树的皮，去净外皮，剥取里层的嫩皮，切为二寸左右的长条。再将生姜切碎。然后把椿树的嫩皮和鲜生姜放在锅里，加清水，用木柴火煮。约4～5小时，至水微黏，水色微黑，即滤去渣，继续再煎。煮至滴水成珠时，按痞块的大小，摊在布上，用时先用鲜生姜擦患处，然后将椿皮膏敷贴患处，外用胶布固定。

【注　意】　贴上膏药后，周围起颗粒皮肤泡，流黄水。

【来　源】　民间方。

方五、蓖麻石蒜泥

【组　成】　蓖麻仁30克　石蒜1个

【功　能】　利小便，解热毒。

【适应证】　适用于急、慢性肾炎水肿。

【制用法】　将二药共捣烂，贴两足心涌泉穴，包扎固定，每日1次，每次敷贴8小时，7日为1疗程。

【来　源】　民间方。

方六、冰桂散

【组　成】　肉桂10克　冰片3克　蓖麻籽30克　鲜芙蓉

叶 30 克　米酒糟适量

【功　能】　祛风散寒，疏通经络。

【适应证】　面神经麻痹。症见口眼㖞斜，言语不清，鼓腮漏气，饮水外流，鼻唇沟变浅。

【制用法】　先将肉桂研成细末，再将肉桂末与后四味药混合捣烂，分成等量，作两次外敷。用时取一份量以铁锅盖盛之放炭火上焙热。敷药前嘱患者用热姜片擦患处，擦至肩部充血为宜。后用药敷患侧（上至太阳穴，下至地仓），宽约 4 厘米，纱布敷盖，胶布固定，每日换药 1 次。

【来　源】　民间方。

方七、蓖麻膏

【组　成】　蓖麻子仁 50 粒

【功　能】　升阳举陷，走窜通络。

【适应证】　适用于胃下垂、子宫脱垂、脱肛、颜面神经麻痹。

【制用法】　将蓖麻子仁捣成糊，做成圆饼，敷于百会穴上，5 日为 1 疗程。治疗颜面神经麻痹时，将蓖麻膏敷于患侧下颌关节及口角部，外加纱布绷带固定。每日换药 1 次。

【来　源】　经验方。

方八、白芥子膏

【组　成】　白芥子 21 克　元胡 12 克　细辛 21 克　麝香 0.3 克

【功　能】　温经散寒，化痰定喘。

【适应证】　哮喘发作期、缓解期均可使用。

【制用法】　将上药（除麝香）共研细末，装瓶备用。用时取 1/3 药面，用生姜汁调成糊，分别摊在 6 块油纸上，取麝香 0.1 克，分撒在 6 块药膏内，贴敷肺俞、心俞、膈俞 3 穴，用敷料及胶布固定，一般贴 2～4 小时。如果贴后局部有烧灼感或疼痛，可提前取下。初伏、二伏、三伏各贴 1 次。3 年为 1 疗程。

【注　意】　贴药后不宜过分活动，以免药物脱落。如贴敷时间过长，有时局部起小水泡，一般不做处理，保持干燥可自然吸收。1 岁以下小儿不宜贴治。

【来　源】 经验方。

方九、吴军膏

【组　成】 吴萸子 9 克　川军 9 克

【功　能】 通腑泄热。

【适应证】 小儿高热。

【制用法】 将上药烘干研细末，用醋调成糊状，摊于敷料上，贴足心涌泉穴，外用胶布或纱布固定，4 小时后取下。

【来　源】 经验方。

方十、白芍葱椒膏

【组　成】 酒炒白芍 6 克　胡椒 1.5 克　葱白 60 克

【功　能】 温经散寒，和胃止呕。

【适应证】 适用于感受寒湿所致的呕吐。

【制用法】 将白芍、胡椒共为末，葱白与上药共捣成膏，贴心窝（剑突下），每日 1 次。

【来　源】《理瀹骈文》。

方十一、阿魏二香膏

【组　成】 阿魏 0.6 克　丁香 0.3 克　麝香 0.06 克

【功　能】 活血通络，化瘀止痛。

【适应证】 适用于肠梗阻所致的少腹板硬，疼痛难忍，指甲发青。

【制用法】 丁香研末，同阿魏、麝香和匀，放脐上，外用大膏药贴，用热水袋熨。1 次 20～30 分钟，1 日 2～3 次，病愈为止。

【来　源】《常见病验方研究参考资料》。

方十二、佛药膏

【组　成】 佛手　山药各等份

【功　能】 行气散结，消肿排脓。

【适应证】 适用于乳痈肿痛期。

【制用法】 上药共捣烂，加适量凉开水搅成稀膏状，摊于乳头四周，外用敷料固定，次日去掉，即脓去肿消。

【来　源】《串雅内编》。

方十三、皂角膏

【组　成】　皂角6克　醋20克

【功　能】　祛风通络，化痰开窍。

【适应证】　面神经炎。

【制用法】　将皂角去皮与籽，研细末，用铜勺（忌铁器），用微火炒至焦黄，入醋收匀成膏。将药膏摊于纱布上，贴于口角处，左歪贴右，右歪贴左，贴药时向患侧牵拉固定。每日1次。

【来　源】　民间方。

脐　疗　法

脐疗法是运用多种剂型的药物，对脐部施以敷、贴、填、撒、纳、蒸、涂、罨、熏、熨、灸等，以治疗疾病的一种常用外治法。脐部，俗名脐眼、脐窝；穴位名神阙，又名气舍、维会。脐疗法是利用肚脐敏感度高，渗透力强，渗透性快，药物易于穿透、弥散而被吸收的解剖特点，以及神阙总理人体诸经百脉，联系五脏六腑、四肢百骸、五官九窍、皮肉筋膜的生理特性，使药力经脐迅速渗透到各个组织器官，以调节人体之气血阴阳，扶正祛邪，从而达到愈病之目的。

方一、白胡椒散

【组　成】　白胡椒30克

【功　能】　温中止泻。

【适应证】　适用于婴幼儿虚寒型单纯性腹泻。

【制用法】　将白胡椒置锅内，微火炒3分钟，取出研为细末，装瓶备用。用时让患儿仰卧床上，取白胡椒粉适量敷于患儿脐眼及周围皮肤上，外用适量面粉调成稠糊，敷于白胡椒散上，用布条固定，5~8小时去掉，每日1次。

【来　源】　经验方。

方二、硫黄巴豆饼

【组　成】　真轻粉2克　巴豆4克　生硫黄15克　麝香0.5克　陈米醋适量

【功　能】　化瘀利水，软坚散结。

【适应证】　膨胀浮肿，肝硬化腹水，肝癌后期腹水，心脏病浮肿等。

【制用法】　将前3味混合研为细末，然后与麝香拌匀，调以米醋调和，捏制成药饼。用时先取绸布土块铺在患者脐孔上，旋即把药饼隔绸布对准脐孔安平、捺牢、以胶布固定。2天换药1次。通常铺药30分钟左右，即可泻下黄水。约贴10次可消尽水肿。

【注　意】　每次贴药后，以温粥1碗食下补之，并忌凉水和忌食盐。

【来　源】　《串雅外编》。

方三、二甘散

【组　成】　甘草　甘遂各等份

【功　能】　清热，和营，截疟。

【适应证】　疟疾。症见周期性发冷发热，伴有头痛、呕吐、尿深黄等。

【制用法】　上药共研细末，于发疟前3小时，将药粉2分撒于脐内，胶布贴牢，勿使流出，24小时后去掉。一般1次即愈，无副作用。

【注　意】　切忌内服。

【来　源】　民间方。

方四、五倍散

【组　成】　五倍子适量

【功　能】　收敛止汗。

【适应证】　自汗、盗汗。

【制用法】　将五倍子煅黄后研成细末，取药末适量填入脐窝，外用胶布固定，或用纱布固定，每晚1次，3次为疗程。

【来　源】　经验方。

方五、痢疾丸

【组　　成】　绿豆7粒　胡椒7粒　胶枣（红枣）1枚（煮熟）　麝香0.3克

【功　　能】　解毒理气，利湿止痢。

【适应证】　痢疾。

【制用法】　先将绿豆和胡椒共研为细末，加入麝香末调和拌匀，再以枣肉共捣至极烂，捏成药丸。用时取药丸1个塞入患者脐孔中央，以手按平，外以胶布贴紧固定。每日换药1次，5日为1疗程。

【注　　意】　用药期间禁忌吃生冷、油腻、辛辣等食物。

【来　　源】　《本草纲目》。

方六，通便膏

【组　　成】　食盐500克　大葱白500克

【功　　能】　通关启闭利尿。

【适应证】　妊娠小便不利，小腹胀满，急躁不安。急性尿潴留。

【制用法】　葱白切碎，和食盐炒热，用布包裹，熨脐及膀胱部位，冷后再炒、复熨，1日数次，小便即通。或将上2味取适量，混合捣融如膏状，取药膏贴脐，胶布固定，12小时换药1次。

【来　　源】　经验方。

方七、五白散

【组　　成】　五灵脂　白芷　青盐各6克　麝香0.3克。

【功　　能】　温经散寒，补肾助阳。

【适应证】　妇女子宫寒冷，闭经、或月经失调引起不孕，男子精冷不育。

【制用法】　除麝香另研外，余药共研细末，贮瓶密封备用。用时取荞麦面粉加温开水调和，搓成条，绕患者脐窝围一圈，继取麝香末填入脐内，然后把药末填满脐窝，旋以艾炷置于药末上面点燃灸之，连续灸至患者自觉脐内温暖为度，不计壮数。每日灸1次。

【注　意】 灸脐后令患者服热粥1碗，以助药力。并忌食生冷、酸、辣之品。

【来　源】 《医学入门》。

方八、泄痢膏

【组　成】 木鳖子30克　炮山甲15克　大黄10克　牙皂10克，僵蚕10克

【功　能】 行气导滞，化瘀通腑。

【适应证】 各种痢疾，腹泻。包括急慢性痢疾，细菌性痢疾和急慢性腹泻等。

【制用法】 上药用麻油500毫升浸泡1周后，以慢火煎熬药物至焦黑时，捞出药渣，徐徐加入黄丹25~35克，边下边搅拌均匀，离火冷却收膏。用时取上药膏摊子厚布或纱布上，膏厚约0.6~0.8厘米，以膏贴脐，外加纱布固定。2日换药1次。

【来　源】 《理瀹骈文》。

方九、丁桂散

【组　成】 公丁香　肉桂各5克

【功　能】 温中散寒，理气止痛。

【适应证】 泄泻。适用于脾虚寒泻。

【制用法】 上药共研细末，取适量填入脐窝，外用胶布固定，每日换药1次。

【来　源】 《安徽省单验方选集》。

方十、胡椒雄黄丸

【组　成】 胡椒　雄黄各等量　米饭适量　朱砂（少许，另研另用）

【功　能】 温中通络，散寒截疟。

【适应证】 防治疟疾，恶性疟疾、间日疟、三日疟。

【制用法】 将胡椒、雄黄精混合研为细末，掺与米饭研和，捏成如梧桐子大小药丸。以朱砂为衣。取药丸1个填入患者脐中穴中，以手按压使贴牢，以纱布覆盖，胶布固定之。每日1次，应于疟疾发作前2~3小时贴药。

【来　源】 《串雅外编》。

方十一、槟榔三仙散

【组　成】　槟榔 5 克　焦三仙各 15 克　春砂仁 5 克

【功　能】　消食导带，和胃行气。

【适应证】　厌食。

【制用法】　上药共研细末，装瓶备用。用时取适量药末填脐中，用敷料盖紧，再用胶布或绷带固定，每晚临睡前敷贴 1 次，7 日为 1 疗程。

【来　源】　经验方。

熏　洗　法

　　熏洗法是用药物煎汤，乘热在患部熏蒸、淋洗和浸浴的方法。熏洗法借助热力和药力的综合作用，而促进腠理疏通，气血流畅，散寒除湿，透达筋骨，改善局部营养和全身机能，达到解毒消肿、止痛、止痒、祛风等目的。它不但能治疗外伤科、皮肤科和眼科疾患，而且对某些内、妇、儿科的疾病，也有一定疗效。

方一、三子汤

【组　成】　蛇床子 30 克　地肤子 30 克　五倍子 20 克黄柏 30 克　苦参 20 克　川椒 10 克　生百部 30 克　明矾 10 克

【功　能】　清热燥湿，解毒止痒。

【适应证】　滴虫性阴道炎或霉菌性阴道炎。症见阴户瘙痒，白带呈米泔样灰黄色，质稀薄有泡沫，腥臭量多。

【制用法】　将上药加水 3000 毫升左右，煎沸 15～20 分钟，过滤去渣，将药液倒入盆内，乘热先熏，待药液稍凉再洗患处，每日 1～2 次，每次 30 分钟。翌日熏洗仍用原汤药加热，汤药减少时可适量加水。秋冬季节 1 剂药可熏洗 3～4 日，春夏季节熏洗 1～2 日即应弃陈更新。

【注　意】　用药期间禁辛辣、肥腻、鱼腥及酒类。

【来　源】　经验方。

方二、黄连芥穗汤

【组　成】　黄连 5 克　蔓荆子 5 克　芥穗子 5 克　五倍子 10 克　川芎 5 克

【功　能】　疏风消热，平肝明目。

【适应证】　红眼病。

【制用法】　上药分 3 份，每日用 1 份，绢包煎沸，药液入小口瓶内，先熏，候温倒出洗眼，每份用 2 天。

【来　源】　《理瀹骈文》。

方三、五倍子汤

【组　成】　五倍子 30 克

【功　能】　固肾涩精。

【适应证】　早泄。

【制用法】　上药加水适量，文火煎 30 分钟，乘热熏蒸龟头数分钟，等水温降至 30℃ 左右时，将龟头浸到药液中，约 5 分钟，每晚 1 次，15 日为 1 疗程。

【注　意】　治疗期间禁房事。

【来　源】　民间方。

方四、归芍木瓜汤

【组　成】　当归 30 克　白芍 40 克　川木瓜 30 克　川牛膝 20 克　防风 20 克　苏木 20 克　透骨草 30 克　生川草乌各 20 克　威灵仙 40 克　米醋 500 克

【功　能】　活血通经，散寒通络。

【适应证】　骨质增生，以跟骨骨刺最宜。

【制用法】　上药用纱布包裹，加水浸泡 20 分钟，再煎煮取汁，稍浓缩，然后加入米醋拌匀，盛于盆内，趁热先熏患处，待水温降至 40℃ 时，将患处浸入盆内浸洗患处，每日 1 ~ 2 次，每次 15 ~ 30 分钟，每剂药可洗 2 次，15 次为 1 疗程。

【来　源】　经验方。

方五、葎草汤

【组　成】　鲜葎草 500 克

【功　能】　利水止泻，健脾。

【适应证】 小儿腹泻。

【制用法】 将葎草切碎，加水 2000 毫升，煎沸 15～20 分钟，过滤去渣，先熏两脚心，待药液稍凉浸泡两脚，每次熏洗 10～20 分钟，每日 2～4 次。

【注　意】 脚部皮肤不健康者不宜用；严重脱水者不宜单用此法。

【来　源】 民间方。

方六、归黛汤

【组　成】 当归 60 克　青黛 30 克　苍术 60 克　儿茶 30 克　川连 30 克

【功　能】 清热凉血解毒。

【适应证】 适用于药物性龟头炎。

【制用法】 将上药加水 2000 毫升，煎沸 15～25 分钟，过滤去渣，将药液倒入盆内，乘热先熏患处，待药液稍凉再洗，每日 1～2 次，每次 20 分钟。每剂用 2 天。

【注　意】 治疗期间禁食辛辣、鱼腥之品。

【来　源】 经验方。

方七、开闭汤

【组　成】 桃枝　柳枝　木通　花椒　明矾各 30 克　葱白　灯心草各 1 把

【功　能】 通关利尿，健脾渗湿。

【适应证】 适用于尿路阻塞所致的尿闭。

【制用法】 上药加水 5000 毫升，煎汤。围被，趁热熏洗腹部，冷后再热，每日 2～3 次，每次 40～60 分钟。

【注　意】 熏洗后立即用被围腹部，或用药渣熨腹部，亦可炒盐熨脐下，以提高疗效。

【来　源】《理瀹骈文》。

方八、芍连汤

【组　成】 紫花地丁 30 克　金银花 30 克　净连翘 30 克　草河车 30 克　京赤芍 30 克　鸡血藤 20 克　生甘草 10 克

【功　能】 清热通络，活血止痛。

【适应证】　适用于湿热毒盛型脉管炎。

【制用法】　上药加水煎汤，待温度适宜时，熏洗患肢，1日1~2次，每次30分钟，15日为1疗程。

【来　源】　经验方。

方九、木瓜苏牛汤

【组　成】　伸筋草　透骨草各15克　五加皮　三棱　莪术　秦艽　海桐皮各12克　牛膝　木瓜　红花　苏木各9克

【功　能】　舒筋活络，化瘀止痛。

【适应证】　适用于血瘀型踝关节扭伤。

【制用法】　上药加适量水煎开，先熏后洗患处，每次20~40分钟，1日2次。5~7次为1疗程。

【来　源】　《中医伤科学讲义》。

方十、消痔灵

【组　成】　癞蛤蟆草80克　五倍子18克　生甘草30克

【功　能】　祛湿解毒，消肿止痛。

【适应证】　适用于痔核。

【制用法】　前2味和后1味分别加水煮沸，熏洗肛门。

【来　源】　民间方。

方十一、活络行气汤

【组　成】　松节50克　当归50克　红花30克　白芷30克　没药30克　胡椒10克　白木通20克　蜀椒15克　大葱100克　松节油50毫升

【功　能】　理气解郁，和胃消胀。

【适应证】　适用于脊柱损伤后腹胀。

【制用法】　将前8味装入纱布袋内，放在脸盆中加水煎熬，待沸后再煎15分钟，入松节油，待溶化后，再投入切短鲜大葱，稍沸，将脸盆移近腹部，先熏后洗，并将纱布袋提起置病人腹部慢熨，轻轻地向下揉动，冷后再加热，反复熏洗1小时左右，每天3~4次，每剂可连用2日。

【来　源】　民间方。

热 熨 法

热熨法是中医独特、有效的外治法之一，是采用药物和适当的辅料经过加热处理后，敷于患部或腧穴的一种治疗方法。它可借助温热之力，将药性由表达里，通过皮毛腠理，循经运行，内达脏腑，以疏通经络，温中散寒，畅通气机，镇痛消肿，调整脏腑阴阳，从而达到治病的目的。因而热熨法可广泛用于内、外、妇、儿、皮肤、伤科等多种疾病的治疗中，尤宜于局部病痛。它操作简单，取材方便，费用低廉，安全无痛，是值得推广的外治方法。

方一、荆防散

【组　成】　荆芥10克　防风10克　威灵仙6克　川木瓜10克　生姜10克　川桂枝6克　青葱1把

【功　能】　疏风散寒，宣肺解表。

【适应证】　适用于温病兼见太阳经气不行之症。

【制用法】　将药物打碎后分二份装入布袋内，水煎20分钟，先用药汁熏蒸，再用药袋熨、颈、项、肩、背等处，稍冷则更换药袋，二个药袋轮流更替，每次30～60分钟，每日2次，3日为1疗程。

【注　意】　重型糖尿病、神经源性皮肤感觉减退者慎用。

【来　源】　民间方。

方二、附子温中散

【组　成】　羌活15克　附子15克　茴香10克　木香10克　干姜10克　食盐250克

【功　能】　温中祛寒。

【适应证】　适用于胃中寒冷型呃逆。症见呃声沉缓而长，胃脘不舒，得热则减，得寒愈甚。

【制用法】　将上药炒热，用布包裹，频熨天枢穴，冷后即换。每日1次。

【来　源】　《理瀹骈文》。

方三、桑菊散

【组　成】　桑叶 10 克　菊花 10 克　薄荷 10 克　连翘 20 克　生姜 10 克　芦根 30 克　桔梗 10 克

【功　能】　辛凉解表，肃肺清热。

【适应证】　适用于风热型感冒。

【制用法】　将药物打碎分 2 份装入布袋，水煎 20 分钟，先取一袋熨颈、项、肩、背等处，稍冷则更换药袋，交替运用，每次 30～45 分钟，每日 2 次，3 日为 1 疗程。同时，也可用药汁熏洗各部，以加强疗效。

【注　意】　重型糖尿病、神经源性皮肤感觉减退者慎用。

【来　源】　经验方。

方四、升胃饼

【组　成】　蓖麻子仁 10 克　升麻粉 2 克

【功　能】　补益中气，升阳举陷。

【适应证】　胃下垂。

【制用法】　将蓖麻子仁捣烂如泥，拌入升麻粉，制成直径 2 厘米、厚 1 厘米圆药饼。剃去患者百会穴周围 2 厘米内头发，敷以升胃饼并加以固定。患者仰卧，放松裤带，用灌有 80℃热水瓶子熨烫升胃饼 30 分钟，1 日 3 次。每块药饼连用 5 日。10 日为 1 疗程。

【来　源】　民间方

方五、食盐葱白散

【组　成】　食盐 500 克　大葱白 500 克

【功　能】　温经通关，启闭利尿。

【适应证】　急性尿潴留。

【制用法】　将葱白切碎，和大盐炒热，用布包裹，熨脐及膀胱部位，冷后再炒、复熨，1 日数次，小便即通。

【来　源】　民间方。

方六、川椒白术散

【组　成】　川椒 100 克　炙鳖甲 15 克　三棱 15 克　白术 15 克　阿魏 15 克

【功　能】　活血化瘀，软坚散结。

【适应证】　适用于膨胀之肝肾阴虚、气滞血瘀等型。

【制用法】　上药共研细末，加白酒适量炒烫，装入布袋。置于神阙穴，上覆热水袋以保持温度。

【来　源】　经验方

方七、健腰温经袋

【组　成】　醋渣1500克

【功　能】　温经散寒，健腰利湿。

【适应证】　适用于风湿、受寒及劳损引起的腰膝酸痛。

【制用法】　将醋渣放锅中炒烫，装在小布袋内，扎紧袋口；病人仰卧，将布袋平垫子腰部（视疼痛部位而定）。每睡前热熨1~2小时，3~4日即愈。复发者可重复使用。

【来　源】　民间方。

方八、温经止痛散

【组　成】　老陈醋150克　香附30克　青盐500克

【功　能】　温经散寒，通络止痛。

【适应证】　适用于痛经，以及因受风寒而引起的腹痛，腰痛、四肢关节痛。

【制用法】　将香附研末，再将青盐炒爆，再拌炒香附末半分钟，再将陈醋均匀地洒入盐锅里，随洒随炒，炒半分钟，装入布袋里，扎紧袋口，放脐下或疼痛处，使之热熨，每次1—2小时，每日1~2次。

【来　源】　民间方。

方九、酒糟散寒袋

【组　成】　酒糟2500克　葱500克（切碎）　生姜100克（切碎）

【功　能】　温经散寒，通络止痛。

【适应证】　适用于因受风寒而致的四肢关节痛，腹痛，腰痛，痛经等。

【制用法】　将上述药物放入铁锅内炒热，然后装入双层之布袋内，隔布熨患部。每次1小时左右，每日1~2次。

【来　源】 民间方。

方十、麸子蚕砂散

【组　成】 麸子 500 克　晚蚕砂 500 克　生乳没各 90 克　独活 40 克　当归 60 克　苍术 90 克

【功　能】 温经活血，化瘀通络。

【适应证】 适用于因受风寒湿所致的四肢关节疼痛、麻木。

【制用法】 先将后 5 味共研细末，再炒前 2 味，炒热，再将其余 5 味同炒 1 分钟，少洒点水，然后装入布袋，热熨患部。

【来　源】 经验方。

方十一、葱姜温经袋

【组　成】 老姜 500 克　葱头 500 克　桔叶适量

【功　能】 温经散寒，和中止痛，通利关节。

【适应证】 适用于风湿和类风湿性关节炎，小儿伤食腹泻、受寒腹痛。

【制用法】 将上药切碎和酒炒热，布包，熨关节疼痛处，或熨脐周。

【来　源】 民间方。

方十二、茴香利节散

【组　成】 小茴香 250 克　盐 500 克

【功　能】 行气，通络，止痛。

【适应证】 风湿性关节炎。

【制用法】 上药入锅内炒热，用布包好，熨关节痛处。

【来　源】 民间方。

滴 点 法

滴点法是将药物煎成汁液滴或点耳、鼻、眼或其他部位以治疗疾病的一种方法。本法具有清热解毒、明目退翳、消肿定痛、散结等功效。主要适用于眼耳鼻等五官科疾患。

方一、瓜蒂散

【组　成】　瓜蒂30克　赤小豆49枚　丁香27枚

【功　能】　清热，解毒，退黄。

【适应证】　黄疸。

【制用法】　共研末，浓煎，澄清后过滤滴鼻，每日2次。

【来　源】　《外台秘要》。

方二、大蒜汁

【组　成】　大蒜适量

【功　能】　祛风散寒，宣肺通窍。

【适应证】　适用于风寒感冒、鼻炎。

【制用法】　先将大蒜去皮，捣烂拧取汁，滴鼻，每次3～4滴，每日3次。

【来　源】　民间方。

方三、猫溺驱虫液

【组　成】　猫溺适量

【功　能】　驱虫利耳。

【适应证】　适用于飞虫入耳。

【制用法】　取猫溺滴入耳中，其虫自出。欲取猫溺，可用姜涂擦猫齿，其溺自出。

【来　源】　民间方。

方四、禹功散

【组　成】　黑牵牛末3克　茴香4.5克　木香4.5克

【功　能】　行气通络，醒神开窍。

【适应证】　适用于脑血管意外，卒暴昏愦不省人事。

【制用法】　共研细末，用生姜汁调药，每用少许滴鼻。

【来　源】　《世医得效方》。

方五、龙脑萝卜液

【组　成】　生龙脑　生萝卜各适量

【功　能】　疏风散热，开窍止痛。

【适应证】　适用于风热头痛，偏头痛等。

【制用法】　生萝卜取自然汁，人生龙脑调匀，昂头滴眼。

左侧痛滴右鼻，右侧痛滴左鼻，俱痛并滴，其效如神。

【来　源】《串雅外编》。

方六、郁金葫芦液

【组　成】　郁金1粒　苦葫芦45克

【功　能】　舒肝解郁，通窍止痛。

【适应证】　适用于内伤头痛、头风等病症。

【制用法】　共为细末，以白绢包裹，置清水内浸泡，取浸出液滴鼻。

【来　源】《中国医药大辞典》。

方七、苦参渗湿汤

【组　成】　苦参6克　黄柏6克　枯矾粉1.8克　冰片粉1.2克　芝麻油45克

【功　能】　清热燥湿，解毒排脓。

【适应证】　适用于急、慢性化脓性中耳炎。

【制用法】　以铁勺将芝麻油煎沸，把苦参、黄柏放入，待炸焦变黑捞出，候冷，放入冰片、枯矾，搅匀，装瓶备用。再以脓茶水洗净脓耳，拭耳，而后滴入药液2滴，每日2次。

【来　源】民间方。

方八、冰矾膏

【组　成】　冰片15克　枯矾10克　石膏粉5克　轻粉0.5克

【功　能】　清热泻火，托里排脓。

【适应证】　适用于急，慢性化脓性中耳炎。

【制用法】　共研细末，用麻油适量调匀备用。用双花水洗净患耳，拭干，而后以药液滴耳，一般2~3日可愈。

【来　源】民间方。

方九、地龙白糖液

【组　成】　活地龙50条　白糖30克

【功　能】　清热，定惊，止厥。

【适应证】　适用于小儿高烧惊厥。

【制用法】　先将活地龙洗净，放入碗内，撒上白糖，停8小时左右，地龙和糖均化为水取药液少量滴双耳，每耳滴 2~4 滴，每日 3~6 次。另取少量药液加入适量白面粉，拌成糊状，敷贴神阙穴，10 小时换药 1 次，贴后 2 小时左右温度即开始下降。

【来　源】　经验方。

方十、止鼻衄液

【组　成】　鲜小蓟　鲜生地各等份

【功　能】　凉血止血。

【适应证】　适用于鼻衄。

【制用法】　先将上 2 味药洗干净，捣烂取汁，取汁少许滴患侧鼻孔。

【来　源】　经验方。

方十一、薄荷油

【组　成】　辛夷 12 克　苏薄荷 10 克　白香芷 12 克 炒苍耳子 9 克　冰片 2 克　鹅不食草 15 克　芝麻油适量

【功　能】　辛香透窍，活络清热，通鼻。

【适应证】　适用于急、慢性鼻窦炎，过敏性鼻炎。

【制用法】　将上药除冰片共浸入芝麻油中 24 小时，加热炸成黑黄色去渣，再入冰片，搅匀，过滤后贮瓶备用，每次滴 3~5 滴，每日 3 次。

【来　源】　经验方。

方十二、螵蛸人乳膏

【组　成】　海螵蛸（烤黄去壳）　甘石粉　黄连末各等份　人乳 60 克

【功　能】　清泻火毒，行气通窍。

【适应证】　适用于急、慢性中耳炎，耳道疖肿。

【制用法】　将前 3 味共研细末，取人乳置钵内，加入药面，三沸，滤过贮瓶。洗净患耳，滴入药液 10 滴，滴后以药棉塞耳，每日 2 次。

【来　源】　《中医秘方验方》。

方十三、食草滴鼻液

【组　成】　鹅不食草 50 克

【功　能】　宣肺通窍，清热解毒。

【适应证】　适用于鼻炎，对流感亦有预防作用。

【制用法】　将鹅不食草入砂锅加水 1000 毫升，浸泡 1 小时，然后用武火煎 5~10 分钟，滤渣取汁，贮瓶备用，治疗鼻炎，每取少许滴鼻，每日 3 次；预防流感，每取汁滴健康者的鼻孔，每日 3~5 次，连滴 3 日。

【来　源】　民间方。

方十四、银黄注射液

【组　成】　银黄注射液适量

【功　能】　疏风清热，解毒明目

【适应证】　适用于急性结膜炎，病毒性结膜炎。

【制用法】　将银黄注射液以 1:6 稀释，装入眼药瓶中，每日 3~5 次，每次滴 3~4 滴。

【来　源】　经验方。

方十五、乳汁明目方

【组　成】　新鲜人乳适量

【功　能】　清热解毒明目

【适应证】　适用于因电焊所致的电光性眼炎。

【制用法】　取新鲜人乳，点入患侧眼内，每次 3~5 滴，每日 3~6 次。若病情严重者可配合药物治疗。

【来　源】　民间方。

方十六、土牛膝人乳液

【组　成】　土牛膝根（喉痹草）100 克　人乳半杯

【功　能】　清咽解毒。

【适应证】　适用于急、慢性扁桃体炎，亦治喉风。

【制用法】　先将土牛膝根洗净与人乳同捣取汁，滴鼻。患在左滴左鼻，患在右滴右鼻，候药汁至喉即吐痰，痰尽则愈。

【来　源】　《尤氏喉科》。

方十七、胡桃油

【组　成】　胡桃仁适量　冰片少许

【功　能】　补肾滋阴通耳窍。

【适应证】　适用于耳胀、耳闭。

【制用法】　将胡桃仁捣烂，纱布包好，挤出油，加入冰片搅匀，以滴管滴耳内 2～3 滴，1 日 2～3 次。

【来　源】　经验方。

方十八、核桃油

【组　成】　核桃仁 500 克　冰片 15 克

【功　能】　滋阴补肾，托里排脓。

【适应证】　适用于渗出性中耳炎。

【制用法】　将核桃仁研细，煮熟（30 分钟），乘热用双层纱布包裹榨油，再加研为极细的冰片粉于油内，加温拌匀，装入消毒瓶内备用。先用 3% 双氧水洗去耳内分泌物，擦干，以上药点耳 2～3 滴，每日 2～3 次，至愈为止。

【来　源】　四川中医 1987；（4）：39

方十九、炉甘黄连散

【组　成】　炉甘石 150 克　黄连 120 克　片脑 5 克

【功　能】　清热泻火，解毒明目。

【适应证】　适用于瘢痕出现期沙眼。

【制用法】　将上药前 2 味入银器内，加水 2 碗，煮 2 沸时，去黄连为末，入片脑研匀罐收。每点少许，频用取效。

【来　源】　《李时珍濒湖集简方》。

嗒 鼻 法

嗒鼻疗法又叫吸药法。是用芳香辛窜的药末，置指上按于鼻孔，吸入鼻内，使药粉直接散布于鼻黏膜，通过鼻黏膜的吸收而起治疗作用的一种常用民间疗法。使用嗒鼻剂后有引涕、取嚏、出涎的反用。嗒鼻法具有通关开窍、升降气机、发汗祛邪、行气活血等功效，临床上主要用于昏迷的急救、外感时邪、头面五官疾病以及上焦病证的治疗。

方一、通关散

【组　成】　皂角　细辛各等份

【功　能】　通关开窍。

【适应证】　适用于突然昏厥，不省人事、牙关紧闭、痰涎壅盛等中风闭症。

【制用法】　上药焙干，共研细面，吹鼻取嚏。

【来　源】　《丹溪心法附余》。

方二、碧云散

【组　成】　鹅不食草9克　青黛3克　川芎3克

【功　能】　清热平肝，退翳明目。

【适应证】　适用于目肿红赤，昏暗羞明，眵泪稠黏等症。

【制用法】　上药焙干，研为细面，嗜鼻取嚏。

【来　源】　《原机启微》。

方三、卧龙丹

【组　成】　鹅不食草120克　闹羊花120克　细辛45克　冰片15克

【功　能】　平肝明目，泻火退翳。

【适应证】　适用于目赤红赤，昏暗羞明，眵泪稠黏，角膜严重溃疡病伴有患侧头痛者用之有良效。

【制用法】　上药除冰片外，焙干共研细面，与冰片研匀，每用少许吹鼻取嚏。

【来　源】　《原机启微》。

方四、皂角冰片散

【组　成】　皂角6克　冰片1克

【功　能】　疏风解表，宣肺通窍。

【适应证】　适用于感冒头痛，鼻塞等症。

【制用法】　将皂角焙干研面与冰片研匀，贮瓷瓶备用。每次用少许放鼻孔中，稍停即打喷嚏。

【来　源】　民间方。

方五、苍耳辛夷散

【组　成】　炒苍耳子9克　荔枝核9克　辛夷香2.4克

【功　能】　宣肺通窍，通络止渊。

【适应证】　适用于鼻渊。

【制用法】 上药共炙酥研细末，取少许嗜鼻。每日 3 次，10 日为 1 疗程。

【来　源】 民间方。

方六、南星半夏散

【组　成】 南星 3 克　皂角 3 克　辽细辛 3 克　苏薄荷 3 克　生半夏 3 克

【功　能】 化痰开窍，通经达络。

【适应证】 适用于中风闭症，亦治小儿惊风。

【制用法】 上药焙干，研为细末，吹鼻，有嚏可治，无嚏气闭则不治。

【来　源】 《医宗金鉴》。

方七、加味通关散

【组　成】 辽细辛 3 克　皂角 3 克　薄荷 3 克　雄黄 3 克

【功　能】 开窍豁痰，活络通关。

【适应证】 适用于中风闭症。

【制用法】 上药焙干，共研细末，贮瓶备用。每取少许铜管吹入鼻中，候喷嚏则有效，否则无效。

【来　源】 《证治准绳》。

方八、矾石散

【组　成】 生矾石 30 克　皂荚 30 克　雄黄 30 克　藜芦 30 克

【功　能】 活血化瘀，通关开窍。

【适应证】 适用于心腹刺疼、吐血泻血、死不知人及卧魇、啮踵不觉者。

【制用法】 将生矾石炼，皂荚去皮炙，藜芦去芦头微炒，4 味共研粉末为散，以竹筒吹大豆许入鼻中，得嚏则气通，未嚏者复吹之。

【来　源】 《圣济总录》。

方九、飞龙夺命丹

【组　成】 朱砂 60 克　明雄黄 30 克　灯心炭 30 克　人中白（漂煅）24 克　明矾 15 克　青黛（飞）15 克　麻黄

（去节）12 克　梅片 12 克　真珠 9 克　牙皂 9 克　当门子 9
克　蓬砂 9 克　西牛黄 6 克　蟾酥 45 克　飞真金 300 页

【功　能】解毒辟秽，舒筋活络，通窍。

【适应证】适用于霍乱转筋。

【制用法】上 16 味各研极细，合研匀，瓷瓶紧收，勿令
泄气，以少许嗜鼻取嚏。重者再用开水调服 0.3 克。小儿
减半。

【来　源】《随息居重订霍乱论》。

方十、太一散

【组　成】川芎　石膏　生甘草　藜芦各等份

【功　能】清胃泻热，通窍止痛。

【适应证】适用于偏正头痛。

【制用法】共为细末，贮瓶备用。每取少许，鼻内嗜之，
微嚏为妙。

【来　源】《普济方》。

方十一、生夏雄黄散

【组　成】生半夏 3 克　冰片 1 克　雄黄 1 克

【功　能】清瘟解毒，辟瘴驱疫，通窍。

【适应证】适用于感受瘟疫，鼻塞头痛，并预防山岚
瘴气。

【制用法】共研极细末，储瓷瓶中。每取少许嗜鼻，微嚏
为妙。

【来　源】民间方。

方十二、瓜蒂松萝散

【组　成】瓜蒂　松萝茶各等份

【功　能】祛湿止痛，健脾化痰。

【适应证】适用于湿盛头痛。

【制用法】共研极细末，贮瓶备用，每取少许嗜鼻。

【来　源】民间方。

方十三、瓜蒂退黄散

【组　成】　瓜蒂适量

【功　能】　解毒退黄。

【适应证】　黄疸。

【制用法】　研极细末，每取少许嗜鼻。

【来　源】　民间方。

方十四、食草止痛散

【组　成】　鹅不食草适量

【功　能】　泻火止痛。

【适应证】　适用于牙痛。

【制用法】　将鹅不食草研极细末，贮瓶备用。每取少许嗜鼻。

【来　源】　民间方。

方十五、藕节散

【组　成】　藕节适量

【功　能】　化瘀生新，凉血止血。

【适应证】　适用于鼻衄。

【制用法】　先将藕节洗净，晒干研极细末，贮瓶备用。每取少许嗜鼻。

【来　源】　经验方。

方十六、芦荟消疳散

【组　成】　芦荟3克　黄连3克　瓜蒂0.5克　猪牙皂角0.5克　虾蟆灰0.5克　麝香少许

【功　能】　泻下，逐瘀，消疳。

【适应证】　适用于疳证。

【制用法】　诸药为末，贮瓶备用。每取少许嗜鼻。

【来　源】　《医方类聚》。

方十七、立应散

【组　成】　香白芷（洗）　当归（去芦洗）　雄黄（别研后入）　鹅不食草（净洗）　川附子（炮）各等份

【功　能】　清泻肝火，解毒明目。

【适应证】 适用于目赤。

【制用法】 诸药研细末，入麝香少许和匀。含水噙鼻内，去尽浊涕眼泪为度。

【来　源】《审视瑶函》。

方十八、明目通经散

【组　成】 白芷　羊踯躅花（减半）　鹅不食草（洗净晒干）　当归　雄黄（另研加入）各等份　麝香少许

【功　能】 平肝明目。

【适应证】 适用于浸润进行期沙眼。

【制用法】 上药为细末，每用少许，含水噙鼻内，去尽浊涕，泪出为度。

【来　源】《医宗金鉴》。

塞 鼻 法

塞鼻法是将药物研细，加赋形剂做成栓子，塞入鼻腔，以治疗疾病的方法。鼻为肺系之所属，清阳交合之处，又为一身血脉所经，鼻通过经络与五脏六腑紧密联系。塞鼻法，使药物直接作用于鼻腔，并通过经络，内传脏腑，发挥效应，以治疗鼻腔本身及鼻腔以外的某些病证。

方一、羌菊二乌散

【组　成】 川乌　草乌　羌活　黄芩　菊花各等份

【功　能】 温经散寒，通经活络。

【适应证】 适用于面神经麻痹。

【制用法】 上药共研细末，用棉花包裹，塞在鼻孔内，向左歪塞右鼻孔，向右歪塞左鼻孔。2 日换 1 次。

【来　源】 民间方。

方二、头痛塞鼻散

【组　成】 辽细辛　生川乌　生草乌各等份

【功　能】 温经通络，散寒止痛。

【适应证】 适用于偏头痛。

【制用法】 上药共研细末，每次用 0.3 克，用棉花包裹，塞鼻。左边头痛塞左鼻孔，右边头痛塞右鼻孔。

【来　源】 经验方。

方三、三七叶止血栓

【组　成】 鲜三七叶适量

【功　能】 活血止血。

【适应证】 适用于鼻衄。

【制用法】 将鲜三七叶揉碎成小团状，塞入流血鼻孔，血止后将其拿出。

【来　源】 民间方。

方四、萝卜止痛液

【组　成】 鲜白萝卜 1 个　冰片少许

【功　能】 行气止痛。

【适应证】 适用于偏头痛。

【制用法】 先将鲜白萝卜榨汁，然后加入冰片，以药棉蘸药液塞鼻孔，左侧头痛塞右鼻，右侧头痛塞左侧鼻孔。

【来　源】 民间方。

方五、黑矾散

【组　成】 黑矾适量

【功　能】 辟瘟，驱疫，止痛。

【适应证】 适用于因感受瘟疫所致的急性头痛。

【制用法】 将适量的黑矾用微火煅之，即成粉状，用棉花包裹，塞入鼻孔，左边头痛塞左鼻孔，右侧头痛塞右鼻孔。

【来　源】 民间方。

方六、疏风止痛散

【组　成】 蔓荆子　白芷　郁金　薄荷　芒硝　石膏各等份

【功　能】 疏风清热，通窍止痛。

【适应证】 适用于风热头痛。

【制用法】 上药共研细末，水调，用薄棉包裹后塞鼻孔。

【来　源】 《理瀹骈文》。

方七、散寒通窍散

【组　成】　鹅不食草　牙皂各3克　青黛　细辛各2克

【功　能】　祛风散寒，化痰通窍。

【适应证】　适用于感冒头痛，鼻塞。

【制用法】　上药共研细末，纱布包裹塞鼻孔。

【来　源】　《河南省中医秘方验方汇编》。

方八、食草治瘫散

【组　成】　鹅不食草20克　冰片2克

【功　能】　疏风通络，活血通窍。

【适应证】　适用于面神经麻痹。

【制用法】　将上药分别研为细末，兑匀，取适量药粉，用棉花包裹，塞患侧鼻孔。12～24小时去掉。左右交替塞，直至病愈。

【来　源】　民间方。

方九、辛芷食草散

【组　成】　辛夷10克　鹅不食草15克　白芷10克

【功　能】　祛风散寒，活络通窍。

【适应证】　适用于风寒头痛，鼻塞，慢性鼻炎。

【制用法】　上药共研细末，瓶贮备用。用时取适量，用棉花包裹，塞鼻中。

【来　源】　经验方。

方十、黄菊辛片散

【组　成】　大黄10克　杭菊花12克　辽细辛6克　冰片1克

【功　能】　疏散风热，通窍止痛。

【适应证】　适用于风热头痛。

【制用法】　先将前3味研为细末，和冰片兑匀，贮瓶备用。用时取少许药粉，棉花包裹，塞鼻孔，左侧头痛塞右侧，右侧头痛塞左侧。

【来　源】　经验方。

方十一、巴椒治疮栓

【组　成】　巴豆仁1粒（去渣）　胡椒4粒　熟大枣1枚

（去皮、核）

【功　能】　温经发汗，消肿疗疮。

【适应证】　适用于各类疮疖。

【制用法】　前2味共研细末，和熟枣肉调和为膏，捏成长条，外裹纱布，交替塞入两鼻孔。蒙被取汗，使汗出至足，再去掉药物。

【来　源】　民间方。

方十二、龙珠丸

【组　成】　长蚯蚓不拘多少　龙脑　麝香各适量

【功　能】　活络通窍，清利咽喉。

【适应证】　适用于头痛、喉痹、缠喉风等病。

【制用法】　取夏日采的蚯蚓与龙脑、麝香相和，研匀后做丸如麻子大。用时先以生姜汁涂鼻中，然后左右鼻腔各塞上药1丸。

【来　源】　《普济方》。

方十三、蚱蝉丸

【组　成】　蚱蝉（生用）2只　乳香　朱砂各0.15克（细研）

【功　能】　通窍止痛。

【适应证】　偏头痛。

【制用法】　以蝉研取汁，与二药和丸如豆大。于头痛发作时，将上药塞入患侧鼻中。以塞后鼻中流出青黄水为效。

【来　源】　《太平圣惠方》。

方十四　赤散

【组　成】　牡丹1.5克　炙皂荚1.5克　细辛0.9克　干姜0.9克　附子0.9克　肉桂0.6克　真珠1.2克　踯躅1.2克

【功　能】　辟浊除瘴，清瘟解毒。

【适应证】　适用于感受疫疠、瘴气、温毒者。

【制用法】　药捣筛为散。初觉项背强几几，即以纱布包上药塞鼻中。

【来　　源】《肘后备急方》。

方十五、云翳丸

【组　　成】　牛蒡子叶　石菖蒲　皂角叶　水皂角根　笔筒草各适量

【功　　能】　清热平肝，明目退翳。

【适应证】　适用于目生云翳。

【制用法】　共捣烂，布包塞鼻中。

【来　　源】《眼科集成》。

烟　熏　法

　　烟熏法是用药物燃烧生烟，熏于鼻、耳、口等孔窍，以治疗某些疾病的方法，为一传统外治法。本法借助温暖氤氲的药性，直达病所，起到疏通腠理，畅达气血，解毒止痛，开关杀虫，消肿排脓等作用。

　　烟熏不但用于治疗疾病，还常用来预防疾病。不管是用于治病还是防病，烟熏的药物剂量、使用时间、操作方法都应适当，才能保证安全有效。

方一、巴壳二叶条

【组　　成】　巴豆壳（去仁不用）　烟叶　荷叶各适量

【功　　能】　消积导滞，和胃止痛。

【适应证】　适用于食积气滞型胃痛。

【制用法】　将上三味药切细丝后拌匀，用薄纸卷成烟点着，像吸烟样，轻轻大口深吸，吸入后腹内可有辘辘样响声，继之肛门矢气，疼痛即可缓解。

【来　　源】　经验方。

方二、五倍子熏药条

【组　　成】　五倍子　艾绒各等份

【功　　能】　逐寒湿，收敛固脱

【适应证】　脱肛日久。

【制用法】　将五倍子研末和艾绒卷成药条，点燃后放在便桶内，令患儿坐桶上，使烟熏肛门。熏后在肛门周围扑掺适量的白矾粉。

【来　源】《本草纲目》。

方三、麻黄止呃柱

【组　成】　麻黄 30 克

【功　能】　温经散寒，和胃止呃。

【适应证】　适用于寒呃不止。

【制用法】　将麻黄用火柴点燃，弓身熏鼻，深吸，呃逆随呛咳而愈。

【来　源】《理瀹骈文》。

方四、慈菇散

【组　成】　慈菇根

【功　能】　宣通鼻窍。

【适应证】　适用于鼻疖。

【制用法】　将慈菇根研粉，拌入黄烟叶或香烟内吸入烟气。尽量使烟气出入于鼻孔，日 2~3 次，1 次 1 支。

【来　源】《常见病验方研究参考资料》。

方五、寒咳烟

【组　成】　鹅管石　雄黄　郁金　款冬花　艾绒各等份

【功　能】　宣肺解表，化痰止咳。

【适应证】　适用于风寒咳嗽。

【制用法】　上药除艾绒，共研细末，和艾绒卷成纸烟状，点燃后，像吸烟样，轻轻大口深吸，每次 1 支，每日 4 次。

【来　源】《医学正传》。

方六、祛风通痹烟熏条

【组　成】　川乌　草乌　降香　千年健　闹羊花　钻地风　陈艾各 15 克　麝香 0.3 克

【功　能】　祛风除湿，散寒止痛。

【适应证】　适用于风寒湿痹。

【制用法】　共研细末，卷纸筒糊紧，燃烟熏患处。

【注　意】　烟熏后患处勿受凉。

【来　源】《理瀹骈文》。

方七、疥疮丸

【组　成】　银珠 10 克　桑木炭 15 克　红枣肉 21 个

【功　能】　清热解毒，燥湿止痒，杀虫。

【适应证】　适用于疥疮。

【制用法】　上药共捣如泥状，分 6 份，制成丸剂，晒干，每用 1 丸，熏被，每日 1 次，10 日可愈。

【来　源】《外科大成》。

方八、宣肺定喘烟

【组　成】　细辛　牙皂各 10 克　王不留行 6 克　艾叶适量

【功　能】　温化痰饮，宣肺定喘。

【适应证】　适用于各型哮喘。

【制用法】　上药共研末，分为 3 份，每日 1 份，分 2 次放入竹筒中燃烟，患者上凑轻轻吸咽。

【注　意】　对烟熏刺激诱发的哮喘禁用。对重度或哮喘持续状态慎用。

【来　源】　民间方。

方九、如神散

【组　成】　雄黄　佛耳草　鹅管石　款冬花　甘草　寒水石　煅白附子　枯矾　孩儿茶上药各等量

【功　能】　祛风散寒，化痰止咳。

【适应证】　适用于风寒咳嗽，或因寒致久嗽。

【制用法】　上药共研细末，用纸将药末卷起如香烟状，松紧适度，点燃，吸其烟，每次 1 支，每日 2~3 次。

【来　源】《古今医鉴》。

香　佩　法

　　香佩法是将含有芳香性、挥发性的药物研末装在小布袋内，佩戴在身上的一种中医外治法。本法主要是靠药物的气味，对人体黏膜、皮肤产生刺激，或被皮肤黏膜吸收，提高人体的免疫功能，而达到防病治病的目的。本法具有芳香辟秽、祛邪解毒、清热消肿、散风止痒、和安神定志的功效。主要用于感冒、瘟疫、邪毒、风疹、瘿肿、小儿疳积，久痢和口疮等病症。

方一、良姜治感灵

【组　成】　高良姜 15 克　佩兰 5 克　桂枝 5 克　冰片 2 克

【功　能】　温经散寒，和营解表

【适应证】　感冒。

【制用法】　上药共研细末，装入布袋，每袋 5 克，令病者挂于胸前。

【来　源】　民间方。

方二、菖蒲香囊

【组　成】　雄黄 60 克　石菖蒲 80 克　鬼臼 80 克　朱砂 20 克

【功　能】　解表，安神，解毒。

【适应证】　感冒。

【制用法】　上药共研细末，布袋盛之，每袋 5 克，令病者挂于胸前。

【来　源】　民间方。

方三、防感香囊

【组　成】　生苍术　石菖蒲　川藁本　山柰　甘松　樟脑　冰片　丁香各等量

【功　能】　健脾和营，利湿防感。

【适应证】　预防感冒。如果流感及其他传染病流行，可加雄黄。

【制用法】　上药研碎，装入布袋，每袋 10 克，7～10 日换药 1 次。

【注　意】　冰片香味刺激性较强，如果小儿恶闻则不用。

【来　源】　民间方。

方四、健脾香囊

【组　成】　山柰20克　桂皮3克　樟脑1克　砂仁1克
蔻仁1克　丁香1克　薄荷脑1克　菖蒲10克

【功　能】　醒脾、促进消化。

【适应证】　适用于小儿厌食。

【制用法】　上药共研细末，装布袋，每袋3～5克，10日
换药1次。

【来　源】　民间方。

方五、慈菇倍子香囊

【组　成】　山慈菇60克　续随子60克　五倍子60克
红大戟30克　麝香9克

【功　能】　芳香辟秽，清利咽喉。

【适应证】　适用于时疫，亦治诸喉证。

【制用法】　上药分别研为细末，再拌和令匀，绛囊盛之，
每囊6克。令患者佩挂于颈项、胸前，日夜不去，直至病愈。

【来　源】　《理瀹骈文》。

方六、辟浊止瘟袋

【组　成】　大黄36克　苍术30克　檀香30克　山柰30
克　雄黄30克　朱砂30克　甘松30克　川椒24克　贯众24
克　降香24克　龙骨24克　虎骨24克　石菖蒲18克　香白
芷18克　官桂15克　辽细辛12克　吴茱萸12克　丁香12
克　沉香12克

【功　能】　辟秽驱疫，止瘟温里。

【适应证】　瘟疫。

【制用法】　上药共为细末，绛囊盛之，每囊6克，令病者
佩挂于胸前。

【来　源】　《理瀹骈文》。

方七、七香囊

【组　成】　丁香3克　麝香1.5克　檀香1.5克　零陵
香15克　甘松香21克　藿香24克　沉香1.5克

【功　能】　芳香除臭，辟秽开窍。

【适应证】　汗臭。

【制用法】　上药先捣甘松香，次合檀香、沉香、零陵香、藿香，共研细末，最后加入麝香，绢袋盛之，佩戴于内衣中。

【来　源】　《卫生宝鉴》。

方八、萤火丸

【组　成】　雄黄30克　羧羊角30克　雌黄23克　矾石23克　鬼箭羽23克　萤火30克　铁槌柄入铁处23克

【功　能】　避秽气，解诸毒。

【适应证】　瘟疫、恶气、诸虫、诸毒等。

【制用法】　上药共为细末，以鸡子黄、雄鸡血和匀为丸，如杏仁大，绛囊盛之，每囊装入5丸，令病者系于臂上。

【来　源】　《备急千金要方》。

方九、虎骨雄黄除瘴散

【组　成】　虎头骨45克　朱砂45克　雄黄45克　鬼臼45克　皂荚30克　雌黄30克

【功　能】　驱除瘴气，避浊祛邪。

【适应证】　适用于瘴气、邪祟。

【制用法】　上药研细末，绛囊盛之，每囊6克，系于臂上。

【来　源】　《肘后备急方》。

方十、健脾利湿驱疫散

【组　成】　人参30克　赤茯苓30克　鬼箭羽30克　石菖蒲30克　白术30克　苍术30克　当归30克　桃仁15克　雄黄10克　朱砂10克　牛黄3克　麝香3克

【功　能】　健脾利湿，驱疫除瘴。

【适应证】　适用于瘴气、邪祟、时邪、瘟疫等多种外感病症。

【制用法】　上药分别研为细末，拌和令匀，绛囊盛之，每囊6克，佩挂于胸前。

【来　源】　《万病回春》。

方十一、九香辟秽散

【组　成】　安息香30克　木香30克　麝香30克　犀角30克　沉香30克　丁香30克　檀香30克　香附30克　诃子30克　朱砂30克　白术30克　荜茇30克　乳香15克　龙脑15克　苏合香15克

【功　能】　芳香辟秽，除瘴祛瘟。

【适应证】　适用于骨蒸、传尸、时邪、瘟疫、瘴气等多种外感病症。

【制用法】　上药分别研细末，拌和令匀，绛囊盛之，每袋6克，佩挂于胸前贴身衣上。

【来　源】　《中藏经》。

方十二、蜘蛛截疟袋

【组　成】　蜘蛛1只

【功　能】　和营截疟。

【适应证】　疟疾。

【制用法】　将蜘蛛用绛绵包裹，系于臂上。

【来　源】　《本草纲目》

含　漱　法

含漱法是将药物煎成药汁后，让患者用药汁漱涤口腔，防治口腔、咽喉疾病的方法。本法藉药汁与口腔、咽喉黏膜的直接接触，而发挥清热解毒，清疮去秽、去腐除脓，清洁口腔等作用。

方一、牛膝酒

【组　成】　牛膝30克　白酒30克

【功　能】　清心泻火，温补心阳。

【适应证】　适用于阳虚型舌疮。

【制用法】　将牛膝浸酒内，取药酒，频频含漱，1日10数次。

【来　源】　《肘后方》。

方二、甘草汤

【组　成】　生甘草 60 克

【功　能】　清热滋阴，泻火敛疮。

【适应证】　适用于实热型舌疮。

【制用法】　生甘草煎汤，以药液漱口，反复多次。

【来　源】　《圣济总录》。

方三、四黄银花汤

【组　成】　黄芩　黄连　黄柏各 10 克　金银花 20 克　大黄 3 克

【功　能】　清热消肿，疏风止痛。

【适应证】　适用于急性扁桃体炎，急性咽喉炎，口腔溃疡等。

【制用法】　将上药放入砂锅内，加适量的水，浸泡 10 分钟，武火煮沸即成，取汁，待温度合适时，即可漱口，每日 10~30 次，每次漱完吐出。

【来　源】　经验方。

方四、滋阴清音汤

【组　成】　玉蝴蝶 10 克　石斛 15 克　桔梗 10 克　蝉衣 10 克　薄荷 10 克　菖蒲 10 克　麦冬 10 克　玄参 10 克

【功　能】　滋阴清热，润喉利咽。

【适应证】　适用于失音。

【制用法】　上药加适量水，煎煮，去渣取汁，令患者含漱，每日 20~30 次。

【来　源】　《河南省秘验单方集锦》。

方五、大黄地骨煎

【组　成】　大黄炭 90 克　地骨皮 150 克　食醋 200 毫升

【功　能】　凉血退热，泻胃止血。

【适应证】　适用于各种牙衄。

【制用法】　先将前 2 味加水 1000 毫升，浸泡 2 小时，煎 15 分钟，取药液，再加水 500 毫升，煎 10 分钟。两煎合并过滤，共得滤液约 600 毫升，然后加食醋，混匀。每日 3~5 次，每次 40~50 毫升含漱。

　　【来　源】　经验方

方六、冰硼牙槽排脓散

　　【组　成】　冰硼散（成药）2 瓶

　　【功　能】　清热解毒，消肿止痛，排脓。

　　【适应证】　适用于骨槽风溃后口内脓多者。

　　【制用法】　将上药溶于 500 毫升温开水中，口含漱涤，每日 4~6 次。亦可作就餐前后的漱口剂。

　　【来　源】　《中医外科学》（中国中医研究院主编）。

方七、连矾漱口液

　　【组　成】　黄连 3 克　白矾 3 克　食盐 3 克

　　【功　能】　清热泻胃，滋阴降火。

　　【适应证】　适用于脾胃火盛及肺实热型口臭。

　　【制用法】　将上药加水 200 毫升，每日 1 剂，煎开待凉，漱涤口腔。口臭轻者每日 3~4 次，口臭重者 5~6 次，用至症状消失。

　　【来　源】　民间方。

方八、地骨皮液

　　【组　成】　新鲜地骨皮适量

　　【功　能】　滋阴液，退虚热。

　　【适应证】　适用于虚火牙痛。

　　【制用法】　将新鲜地骨皮洗净，削嫩皮，在石器中捣碎，用河水半碗，井水半碗，入地骨皮，以碗盖浸片刻，将水含漱，口热即吐，数次即愈。

　　【来　源】　《奇方类编》。

方九、茶叶敛疮液

　　【组　成】　茶叶适量（花茶、绿茶优于红茶）

　　【功　能】　清心火，敛疮口。

　　【适应证】　适用于口腔黏膜溃疡。

　　【制用法】　把茶叶用开水浸泡，10 分钟左右即可。用其茶水含漱之，同时用棉签蘸茶水擦拭溃烂口腔黏膜，每日 3~

5 次。

【来　源】　民间方。

方十、清热滋阴汤

【组　成】　生地 15 克　元参 15 克　芒硝 12 克　甘草 3 克

【功　能】　滋阴凉血，清热止血。

【适应证】　适用于牙龈出血。

【制用法】　将上药加水 500 毫升，煎开待凉，每日 5～10 次，每次 20～40 毫升，含漱之。

【来　源】　经验方。

方十一、杨柳根煎

【组　成】　水边杨柳树根 50～100 克

【功　能】　泻火止痛。

【适应证】　适用于牙痛。

【制用法】　将杨柳树根洗净，加水适量，浓煎取汁，含漱，每日 3～5 次。

【来　源】　民间方。

方十二、花椒陈醋汤

【组　成】　陈醋 100 克　花椒 15 克

【功　能】　清热燥湿，消肿止痛。

【适应证】　适用于牙痛。

【制用法】　水煎 10 分钟，放温，含漱。

【来　源】　民间方。

方十三、解毒喉痈汤

【组　成】　金银花　杭菊花　蒲公英各适量

【功　能】　清热解毒，消痈排脓。

【适应证】　适用于喉痈初期和成脓期。

【制用法】　上药适量，煎取药液，新鲜草药则可捣汁，将药汁含漱，1 日 10 数次。

【来　源】　《中医耳鼻喉口腔科临床手册》。

方十四、青叶增液汤

【组　成】　干生地 10 克　蒸元参 15 克　大青叶 15 克

【功　能】　滋阴清热，润喉利咽。

【适应证】　适用于慢性咽炎。

【制用法】　上药煎水，放冷，喝一口含在口中，停半分钟漱口吐出，再含第二口，如此反复数次，可连续应用，直至病愈。

【来　源】　民间方。

方十五、蝴蝶清音液

【组　成】　玉蝴蝶12克　胖大海6枚　甘草5克　金银花20克

【功　能】　疏风清热，宣肺利咽。

【适应证】　失音。

【制用法】　上药取少许入茶杯，加入滚开水盖紧，10分钟后即可用。取药液含漱之，1日数10次。

【来　源】　经验方。

方十六、银翘茅根汤

【组　成】　银花12克　连翘20克　白茅根20克　入地金牛15克

【功　能】　清热泻胃，滋阴消疳。

【适应证】　适用于口疳。

【制用法】　上药水煎，漱口，每日6次，每次含3~5分钟，重者可延长含漱时间，增加含漱次数，5~7日为1疗程。

【来　源】　《当代中药外治临床大全》。

方十七、银膏盐水

【组　成】　银花15克　青盐15克　地骨皮10克　生石膏30克　黄柏5克　川椒2克

【功　能】　祛风清热，解毒止痛。

【适应证】　适用于风热牙痛。

【制用法】　上药水煎，漱口，每日漱3~5次。

【来　源】　民间方。

刷 牙 法

　　刷牙疗法是用某些药物或牙膏刷牙，以洁口固齿，防治牙病的一种方法。

　　方一、薄荷玄明散

　　【组　成】　薄荷60克　硝石60克　没食子60克　冰片2.1克　玄明粉3克　硼砂30克　青盐60克

　　【功　能】　清热祛风，消肿止痛。

　　【适应证】　适用于风热牙痛。

　　【制用法】　将上药共研极细末，每取少许擦牙。

　　【来　源】　《名医类案》。

　　方二、白芷朱砂丸

　　【组　成】　白芷3克　朱砂1.5克

　　【功　能】　疏散风热，止痛。

　　【适应证】　适用于风热牙痛。

　　【制用法】　将药共研极细末，炼蜜为丸，如黄豆大，频用擦牙。

　　【来　源】　《本草纲目》。

　　方三、细辛雄黄散

　　【组　成】　辽细辛3克　荜茇3克　冰片0.6克　雄黄0.6克

　　【功　能】　散寒止痛。

　　【适应证】　适用于风寒牙痛。

　　【制用法】　先将细辛、荜茇研细，再加冰片、雄黄研匀，贮瓶备用。用时取少许药末擦牙，每日3～4次。

　　【来　源】　民间方。

　　方四、朴硝硼砂散

　　【组　成】　朴硝30克　薄荷30克　没食子30克　食盐30克　硼砂15克　冰片1克

　　【功　能】　消肿止痛。

【适应证】　适用于风热牙痛，齿龈红肿。

【制用法】　上药共研细末，取少许药末擦牙，每日2次。

【来　源】　民间方。

方五、擦牙固齿散

【组　成】　花椒120克　细辛120克　白芷300充　川芎片300克　青盐600克　食盐600克　生石膏5000克

【功　能】　清泻胃火，消肿止痛。

【适应证】　适用于胃火牙痛。

【制用法】　上药共研极细末，用牙刷蘸药粉少许，代牙膏刷牙，1日2次。

【来　源】　《北京市中药成方选集》。

方六、固齿露

【组　成】　白矾15克　风化硝15克　食盐15克

【功　能】　泄热通腑，固齿。

【适应证】　适用于阳明热壅型牙齿动摇。

【制用法】　以上3药加蒸馏水1000毫升溶解过滤，刷牙用。

【来　源】　经验方

方七、乌贼骨粉

【组　成】　乌贼骨粉50克　槐花炭5克　地榆炭5克　儿茶5克　薄荷脑0.6克

【功　能】　滋阴补肾，固齿。

【适应证】　适用于肾阴虚型牙齿动摇。

【制用法】　以上5味药兑匀，装瓷瓶备用。每用时取少许刷牙，每日3次。

【来　源】　《验方选编》。

方八、真珠倍子散

【组　成】　真珠黄30克　五倍子30克

【功　能】　敛阴固齿。

【适应证】　适用于各型牙齿动摇。

【制用法】　先将前2药分别烘脆碾成极细粉，再同炒食盐碾匀，瓶贮勿受潮，备用。每日早、中、晚各以牙刷取适量刷牙，逐日刷之，牙齿即渐固。

【来　　源】　民间方。

方九、细辛白芷散

【组　　成】　细辛30克　荜茇30克　白芷30克　冰片6克　雄黄6克

【功　　能】　祛风散寒，止痛，解毒。

【适应证】　适用于风寒牙痛。

【制用法】　先将前3味焙干研极细末，雄黄研细，共与冰片搅匀，贮瓷瓶备用。每用时取少许，牙刷蘸之，刷牙，每日3次。

【来　　源】　经验方。

吹　药　法

吹药法是将药物研成极细粉末，使用管筒状物将药末吹送到患处以治疗疾病的方法。本法可使药末直接作用于患处黏膜，药物吸收较快，而发挥清热解毒、散结消肿、生肌定痛的功效。同时可通过局部黏膜之吸收而作用于身体其他部位之疾患。本法主要用于治疗耳鼻咽喉科疾患，也可治疗部分内外科疾病，并且在急症中亦常发挥一定作用。

方一、硝黄散

【组　　成】　蒲黄　芒硝各等份

【功　　能】　活血消瘀，清热软坚。

【适应证】　适用于木舌，舌胀满口，不能出声。

【制用法】　上药共研细末，取少许吹肿胀的舌上，1日3次。

【来　　源】　《证治准绳》。

方二、铁板吹喉丹

【组　　成】　鹅管石　飞雄黄　山慈菇　百草霜　西牛黄　上麝香　白马勃　灯心灰　银珠　梅片　青黛各等份

【功　能】　清热解毒，利咽喉，排脓。

【适应证】　适用于急、慢性扁桃体炎、咽炎、扁桃体周围脓肿、口疮等。

【制用法】　上药共研细末，贮瓶备用。每取少许吹喉。

【来　源】　《全国医药卫生技术革命展览会资料汇编》。

方三、生熟巴豆散

【组　成】　生巴豆3份　熟巴豆4份

【功　能】　逐痰通闭。

【适应证】　适用于白喉、喉炎引起的喉梗阻。

【制用法】　研末去油，同时取药末0.5克左右，吹入咽喉部，每日2~3次，必要时可连用2~3次。

【来　源】　《福州市传染病院方》。

方四、愈蛾散

【组　成】　白矾9克　巴豆3枚（去壳）

【功　能】　泻火利咽，敛液止痛。

【适应证】　适用于急、慢性扁桃体炎。

【制用法】　将巴豆分为6瓣，将白矾于铫内熬化为水，置巴豆于内候干，去巴豆，取白矾研极细末，每用少许吹喉中立愈。

【来　源】　《卫生简易方》。

方五、醒苏散

【组　成】　牙皂10克　细辛30克　半夏15克

【功　能】　通关开窍，醒神。

【适应证】　适用于急性休克，不省人事。

【制用法】　共为细末，每取0.3~0.6克吹鼻取嚏，即可苏醒。

【来　源】　民间方。

方六、白喉散

【组　成】　牛黄0.6克　珍珠粉1克　冰片1克　琥珀1克　硇砂1克　血竭3克　象皮3克　龙骨3克　儿茶3克　乳香3克　没药3克　五倍子30克

【功　能】　清热解毒，祛瘀消肿。

【适应证】　适用于白喉急性期。

【制用法】　上药共研细末，取适量药末吹喉，每日 3 ~ 4 次。

【来　源】　《全国医药卫生技术革命展览会资料汇编》。

方七、吹喉散

【组　成】　黄连 15 克　青黛 15 克　僵蚕 15 克　薄荷 15 克　白矾 15 克　芒硝 15 克　梅片 1.2 ~ 2.4 克　腊月猪胆 5 个

【功　能】　清热利咽，敛液润喉。

【适应证】　适用于急、慢性扁桃体炎、咽炎、音哑等病症。

【制用法】　前 6 味共研细末，入猪胆内，用黑纸将胆裹严。然后在地上掘 2 尺深坑，以横竹竿悬胆在内，埋好土，至立春取出，把药胆吊于通风处，待风将黑纸吹去后，把全胆共研极细粉末，收贮于瓷瓶内。临用时，每症用 4.5 ~ 9 克，加梅片 1.2 ~ 2.4 克，研细末混匀，以细竹管吹布患处，每 5 分钟吹药 1 次，共吹 10 ~ 15 次，直达出现下述反应：吹药后即能吐出痰涎，症状减轻，并感自喉以下发凉，由喉而胸，而腹，而膝，直达足趾发凉为止；若凉感不至趾者，继吹之，候凉感达足趾部即愈。

【来　源】　《中医验方汇选》。

方八、蜘蛛散

【组　成】　白矾 60 克　活蜘蛛 6 克　冰片 0.15 克

【功　能】　消肿、解毒、敛疮。

【适应证】　适用于口疮，鹅口疮。

【制用法】　先将白矾用砂锅熔化，再入蜘蛛，直至白矾全部成为枯矾，剔去蜘蛛遗体，加入冰片，研为极细末。用时取少许药末，用纸筒吹患处，1 日 2 次。

【来　源】　民间方。

方九、还魂丹

【组　成】　蜈蚣 2 条　麝香 0.3 克　白芷 20 克　天麻 20 克　黄花子 6 克

【功　能】 开窍通气。

【适应证】 适用于小儿急惊风，亦治昏迷不醒。

【制用法】 上药共为细末，贮瓷瓶备用。每取少许吹鼻即醒。

【来　源】 《串雅外编》。

方十、探生散

【组　成】 雄黄3克　没药3克　乳香1.5克　麝香0.75克

【功　能】 开窍通气。

【适应证】 适用于小儿急惊风，牙关紧闭，目睛上窜。

【制用法】 共研极细末吹鼻，药后流出涕泪者可治。

【来　源】 《串雅外编》。

方十一、硇砂散

【组　成】 硇砂3克　轻粉1克　雄黄1克　冰片0.15克

【功　能】 消积软坚，破瘀散结。

【适应证】 鼻息肉。

【制用法】 上药共研细末，挑少许药末点在息肉上，每日6次。

【来　源】 《外科正宗》。

方十二、月石散

【组　成】 玄明粉15克　月石15克　薄荷2克　冰片1.5克　炒蒲黄6克　黄柏6克　黄连6克

【功　能】 消肿止痛，解毒生肌。

【适应证】 适用于急性扁桃体炎，急、慢性咽喉、口腔黏膜炎。

【制用法】 上药共研极细末，置瓶密封，用时取少量药末吹于患部，每日3次。

【来　源】 《理瀹骈文》。

方十三、三香散

【组　成】 公丁香2.4克　母丁香2.1克　苦丁香2.1克

【功　能】 散寒利湿退黄。

【适应证】　适用于寒湿性黄疸，亦治虚黄。

【制用法】　取小黄米半盅同上药微炒，碾为细面，瓶贮备用。用时取少许吹鼻，每日 1 次，连用 3 日。

【注　意】　忌生冷腥物。

【来　源】　民间方。

方十四、石楠叶散

【组　成】　石楠叶 30 克　藜芦 0.9 克　甜瓜蒂 5 个

【功　能】　化瘀平肝，息风通络。

【适应证】　适用于小儿外伤导致肝风内动，双目斜视。

【制用法】　上药共研细末，每取少许吹鼻，每日 3 次。

【来　源】　《串雅外编》。

方十五、胆矾散

【组　成】　白矾适量　猪胆 1 个

【功　能】　清热解毒、润燥。

【适应证】　适用于阴虚型口疮。

【制用法】　取白矾研细过筛，于猪胆上部剪一开口，将白矾从开口处塞入，以填满为度，用线将口扎紧，悬挂于屋檐下自然阴干，待猪胆表面出现一层白霜时，取下研为极细末，瓶贮备用。用时取药粉少许吹于患处，每日 3～4 次。

【来　源】　民间方。

方十六、芒硝散

【组　成】　芒硝适量

【功　能】　泄热通腑，消肿止痛。

【适应证】　适用于重龈、重腭。

【制用法】　上药研细末，吹于患处，每日 3 次。

【来　源】　民间方。

方十七、壁钱指甲散

【组　成】　壁钱 7 个　人指甲 5 个　冰片 6 克

【功　能】　清热利咽，消肿止痛。

【适应证】　适用于急性扁桃体炎。

【制用法】　前 2 味用文火焙焦，压为粉末，加入冰片调匀，贮瓶备用。同时取药少许吹入咽喉，每日 2 次。3 日为 1 疗程。

【来　源】　民间方。

方十八、玉匙散

【组　成】　元明粉 30 克　腰黄 3 克　僵蚕 9 克　炒月石 30 克　冰片 3 克

【功　能】　清热解毒，消肿止痛。

【适应证】　适用于骨槽风未溃者。

【制用法】　上药各研极细末，和匀，贮瓶备用，封固不泄气。使用时先用消毒药棉将患侧磨牙尽处的脓液、痰涎等分泌物揩拭干净，然后取药粉少许，用吹药器喷布患处。药物喷布要均匀，病灶也应喷及。每日 5~6 次。

【来　源】　《当代中药外治临床大全》。

方十九、冰硼散

【组　成】　玄明粉 15 克　朱砂 1.8 克　硼砂 9 克　冰片 1.2 克

【功　能】　清热解毒，消肿止痛。

【适应证】　适用于慢性扁桃腺炎。

【制用法】　上药研为细末，装瓶密封。用时取少许吹入咽喉，每日 3 次，10 日为 1 疗程。

【来　源】　《耳鼻咽喉科全书·咽科学》。

发 泡 法

发泡法又名"天灸"、"自灸"、"水泡疗法"，方法虽与热灸不同，但作用是一致的，常用毛茛、旱莲草、蒜泥、斑蝥、白芥子、甘遂、威灵仙等具有强烈刺激性的药物贴于穴位或患部，使局部充血、发泡，发泡的效果多在敷贴后开始有刺痛感时产生，及至发出水泡后症状即逐渐减轻以至消失。

方一、巴黄散

【组　成】　巴豆霜9克　硫黄1克

【功　能】　泻下逐水。

【适应证】　肝硬化腹水。

【制用法】　共研细末，用油或酒精调成膏，纱布包。

【来　源】　民间方。

方二、葱白螵蛸泥

【组　成】　桑螵蛸10～51克　葱白7根

【功　能】　缩泉固遗。

【适应证】　适用于小儿遗尿。

【制用法】　将桑螵蛸研为细末，葱白捣烂如糊状，掺入药末，分别温敷于中极、关元、气海穴，上盖纱布（或油纸），胶布固定。3日换药1次，3次为1疗程。一般1个疗程后，局部会发泡，休息3天，进行下1个疗程。病愈为止。

【来　源】　经验方。

方三、二白轻粉膏

【组　成】　白芥子100克　香白芷10克　轻粉10克

【功　能】　利气豁痰，散寒通络。

【适应证】　哮喘。

【制用法】　上药共研细末，用蜂蜜调和作饼，火上烘热备用。未贴前用生姜擦第3胸椎下身柱穴，擦到皮肤发热，有刺痛为止，再将烘热的药饼贴于身柱穴上。

【注　意】　贴药饼后，一般有皮肤起水泡现象，但需连续贴用，以巩固疗效。

【来　源】　民间方。

方四、独蒜轻粉膏

【组　成】　独头蒜1枚　轻粉0.05克

【功　能】　温经，散寒，止痛。

【适应证】　适用于风寒牙痛。

【制用法】　将独头蒜去皮捣烂如泥，与轻粉搅匀，将药膏敷虎口，外用纱布固定，约2～3小时许起泡后去黄水。

【来　　源】 经验方。

方五、斑蝥膏

【组　　成】 斑蝥适量

【功　　能】 逐瘀通络。

【适应证】 痹证。

【制用法】 将斑蝥研细末，水调如麦粒大，置伤湿止痛膏上，贴于疼痛关节的适当穴位上，3 小时后揭去，局部出现黄豆大小的水泡，疼痛即可缓解或消失。

【来　　源】《山东中草药手册》。

方六、温肾哮喘膏

【组　　成】 白芥子 18　元胡 18 克　甘遂 12 克　细辛 12克　肉桂 12 克

【功　　能】 温肾纳气，化痰消饮。

【适应证】 适用于支气管哮喘发作期、缓解期；慢性支气管炎。

【制用法】 将前 4 味与肉桂分别研为细末，贮瓶备用。每次用前 4 味药研成药面，加生姜汁调成糊状。分别摊在 6 块直径约 5 厘米的油纸或塑料布上，贴敷在肺俞、心俞、膈俞（均取双侧）处，用胶布固定，一般贴 4～6 小时，如果贴后局部有烧灼感或疼痛，可提前取下，若温度舒适或微痒，可多贴几小时，待药干燥后再取下。若老年哮喘，肾气虚者，可加肾俞穴，用肉桂粉姜汁调，敷贴。夏季入伏 10 天贴 1 次，即初伏、二伏、三伏各贴 1 次，共贴 3 次，一般连贴 3 年。

【注　　意】 本法于正午时分，择晴天贴治效佳。贴药后不要过分活动，以免药物移动、脱落。病人局部起水泡，一般不做处理，保持干燥可自然吸收。贴药当天禁食生冷、肥甘厚味及辛辣刺激之品，1 岁以下小儿不宜贴治。

【来　　源】 经验方。

方七、朱豆散

【组　　成】 巴豆　朱砂各等份

【功　　能】 除瘟解毒，清利咽喉。

【适应证】 适用于白喉初期。

【制用法】 将上药分别研为细末，混合调匀备用。然后，先贴一块中间剪一小孔的胶布，小孔对准印堂穴，再取膏药少许放进小孔内，外用胶布固定。4～8小时去掉。

【来　源】 民间方。

方八、独蒜白芥膏

【组　成】 小独头蒜1枚　白芥子12克

【功　能】 疏风散寒，温经止痛。

【适应证】 适用于风寒牙痛。

【制用法】 先将白芥子研为细末，然后去蒜皮捣烂如泥，与白芥末搅匀，将药膏敷颊车穴，约2～3小时许起泡取下即可。

【来　源】 民间方。

方九、蝥豆膏

【组　成】 斑蝥1～2个　巴豆2～3粒　麝香0.02克鲜柳枝头1枝或带叶3～5片　鲜生姜5～10克

【功　能】 散寒通络，化痰治瘫。

【适应证】 适用于寒、痰为主的面神经炎。

【制用法】 以上药物共捣如泥，贴于患侧下关穴或太阳及颊车穴。当贴药处有热性刺痛感时，即将药物除去，起水泡后用消毒针尖刺破。每隔7～10日贴药1次，一般1～3次痊愈。

【来　源】 经验方

方十、斑黄膏

【组　成】 斑蝥14个　雄黄8克　朱砂3克

【功　能】 攻毒截疟。

【适应证】 疟疾。

【制用法】 共研细末和匀，每次取少许放膏药内，在疟发前3小时贴第3胸椎下身柱穴，4～6小时后取下，以消毒针刺破水泡，涂以龙胆紫液，外盖敷料。

【来　源】 《中药大辞典》。

摩 顶 法

摩顶法是指用手掌或铁片蘸药，在头顶反复摩擦以治疗疾病的一种方法。本法具有振奋阳气、疏通经络、祛邪明目的作用。主要用于头部受邪及五官科疾病。

方一、六香通窍膏

【组　成】　松叶250克　松脂150克　白芷60克　天雄15克　杏仁15克　莽草15克　甘松香15克　零陵香15克　甘菊花15克　秦艽（去苗）45克　独活45克　辛夷45克　香附子45克　藿香45克　踯躅花（去苗）45克　川椒（去目）45克　川芎45克　沉香45克　木香45克　牛膝（去苗）45克　川乌头（去皮脐）15克

【功　能】　疏风清热，清利头目。

【适应证】　适用于头风、鼻塞头晕，白屑风痒。

【制用法】　上药研为细末，再以醋3000毫升浸泡12小时。滤出后加生麻油3500毫升共煎至醋味尽，膏呈焦黄色即成。滤去渣，盛瓷器中备用。用时以手掌蘸药膏摩至头皮上，反复摩擦，日行三度。

【来　源】　《太平圣惠方》。

方二、青黛三石膏

【组　成】　青莲花2朵　青黛120克　龙脑45克　芒硝60克　硝石60克　石膏30克　麝香30克　凝水石39克　桑寄生150克　莲子草90克　白杨木皮60克

【功　能】　疏风清热，清利头目。

【适应证】　适用于头风肿痒、脑热生疮，目涩赤疼等。

【制用法】　上药分研为细末，加水2000毫升，先煎桑寄生、莲子草、白杨木皮，滤去渣后再下芒硝、凝水石、硝石，减火微煎，候凝取出，曝干后细研，与上诸药和匀，盛密器中备用。用时以6克加生麻油及清水适量调成膏，用手掌蘸之于前顶边囟、百会及两鬓处涂摩数百遍。

【来　源】《圣济总录》。

方三、旱莲生地膏

【组　成】旱莲子草5000克　生地5000克　桐柏皮120克　松叶60克　防风60克　川芎60克　白芷60克　辛夷仁60克　藁本60克　沉香60克　秦艽60克　商陆60克　犀角梢60克　青竹皮60克　细辛60克　杜仲60克　蔓荆子60克　零陵香60克　甘松30克　天雄30克　白术30克　升麻30克　枫香脂30克　乌麻油500毫升　桑根白皮90克

【功　能】疏风退屑，补肾乌发。

【适应证】适用于头风白屑，并能生发黑发。

【制用法】将旱莲子草捣绞取汁1000毫升，生地捣取汁3000毫升。上药除油脂外，研为细末。与旱莲子汁、生地汁同入瓷瓶内，浸泡12小时后取出，再与诸油脂同入锅内，微火煎，候白芷呈黄色膏即成。去渣贮瓷器中备用。用时先将头发洗净，待晾干后用手掌蘸膏涂摩患处。

【来　源】《太平圣惠方》。

方四、细辛川芎散

【组　成】细辛（去苗叶）30克　川芎30克　藁本（去苗土）30克　地骨皮15克　蒺藜子0.9克　独活（去芦头）30克

【功　能】温经通络，疏风止痛。

【适应证】适用于牙齿疼痛。

【制用法】上药共为细末。用时先用油涂头顶，以手摩一二百遍，再用散涂摩头顶数十遍。

【来　源】《普济方》。

方五、附子牛酥膏

【组　成】附子（炮裂去脐）30克　木香30克　朱砂7.5克　龙脑1.5克　青盐45克　牛酥60克　鹅脂120克

【功　能】温里安神，平肝明目。

【适应证】适用于眼见黑花。

【制用法】前5味共研细末，同牛酥、鹅脂以文火熬成膏。每用少许摩顶上，不拘时日，病愈止。

【来　源】《审视瑶函》。

方六、龙脑八香麻油膏

【组　成】　龙脑30克　沉香30克　白檀香30克　苏合香30克　鸡舌香30克　零陵香30克　丁香30克　木香30克　甘松30克　白芷30克　藿香30克　白附子30克　细辛30克　当归30克　川芎30克　天雄30克　辛夷30克　甘菊花30克　乌喙30克　防风30克　蔓荆子30克　杏仁（去皮尖）30克　秦椒（去目）30克　乌麻油3000毫升

【功　能】　疏风止痒，清热退屑，乌发。

【适应证】　适用于头风瘙痒白屑，发黄发落。

【制用法】　上药共研为细末，以布裹入砂锅内，加油同煎，候白芷呈黄色膏即成。去渣收装瓷器中。用时以手掌蘸膏涂摩于头顶发际数遍。

【来　源】《圣济总录》。

药　枕　法

药枕法是将具有挥发性、芳香性药物为主的中草药置入枕心中，做成药枕，让病者在睡时垫于头顶下以治疗疾病的方法。本法即借助人头枕部与药枕长时间的接触，使药物缓缓地刺激头部的一定穴位，并通过经络，对人体之气血阴阳、脏腑的生理功能产生一定影响，起到养血健脑、安神定志、清凉解毒、益卫固表、宣肺止咳、和胃平肝等作用，从而达到防病治病、益寿延年的目的。

方一、黑豆枕

【组　成】　大黑豆适量

【功　能】　疏风散寒，通经活络。

【适应证】　适用于风寒型落枕。

【制用法】　将上药蒸熟装入枕袋，以患处枕在上面，每天不少于6小时。

【来　源】《本草纲目》。

方二、桑菊枕

【组　成】　杭菊花 1000 克　冬桑叶 1000 克

【功　能】　疏风清热，清利头目。

【适应证】　适用于风热型头痛。

【制用法】　将上药分别揉碎，混合匀均，装入枕芯内，睡时枕之，每日用枕时间不少于 6 小时，1 个月为 1 疗程，一般 2 周以后即可见效。

【来　源】　经验方。

方三、龙胆三黄枕

【组　成】　柴胡　龙胆草　黄芩　青皮　胆星　芦荟　黄连　青黛　大黄　木通　菖蒲　皂角　细辛各 30 克　全蝎 3 个　陈小粉炒黑 150 克

【功　能】　清肝泻火，通络活血。

【适应证】　适用于耳鸣、耳聋。

【制用法】　上药共研细末，加入青鱼胆汁、姜汁、竹沥汁各 1 杯，拌匀后晒干，打碎，装入枕芯，做成药枕，令病者枕之。

【来　源】《理瀹骈文》。

方四、活血通络枕

【组　成】　当归 300 克　羌活 300 克　藁本 300 克　制川乌 300 克　黑附片 300 克　川芎 300 克　赤芍 300 克　红花 300 克　地龙 300 克　血竭 300 克　菖蒲 300 克　灯心 300 克　细辛 300 克　桂枝 300 克　紫丹参 300 克　防风 300 克　莱菔子 300 克　威灵仙 300 克　乳香 200 克　没药 200 克　冰片 20 克

【功　能】　活血通络，祛瘀止痛。

【适应证】　适用于颈椎病。

【制用法】　将上药除冰片外共研细末，和入冰片，装入枕芯，令患者枕垫于头顶下，每日使用 6 小时以上。3 个月为 1 疗程。

【来　源】《当代中药外治临床大全》。

方五、菊花通鼻枕

【组　成】　杭菊花1000克　白芷250克　薄荷200克辛夷香200克　山柰200克

【功　能】　疏风清热，宣通鼻窍。

【适应证】　适用于慢性鼻炎、感冒引起的鼻塞。

【制用法】　先将白芷、山柰研为粗末，再将辛夷打碎，和其他药物拌均匀，装入枕芯内，晚上当枕头用。2个月为1疗程。

【来　源】　民间方。

方六、补益祛瘀通络枕

【组　成】　云茯苓　山药　金狗脊　黄芪　全当归　川芎片　草红花　粉葛根　紫丹参　独活　防风　元胡　白芷各适量　冰片少许

【功　能】　补益肝肾，活血止痛，祛风除湿，散寒通络。

【适应证】　颈椎病。

【制用法】　上药除冰片外共研末，连同冰片装入枕套中，作枕使用。每次用后应将药枕放入塑料袋中包扎好，以防药味挥发。一般每个药枕可用3周。

【来　源】　民间方。

方七、三花平肝枕

【组　成】　白菊花500克　野菊花500克　冬桑叶500克辛夷香500克　苏薄荷200克　草红花100克

【功　能】　活血通络，平肝明目，延年益寿。

【适应证】　适用于高血压、动脉硬化、偏正头痛、眩晕、神经衰弱、脑震荡及脑血栓形成后遗症、斑秃、目肿痛、急慢性鼻炎等。

【制用法】　将上药研碎混匀拌入适量冰片，装入枕芯中，即可枕用。连续使用3~6个月。

【来　源】　民间方。

方八、泻肝利胆枕

【组　成】　软柴胡50克　龙胆草50克　黄芩50克　青

皮 50 克　胆星 50 克　芦荟 50 克　黄连 50 克　青黛 50 克　大黄 50 克　细木通 50 克　石菖蒲 50 克　皂角刺 50 克　辽细辛 50 克　全蝎 6 个

【功　能】　清泻肝火，利胆通窍。

【适应证】　适用于实证肝胆火旺耳鸣耳聋。

【制用法】　诸药共研碎，用布袋装均匀，作枕睡，间日翻动布袋 1 次。10～15 日换药粉 1 次，病愈卸下药枕。

【来　源】　民间方。

方九、荆防鼻炎枕

【组　成】　荆芥 60 克　防风 60 克　川羌活 60 克　川芎片 60 克　香白芷 60 克　苏薄荷 60 克　杭菊花 60 克　川藁本 60 克　辛夷花 30 克　辽细辛 30 克　山柰 15 克　白檀香 15 克

【功　能】　疏风透窍，解表抗敏。

【适应证】　过敏性鼻炎。

【制用法】　上药混匀装入枕头内，每晚枕之睡觉，晨起后用塑料布套上并封口。1 周为 1 疗程。

【来　源】　四川中医　1987；(5)：8。

方十、李时珍药枕

【组　成】　野菊花　淡竹叶　冬桑叶　生石膏　白芍　川芎　磁石　蔓荆子　青木香　晚蚕砂　薄荷各适量

【功　能】　疏风清热，平肝明目。

【适应证】　适用于高血压病。

【制用法】　将上药适量装入枕芯内，每昼夜使用不得少于 6 小时，3 个月为 1 疗程。

【注　意】　用枕期间停用一切降压药物。

【来　源】　中医杂志 1984；(12)：24。

握 药 法

握药法是取某些辛辣芳香含有挥发性的药物做成药丸，握于手掌中，通过刺激劳宫穴而作用于疾患部位，或者促使患者发汗以治疗某些疾病。吴尚先《理瀹骈文》对此疗效有详细记载："握药能发汗，治积聚及老人虚寒便秘。握药又能下积。"此法方便，简单易行，具有发汗解表、解毒散结等功效。常用治外感病和某些内伤杂病。

方一、一味芒硝散

【组　成】　芒硝50克

【功　能】　滋阴补肾，壮阳涩精。

【适应证】　适用于阴虚火旺所致的阳强不倒，梦遗滑精等症。

【制用法】　将芒硝粉放在患者两掌心内，令其紧握，直至芒硝完全溶化，每日2次。

【来　源】　民间方。

方二、硝矾丸

【组　成】　黄丹21克　明矾24克　火硝30克　胡椒30粒

【功　能】　滋阴壮阳，温经散寒。

【适应证】　夹阴伤寒。症见感冒患者在病中因行房而使病情加重，出现低热面红，或不热面青，小腹绞痛，足冷蜷卧，或吐或利，心下胀满，舌卷囊缩等症。

【制用法】　上药共研细末，以姜汁或黄酒调和成膏，取1/3量分握二手心，余下大部分敷脐，至微汗出，证缓，即去药。

【来　源】　《山东中医单方验方（一）》。

方三、姜豆丸

【组　成】　姜黄1片　红枣2个（去核）　　巴豆3粒

【功　能】　清热利咽，解毒止痛。

【适应证】　适用于急、慢性扁桃体炎、咽炎。

【制用法】　上药共捣如泥，口津调和，作2丸，用绢布扎紧。男左女右，一丸握手心，1丸塞鼻，盖被汗出即愈。

【来　源】　《串雅外编》。

方四、握宣丸

【组　成】　巴豆4.5克　硫黄　高良姜　附子　槟榔　甘

递各等份

【功　　能】　温肾助阳，利水消肿。

【适应证】　适用于小儿腹胀闷乱，水肿，小便不利。

【制用法】　上药共为细末，粟米煮饭和丸如绿豆大。早晨先以川椒汤洗小儿手，男左女右，麻油涂掌中，握药1团，用绵裹定。不移时，大小便自利，肿胀减则用冷水洗去药。

【来　　源】　《中国医学大辞典》。

方五、苍术羌活丸

【组　　成】　苍术10克　羌活12克　明矾8克　生姜汁适量

【功　　能】　祛风散寒。

【适应证】　适用外感风寒证。

【制用法】　先将前3味共研细末，加入生姜汁，和丸，分握两手心中，同时用生姜、葱白煎汤，加入白糖适量，饮之，服后盖被子，取汗则愈。

【来　　源】　经验方。

方六、消积除疳散

【组　　成】　大黄9克　焦大白10克　牵牛子10克　炒山楂9克

【功　　能】　消积导滞，健脾消疳。

【适应证】　适用于小儿疳积，小儿伤食腹泻。

【制用法】　将上药共研细末，分2份用绢布扎紧，握两手心中，每日3次，每次20～30分钟。

【来　　源】　经验方。

方七、萝卜膏

【组　　成】　萝卜末90克　生姜15克　香附9克

【功　　能】　健脾和胃。

【适应证】　适用于消化不良。

【制用法】　上药共捣烂如泥状，分握两手心，每日3次，每次20～30分钟。

【来　源】　民间方。

方八、加减健阳丹

【组　成】　胡椒30克　明矾9克　火硝9克　黄丹9克
麝香3克

【功　能】　清热解毒，托里排脓，化瘀结。

【适应证】　适用于淋巴结核，骨槽风、骨髓炎，亦可作癌
肿之辅助疗法。

【制用法】　上药共为细末，以蜜调作2丸，病在左握左
手，病在右握右手。腰以下则敷足心，以布扎之，不可移动，
6小时换1次。不论何种肿痛溃烂，数丸总能收口生肌。

【注　意】　忌茶水及房事。

【来　源】　《中医简易外治法》。

方九、大芸通便膏

【组　成】　肉苁蓉15克　硫黄6克　火麻仁30克

【功　能】　温阳通便，润肠导滞。

【适应证】　适用于阳虚便秘。

【制用法】　上药共捣如泥状，一半敷脐，一半握手心。

【来　源】　民间方。

涂　搽　法

涂搽法是将药物制成洗剂、油剂、软膏等剂型，涂搽于患
处的一种常用外治法。本法可使药物直接作用于患处，以充分
发挥其局部治疗效应。因此现在主要用于治疗外科、皮肤科等
局部病变。

方一、茵陈大黄汤

【组　成】　茵陈　大黄　栀子　芒硝各30克　杏仁18克
常山　鳖甲　巴霜各12克　豆豉50克

【功　能】　清热解毒，利湿化瘀。

【适应证】　适用于阳黄，急黄。

【制用法】　上药加水适量，浓煎取汁，装瓶备用。用纱布

或棉花蘸药汁，轻轻涂搽脐部，并炒药渣熨脐部。每日 1 ~ 2 次，每剂药用 2 ~ 4 次。10 日为 1 疗程。病愈停用。

【来　源】《理瀹骈文》。

方二、黄连膏

【组　成】　黄连　黄柏　当归　姜黄　生地

【功　能】　清热燥湿，解毒通窍，排脓。

【适应证】　适用于风热邪毒型耳疖、耳疮。

【制用法】　将上药制成细末，开水调成糊状，涂搽外耳道红肿处；也可用凡士林调成膏，敷于外耳道患处。每日 1 次，用至红肿消失。

【来　源】《医宗金鉴》。

方三、牙盐散

【组　成】　苍耳子仁（焙黄、研末）60 克　生竹叶去梗 500 克　生姜 20 克　食用盐 180 克

【功　能】　清热止痛。

【适应证】　适用于各型牙痛

【制用法】　小铁锅一口（洗净），将竹叶投入，盛清水，以浸淹竹叶为度，用木炭火煮熬成浓汁后，再将生姜捣汁入锅内，煮沸，过滤去渣。药汁仍回入锅内，煮沸，将白盐徐徐投入，拌匀，熬干，熄火取去药层，与苍耳子仁共研细末，和匀，入瓶密封备用。用时取少许涂搽患处，日涂 3 次，每次数遍，数次可效。

【来　源】上海中医药杂志 1983；（7）：34。

方四、红灵酒

【组　成】　生当归 60 克（切片）　　花椒 30 克　肉桂 60 克（切片）　樟脑 15 克　细辛 15 克　干姜 30 克

【功　能】　散寒除湿，化瘀通络。

【适应证】　适用于寒湿阻络型及血脉瘀阻型脉管炎。

【制用法】　用 95% 酒精 1000 毫升，浸泡 7 日备用。用时将棉棍蘸红灵酒揉擦发凉皮肤，1 日 2 ~ 3 次，每次涂搽 20 分钟。

【来　源】　民间方。

方五、蛋黄油

【组　成】　鸡蛋2个

【功　能】　清热利湿，疗癣止痒。

【适应证】　适用于头癣。

【制用法】　将鸡蛋煮熟去白留黄，放锅内熬炼取油，待油凉后，蘸油涂搽患处，1日3次。数次即愈。

【来　源】　民间方。

方六、橡树油

【组　成】　橡树细枝1尺

【功　能】　散瘀消痔。

【适应证】　适用于外痔。

【制用法】　将橡树枝一端削成坡尖，火烧另端，坡尖即有液体渗出，手蘸渗出液涂搽痔核，1～3次痔核即消。

【来　源】　民间方。

方七、独圣散

【组　成】　五倍子200克

【功　能】　固涩止遗。

【适应证】　适用于虚证遗精及实证遗精。

【制用法】　将五倍子、研细末，过筛，贮瓶备用。用时药粉适量，温水调之，涂搽神阙、关元穴。每日2次，10日为1疗程。病愈停用。

【来　源】　《理瀹骈文》。

方八、祛风散瘀汤

【组　成】　黑鱼1条　羌活　防风　当归　桂枝　川乌　麻黄　钻地风　透骨草各15克　木瓜酒2500克

【功　能】　祛风散瘀，活络止痛。

【适应证】　适用于寒凝湿聚型鹤膝风。

【制用法】　黑鱼去肠杂切块同余药隔水煮1周时，蘸抹患处。

【来　源】　《外科证治全书》。

方九、黄柏膏

【组　成】 黄柏30克　凡士林70克

【功　能】 凉血清热，解毒治疮。

【适应证】 适用于血热风盛型银屑病。

【制用法】 将黄柏研细末，凡士林调和成膏。每日1～2次，薄涂患处，可反复使用。

【来　源】《中医外科学》。

方十、杜仲酒

【组　成】 杜仲　白酒各适量

【功　能】 活血化瘀，行气通络。

【适应证】 适用于气阻血瘀型急性腰扭伤。

【制用法】 将杜仲捣烂，用白酒调和后涂搽患处，稍干燥便再涂搽，1日多次。

【来　源】《肘后备急方》。

方十一、猪胆白矾散

【组　成】 白矾适量　猪胆1个

【功　能】 清热解毒，消肿止痛。

【适应证】 适用于各种小儿口疮。

【制用法】 将白矾研细末过筛，于猪胆上部剪开一口，将白矾从口塞进，以塞满为度，用线将猪胆开口扎紧，悬挂于屋檐（时间最少一年左右），取下研成细末，装瓶备用。用时将药末少许涂于口腔患处，每日3次，直到病愈为止。一般涂药1～2次疼痛即减轻，轻者3～4次即愈，重者连续涂药3～4日亦可见效。

【来　源】 民间方。

方十二、姜芷膏

【组　成】 白芷末6克　姜汁适量

【功　能】 祛风解表，散寒和营。

【适应证】 适用于感冒初起风寒轻症。

【制用法】 以姜汁调匀白芷末，涂擦太阳穴，每日数次，每次20分钟。

【来　源】《太平圣惠方》。

药　栓　法

药栓法亦称坐药法、塞药法。是将药物塞入阴道或肛门内等体腔，或直接坐到药物上，以治疗局部和全身疾病的方法。适用于临床各科疾病。

方一　玉龙锭

【组　成】枯矾1.5克　龙骨3克　麝香0.2克

【功　能】收敛止血。

【适应证】鼻衄。

【制用法】上药共研为细末，以湿纸包塞鼻中。

【来　源】《理瀹骈文》。

方二　巴豆耳聋栓

【组　成】巴豆14枚（捣）　鹅脂15克

【功　能】平肝通窍。

【适应证】适用于耳聋。

【制用法】将鹅脂火熔，纳巴豆，搅拌和匀，捏成小豆大，用棉裹，塞入耳中。

【来　源】《肘后备急方》。

方三　杀蛲栓

【组　成】煤油适量

【功　能】解毒杀虫。

【适应证】蛲虫病。

【制用法】用棉球蘸取煤油，睡前塞入肛门。

【来　源】民间方。

方四　杏仁驱蛲栓

【组　成】苦杏仁3~5个

【功　能】辛苦燥湿，杀虫驱蛲。

【适应证】适用于小儿蛲虫病。

【制用法】先把杏仁除其硬壳，放在铁勺里用火烤成微黄色后将杏仁研成细末。用少许芝麻油调成糊状用一层薄棉花把调匀的杏仁糊包起来，睡前把药置于肛门，连用 2～3 个晚上即可。

【来　源】　民间方。

方五　矾石通鼻栓

【组　成】　矾石 30 克　通草 15 克　珍珠 30 克

【功　能】　蚀疮散结。

【适应证】　适用于鼻瘜肉。

【制用法】　上药共为细末，以绵裹药如枣核大，纳鼻中，每日 3 次。

【来　源】　《肘后备急方》。

方六　2%莪术挥发油栓剂

【组　成】　莪术挥发油 2 克　明胶 20 克　吐温－80　2滴甘油 53 克　蒸馏水适量

【功　能】　利湿活血，化瘀止痛。

【适应证】　宫颈癌。

【制用法】　先取明胶 20 克、甘油 45 克按法制成甘油明胶基质。次取莪术挥发油 2 克加入甘油 8 克、吐温－802滴，使挥发油充分溶解于甘油中。最后加入配制好的甘油挥发油液体，充分搅拌均匀，加热熔化，趁热注入擦有液体石蜡的模型中，待定型后取出以硫酸纸包装即可。同时，塞于阴道，每次1/4～1 枚。

【来　源】　《中药制剂汇编》。

方七　银杏散

【组　成】　杏仁（去皮尖研）3 克　轻粉 3 克　水银（铅制）3 克　雄黄 3 克

【功　能】　清热利湿，解毒止痒。

【适应证】　阴痒。

【制用法】　上药各为细末，合和一处，每用 1.5 克，枣肉和丸，用丝棉包裹，用时，置阴道内，留线在外，每日 1 次，重者 4～5 栓即愈。

【来　源】《外科正宗》。

方八　止带丸

【组　成】　延胡索 15 克　厚朴 9 克　当归 3 克　茴香 3 克　防己 3 克　肉桂 3 克　赤小豆 3 克　龙骨 3 克　川乌 3 克　木香 3 克　良姜 3 克　木通 3 克　全蝎 3 克　枯矾 3 克

【功　能】　疏肝理气，收敛止带。

【适应证】　适用于带下症。

【制用法】　上药共研细末，炼蜜和丸，棉裹纳于阴道中。

【来　源】《理瀹骈文》。

方九　葱星丸

【组　成】　葱白 1 根　生南星 1 克

【功　能】　化瘀消痈，消肿止痛。

【适应证】　乳痈。

【制用法】　共捣烂为丸，用药棉包裹。用时浸冷开水后填塞患者鼻前庭，乳痈在左，塞其右；在右塞其左。每日 2 次，2 日为 1 病程。

【来　源】《理瀹骈文》。

方十　内痔栓

【组　成】　野艾叶粉 0.45 克　白及粉 0.15 克　无水羊毛脂 0.1 克　柏油 1.5 克

【功　能】　止血散瘀。

【适应证】　内痔。

【制用法】　取柏油加热熔化后，加入野艾叶粉、白及粉、无水羊毛脂，随加随拌，搅匀，倾入模型中冷却，取出即得，每颗重 2 克。用时塞入肛门内，常用量为每次 1 颗，每日 1 次。

【来　源】《中药制剂汇编》。

方十一　消痔膏

【组　成】　五倍子 50 克　黄柏 50 克　三分三浸膏 30 克　冰片 2 克　液体石蜡 20 毫升　凡士林 1800 克

【功　能】　清热凉血，止血散瘀。

【适应证】　痔疮。

【制用法】　将上药制成栓剂，直接纳入肛门内，1 日 2 次，每次 30 分钟，5 日为 1 个疗程。

【来　源】　经验方。

方十二　宫糜灵

【组　成】　青黛 20 克　硼砂 60 克　炉甘石 60 克　黄柏 20 克　山栀子 20 克　人中黄 50 克　冰片 10 克　生石膏 100 克

【功　能】　清热燥湿，解毒止痒。

【适应证】　子宫颈炎。

【制用法】　上方各药共研细末，过 80 目筛，用胶囊分装，每粒重 0.4 克，袋装备用。每晚临睡前，清洁阴道后，将药塞入后穹隆处。每晚 1 次，1 次 2 粒。10 日为 1 疗程。

【来　源】　民间方

方十三　蛇床胶囊

【组　成】　蛇床子 30 克

【功　能】　清热止痒，燥湿止带。

【适应证】　适用于阴痒、带下。

【制用法】　将蛇床子研为细末，过 80 目筛，装入胶囊备用。每晚临睡前，清洁阴道后，将药塞入阴道。每晚 1 次，1 次 2 粒。10 日为 1 疗程。

【来　源】　经验方。

方十四　杀虫止痒栓

【组　成】　雄黄 10 克　玄明粉 4.5 克　樟脑 1.5 克　蛇床子 12 克　青黛 4 克　冰片 2 克　老鹳草 12 克　硼砂 9 克

【功　能】　解毒杀虫，燥湿止痒。

【适应证】　适用于虫积阴痒。

【制用法】　将上药研为细末，装入胶囊，每晚塞入阴道内 1 粒，12 日为 1 疗程。

【来　源】　《实用中西医结合临床手册》。

方十五　楝实通耳栓

【组　成】　楝实 10 克

【功　能】　行气通窍。

【适应证】　适用于耳胀、耳闭。

【制用法】　将楝实捣烂如泥，纱布裹适量，塞耳内。

【来　源】　《圣惠方》。

方十六　木香解毒栓

【组　成】　木香末　葱黄　鹅脂各适量

【功　能】　行气，解毒，消肿，止痛。

【适应证】　适用于急性卡他性中耳炎。

【制用法】　用葱黄蘸鹅脂，蘸药末塞入耳中。1日1次。

【来　源】　《圣济总录》。

方十七　蚯蚓止聍栓

【组　成】　蚯蚓　锅底煤　生猪油　葱涎

【功　能】　软坚散结，活络通窍。

【适应证】　适用于聍耳。

【制用法】　前3味研碎，用葱涎调棉裹塞耳。每日换1次，至聍聍软后用镊取出。

【来　源】　《理瀹骈文》。

方十八　曾青散

【组　成】　雄黄21克　曾青15克　黄芩7.5克

【功　能】　清热燥湿，解毒排脓。

【适应证】　适用于各型耳疮。

【制用法】　上药捣为细末，研匀，每用少许纳入耳中，有脓出，即以棉杖子拭干用之。每日1次，用至痊愈。

【来　源】　《疡科汇粹》。

方十九　燥湿宫糜栓

【组　成】　蔓头回10克　黄柏10克　蛇床子10克　枯矾10克　冰片1.5克

【功　能】　清热燥湿，解毒化瘀。

【适应证】　宫颈糜烂。

【制用法】　上药共为细末。外阴洗净，冲洗阴道，上药面用消毒纱布包成球团，纳入阴道宫颈处，3~4日取出。

【来　源】 民间方。

方二十　斑豆栓

【组　成】 巴豆1粒　斑蝥3个　冰片少许

【功　能】 利湿通窍，聪耳。

【适应证】 耳聋。

【制用法】 上3味研面，以葱汁蜂蜜为丸，形如麦粒外用新棉包包裹，塞入患耳，此时患者自觉耳中响如雷声，3～7日取出即聪听。

【来　源】 民间方。

方二十一　驴油聪耳栓

【组　成】 驴生油脂少许　生姜少许

【功　能】 滋阴聪耳。

【适应证】 久聋。

【制用法】 二药混合捣烂，纱布包一层塞耳中。

【来　源】 民间方。

灌肠点滴法

灌肠点滴法是将药液（中草药煎剂或中成药液体制剂）从肛门灌入或点滴入大肠，以治疗疾病的一种方法。它不仅可广泛用于内、外、妇、儿等科数百种常见病证的治疗，更因其给药方法不受病人吞咽功能和上消化道的影响，吸收快、药效发挥迅速，而成为一种很有前途的中医急救外治方法之一。

方一　大黄牡丹汤

【组　成】 大黄12克　丹皮12克　桃仁12克　冬瓜仁30克　芒硝10克

【功　能】 清热导滞，散结消肿。

【适应证】 适用于急性阑尾炎。

【制用法】 将大黄后下，取药液200毫升作保留灌肠，使药液到达下段肠腔。每日2次，病愈为止。

【来　源】《中医外科学》。

方二　明矾二子汤

【组　成】鸦胆子　地肤子　明矾各10克

【功　能】清湿热，除痔疣。

【适应证】直肠息肉。

【制用法】将鸦胆子去皮打碎后，3药共煎，取汁80～100毫升，每日早晚各保留灌肠1次。

【来　源】民间方。

方三　大黄牡蛎汤

【组　成】生大黄　生牡蛎　六月雪各30克

【功　能】泻下通便，清热通关。

【适应证】适用于各型关格。

【制用法】将上药浓煎200～300毫升，行高位保留灌肠。每日1～2次，每次保留1小时以上，一般10天为1疗程，休息5日后，可再继续下1疗程。以每日泻便2～3次为佳。

【来　源】经验方。

方四　三白二黄汤

【组　成】石榴皮30克　白鸡冠花25克　白头翁15克　白及15克　黄柏12克　黄连10克　秦皮15克　木槿皮15克　仙鹤草20克

【功　能】清热解毒，排脓消肿。

【适应证】适用于湿热下注型慢性非特异性溃疡性结肠炎。

【制用法】上药以清水浸泡2小时，然后以文火煎取两遍药汁，将其浓缩成100毫升，每天保留灌肠1次，15日为1疗程。

【来　源】经验方。

方五　撮风散

【组　成】蜈蚣2条　全蝎　僵蚕各10克　钩藤15克　麝香0.5克　竹沥10毫升

【功　能】息风定搐。

【适应证】适用于小儿脐风。

【制用法】　将上药浓煎成 80 毫升，冲入麝香、竹沥，分 2~3 次保留灌肠。

【来　源】　《证治准绳》。

方六　银花止泻液

【组　成】　银花 30 克

【功　能】　清热止泻。

【适应证】　小儿湿热泄泻

【制用法】　将银花用铁锅炒至烟尽，研末，瓶贮备用。6 个月以内的患儿用药末 1 克，加水 10 毫升；6~12 个月患儿用药末 1.5 克，加水 15 毫升；1~2 岁的患儿用药末 2~3 克，加水 20~30 毫升。保留灌肠。

【来　源】　《中药大辞典》。

方七　变通承气汤

【组　成】　大黄 15~30 克　芒硝 9 克　玄参 15 克　甘草 6 克

【功　能】　通腑泄热，导滞滋阴。

【适应证】　适用于多种细菌感染引起的高热。

【制用法】　上药煎汤作保留灌肠，最初 24 小时可灌 3 次，以后早晚各 1 次。

【来　源】　《实用中医内科学》。

方八　乌连骨皮汤

【组　成】　乌梅 20 克　黄连 10 克　地骨皮 15 克

【功　能】　清热燥湿，涩肠止痢。

【适应证】　适用于细菌性痢疾。

【制用法】　将上药浓煎 80~100 毫升，每日早晚各保留灌肠 1 次。

【来　源】　《千金方》。

方九　实硝通腑汤

【组　成】　苍术 10 克　油朴 10 克　陈皮 10 克　莱菔子 10 克　枳实 15 克　生甘草 10 克　芒硝 10 克

【功　能】　宣通气机，通腑泄热。

【适应证】　适用于各型肠梗阻。

【制用法】　体虚加黄芪 12 克，干姜 10 克；体实水停者加甘遂 10 克。上药加水 500 毫升，浓缩到 300 毫升，高压保留灌肠。如 2 小时症状不减，再煎 200 毫升低温高压灌肠；仍不泻下，症状不减者，间 4 小时 1 次。

【来　源】　民间验方

耳穴压豆法

耳穴压豆疗法是在耳部的穴位上压贴绿豆或其他药粒，以达到治病目的的一种方法。此法简便易行，花费少，且安全无副作用，适应证广，奏效迅速。本法又能起到持续刺激作用（患者不定时地在贴压处加以刺激），医疗效果稳定，易于推广，适宜医疗条件较差的地区使用，尤其对老年人、小孩、怕针者更为适宜。

方一

【组　成】　绿豆

【功　能】　清热泻火，宣通鼻窍。

【适应证】　慢性鼻炎。

【制用法】　取耳穴内鼻、肺、肾上腺、额。找准穴位，用 75% 酒精局部消毒。取绿豆分成两半，将绿豆的平面贴在 0.7 平方厘米的胶布中间，再将绿豆的光滑面对准穴位贴覆，并让患者用手指按压。每日压 3~5 次，每次 10 分钟左右。贴覆，1 次可持续 5 天，休息 3~5 日再进行第 2 次压豆。

【来　源】　民间方。

方二

【组　成】　肺　感冒点　颈　外鼻　内鼻　大肠

【功　能】　温通散寒以解表。

【适应证】　适用于风寒感冒。

【制用法】　先在耳廓上寻找阳性点，然后用 75% 酒精棉球消毒耳廓，将王不留行籽贴在 0.7×0.7 平方厘米的胶布上，左手托住耳廓，右手用小镊子将夹住胶布，对准穴位贴压，贴压后用手指轻压穴位半~1分钟。每天由患者自己用手指把所贴穴位，逐个按压10~15次，每次每穴各按压15下，隔日换贴。

【来　源】　经验方。

方三

【处　方】　肺　气管　脾　喘点　神门　皮质下　咽喉肾内分泌

【功　能】　补脾益肺，化痰祛湿，镇咳平喘。

【适应证】　适用于慢性气管炎，支气管哮喘。

【制用法】　先在耳廓上寻找阳性点，然后用75%酒精棉球消毒耳廓，将王白芥子贴在0.7×0.7平方厘米的胶布中间，对准穴位贴压，贴压后用手指轻压穴位半~1分钟。每天由患者自己每穴各按压15下，隔日换贴1次。每贴10次为1疗程，每疗程间休息5天，再作第2疗程耳贴，以观察停贴后的效应，并使耳廓穴位皮肤得以松弛恢复。

【来　源】　民间方。

方四

【处　方】　降压沟　肝　胆　交感　肾　神门　枕

【功　能】　平肝潜阳，滋肾息风。

【适应证】　适用于原发性高血压病。症见头晕脑胀、失眠、耳鸣等。

【制用法】　将王不留行籽贴于上穴处，嘱每1小时各穴按压1次，每次各穴按压15下，每晚用温水洗脚后，用双手劳宫穴对准双足涌泉穴，交替按摩各100次。20日为1疗程。

【来　源】　民间方。

方五

【处　方】　胃　腹　大肠　神门　小肠　交感　脾

【功　能】　温中散寒，理气止痛。

【适应证】　适用于脾胃虚寒型胃脘痛。

【制用法】　先在耳廓上寻找阳性点，然后用75%酒精棉球消毒耳廓，将王不留行籽贴在 0.7 厘米×0.7 厘米的胶布中间，对准穴位贴压，贴压后每小时按压 1 次，每次各穴按压半分钟，隔日换贴 1 次。

【来　源】　民间方。

方六

【处　方】　脾　胃　三焦　神门　隔　皮质下　上腹

【功　能】　益气健脾，养胃化瘀。

【适应证】　适用于萎缩性胃炎。症见胃脘胀痛，食后加剧，食欲不振，面色苍白，舌苔薄白，脉细涩。

【制用法】　将王不留行籽贴在 0.7 厘米×0.7 厘米的胶布中间，以上耳穴各贴 1 粒，贴后按压每天 15 次，每次各 15 下。隔日换贴 1 次，每贴 10 次为 1 疗程，休息 3～5 日再进行第 2 次压豆。

【来　源】　民间方。

方七

【处　方】　肺　肾　输尿管　膀胱　交感　皮质下　脑点　肾上腺

【功　能】　清热、利尿、排石。

【适应证】　适用于泌尿系结石。

【制用法】　将王不留行籽贴在 0.7×0.7 平方厘米的胶布中间，上耳穴各贴 1 粘，贴后按压 15 次，每次 20 下，每日耳贴 1 次，每次只贴 1 耳，两耳交替贴治，每次 15 次为 1 疗程，连贴 2 个疗程。

【来　源】　民间方。

方八

【处　方】　神门　肾上腺　耳尖　肺　大肠　退热点。

【功　能】　宣散风热，清肃肺气。

【适应证】　适用于外感高热。

【制用法】　将王不留行籽贴 0.7 平方厘米的胶布中间，上耳穴各贴 1 粒，贴后强刺激 3 分钟，每间隔 1 小时按压 1 次。

【来　源】　民间方。

方九

【处　方】 肝 脾 肾 心 交感 指 股 腰痛点 膝 皮质下

【功　能】 祛风祛湿，舒筋活络。

【适应证】 适用于类风湿性关节炎。

【制用法】 用不留行籽贴上耳穴各 1 粒，同时配合体针双肾俞、肝俞、环跳、委中、阳陵泉、隔日从中选配 4～6 个穴位施治 1 次。

【来　源】 民间方。

方十

【处　方】 子宫 肝 胆 内分泌 肾上腺 皮质下

【功　能】 行气活血止痛。

【适应证】 适用于肝气郁结，气滞血瘀之痛经。

【制用法】 于痛经发作时取王不留行籽贴上耳穴各 1 粒，两耳交替贴穴，每日 1 次，连贴 3 天。

【来　源】 民间方。

方十一

【处　方】 胸 肝 胆 脑 皮质下 交感

【功　能】 疏肝解郁，活络通乳。

【适应证】 适用于肝郁气滞型缺乳。

【制用法】 用 75% 酒精棉球消毒耳廓，将王不留行籽贴在 0.7 平方厘米的胶布中间，对准上述各耳穴，贴后用手指轻压穴位半～1 分钟，每天由患者自己用手指把所贴穴位，逐个按压 10～15 次，每次每穴各按压 15 下，每日换贴 1 次。

【来　源】 经验方。

方十二

【处　方】 子宫 内分泌 卵巢 肝 脾 肾

【功　能】 调补肝肾。

【适应证】 适用于月经不调。

【制用法】 取王不留行籽贴上耳穴，逢月经来潮前贴治，每日 1 次，两耳轮换贴穴至月经过 7 日。连治 3 个月。

【来　源】　民间方。

方十三

【处　方】　支气管　肺　神门　交感　初咳期加大肠　耳尖　屏尖　痉咳期加皮质下、肾上腺、大肠。恢复期加脾、肝。

【功　能】　初咳期宣肺解表，祛邪止咳。痉咳期清热泻肺，化痰止咳。恢复期健脾补肺。

【适应证】　适用于小儿顿咳。

【制用法】　取王不留行籽贴上耳穴，每日 1 次。

【来　源】　民间方。

第三章　移情胜情起沉疴

名医华佗，巧治痼疾

华佗曾治一郡守笃病久，华佗认为此郡守是久病为瘀，气为血之帅，要动气行血。官吏多骄横，华佗选用心理疗法，收了重礼不仅不治病反而留书谩骂，太守勃然大怒，命人追杀华佗，怒则气止，气行则血行，瘀血随之而吐数升，病遂愈。

（根《三国志·华佗传》）

左友信以喜胜忧疗顽疾

韩国的丞相病了，时至久旱不雨，先后请了十位医生均无效。左友信最后到，诊脉之后，用手指计算起来说：某日要下雨。说完就走了。韩丞相怀疑地说：难道是我的病不能治了？为何说雨而不给我开药。到了左算得那天果然下起雨来，丞相大喜，起床行到院中，到天明时，病已好。于是召见左友信问他。答：丞相的病由于忧虑而得，我心想你既忠心又仁慈，如今久旱不雨，必替民众担忧，因旱而忧虑，必用雨治疗，道理既然明白了，何必用药治呢。这也是《素问》所说的以喜胜忧。

（据《古今图书集成医部全录》）

钱同文巧施白金愈痼疾

有一个挑担贩盐的人，家中没有一斗粮食，盐又被巡捕抢去。气得他吐血数升，爬着去找钱同文求治。钱同文暗中将半锭白金掺在药中，病人打开药包看到白金，以为是拿错了。钱同文说："我哪有金子呢？即使是给你，我也得明白地告诉你啊。"病人得到金子非常高兴，服药后，病立即就好了。

（据《古今图书集成医部全录》载）

文挚以怒愈文王疾

《吕氏春秋》载：齐闵王病了，派人到宋国请文挚大夫。文挚诊过齐王的病，对太子说：不让齐王发怒，其病不能治；王怒我必死。太子说：你若治好父王的病，我与母亲以死说服父王，请先生不要害怕。文挚说：好吧！即与太子相约外出。齐王请文挚三次均未到，齐王早已发怒了。文挚到后，不脱鞋上床，又踩着齐王的衣服诊脉问病。齐王恼怒不与他讲话，文挚毫无礼貌的告辞，使齐王更怒，齐王因而呕吐起来，接着其病就好了。

（据《古今图书集成医部全录·医术名流列传·文挚》）

张子和以恐胜惊愈顽疾

张子和乃金元四大家之一，著《儒门事》，以擅长汗、吐、下三法著称于世，为"攻下派"的代表。同时，张氏又是善于应用心理疗法治疗沉疴痼疾的大师。

张氏曾治一妇人，宿于楼上，是夜盗劫烧舍，惊坠床下，至此，每闻有响，则惊不知人。如是，年余不愈。诸医皆以心病治之，罔效。张氏见而断言："惊者为阳，从外入也；恐者为阴，从内出也。惊者，为自不知故也。恐者，自知也。"足少阳胆经属肝木，"胆者，敢也，惊怕则胆伤矣。"遂命二侍女将妇人双手置于高椅之上，面前下放一小几，一面令妇人看几，一面用木猛击小几，妇人大惊。张氏发问：我用木击几，这是很平常的事，为何发惊？少倾，再击，则惊缓，如此三五次，遂又以杖击门，并暗遣他人击背后之窗，惊徐定。妇人笑问："是何治法？"张氏曰："《内经》云：惊者平之，平者常也，平常见之必无惊。"是夜又差人击妇人门窗，无恙。按此，张氏治惊，以为受惊，神必上越，从下击几，使妇人下视，以收其神，神收惊止，病当自愈。

（据《儒门事亲》）

张从正戏语开气结

金代大家张从正善于运用精神疗法治病，他认为七情之间相互克制即所谓"以情胜情"，可用于治疗许多心脑疾病。

有一次，息城司候，听说父亲战死，乃大悲哭之。便觉心前区疼痛，日益加重，一月以后，又感胸如覆杯，疼痛加重，经服各种药物及针刺均无效。遂请从正诊治。张子和去看病人时，恰好有一巫婆也坐在那里。张氏便学巫婆的腔调，连出各种戏语，惹得病人大笑不止，不忍回。面向壁一两日，心下结块皆散。张氏运用诙谐妙趣之语，使患者由衷大笑，致使"百脉舒和""结块皆散"痛苦疾患，豁然而愈。足见以笑疗疾，胜于药饵，其可谓善治者。

（据《儒门事亲》）

子和施巧法，医愈狂言症

张子和曾治项关令之妻，因大怒致不欲食。常好叫呼怒骂，欲杀左右，恶言不止。众医皆诊治，几半载还是如此。其夫命张子和诊治，子和曰："此难以药治。"乃命二妓女各涂粉，以姿色艳丽之人舞于前，其妇大笑。第二天，又以角斗比赛演于庭，使其置身于快乐之境开怀大笑，郁怒得以疏泄，又用暗示疗法，使能食之妇夸其食美，诱导病人进食，其妇亦索其食，而为一尝。不几天，怒减食增，不药而愈。这说明凡病皆药并非上策，心理疗法运用得当，确有桴鼓之效。

（据《儒门事亲》）

张子和巧治不寐

张子和对神经精神疾病的治疗，从理论到实践皆有创见，建树颇丰。

张子和曾治一富家妇人，因思虑过度，失眠二年，百药无效。其夫遂请张氏诊治。张子和诊后说："两手脉俱缓，此脾受之也，脾主思故也。"遂与其夫议定以怒激之。多取钱财，饮酒数日，不处一法而去，妇人大怒汗出，当夜困眠，如此八九日不寐，食进脉平而愈。此因胆虚，不能制脾之思虑而不寐，今激之以怒，胆复制脾，故得寐也。

（据《儒门事亲》）

朱丹溪巧治相思病

朱丹溪乃金元四大家之一，他不仅是滋阴派代表人物，对精神疗法亦很精通。

朱丹溪遇一女子，主诉胸闷纳呆，嗜卧懒言，屡治不效。丹溪诊其脉弦，心想：此是思念情切，气结于肝脾而致，必须用使其发怒的办法才能治疗。遂如实告其家属，其父犹豫不决。丹溪则径进屋内，挥手打了那女子三个耳光，并责备她不该胡思乱想。其女大怒，啼哭不止。丹溪又暗告其父：思念之郁虽已解开，但要完全治愈，还须逢喜才行。于是告诉那女子，与其分别已久的丈夫已经来信，不久就要回来了，女子闻言，心胸顿时开朗，其病亦随之而愈。

（据《丹溪翁传》）

以喜胜忧治顽疾

丹溪给陈状元的兄弟治病，其病因是忧虑过度、咳嗽吐血，面色黑黄，治疗十天不见效。丹溪告诉陈状元说："他的病得于失志伤肾，必须用喜乐的事来治疗，才可以治愈。"于是陈状元给他的弟弟找到一个丰衣足食的地方让他住在那里，于是病人非常欢喜，病色也退了，病也不治而愈了。

（据《古今医案按》载）

青年丧妻悲成疴，一席喜笑驱病魔

元朝时，有位年轻秀才，婚后其妻突然死去。秀才终日悲

泣，竟成疾病。虽各处就医，仍未痊愈。一日，朱丹溪应邀而
至，问及秀才病因，复予诊脉，然后一本正经地说："君有喜
脉，恐身孕已三月矣！"秀才听这样一位堂堂名医竟也说他有
孕，笑着起身即走，并回过头来说："先生真乃名不虚传也！"
丹溪对其亲属说："相公病系悲忧伤肺，当以喜乐胜之，故出
此言，以治其本。"后来，秀才到处讲朱丹溪这件笑话，逗得
大家哈哈大笑。他的病也就渐渐好了。

（据《中医报》1985 年 12 月 27 日，第 2 版）

父羞愧成疾，子巧施良方

　　有一个当官的平常说话办事非常谨慎。有一天在殿堂聚会
筵请官吏，席中有一萝卜比较大，客人非常羡慕。主人说还有
像人一样大的萝卜呢。客人都笑他，认为没有这样的萝卜，主
人悔恨自责说："客人没有见过这样大的萝卜，而我这样说，
他们认为是荒谬的而讥笑我。"因而就得病了，用药治疗不见
效。他的儿子知书达理，心想父亲从不轻言，因而羞愧成病，
我必须证实他所说的话，可能可以帮他解脱，于是派人到家中
取来如人大的萝卜送到官所里，又再次宴请官吏，勉强扶着父
亲去作陪，陪至数巡，有人用车载着如人大的萝卜到席前，客
人都很惊讶，他的父亲大喜，第二天病就好了。

（据《续名医类案》）

汪石山巧施计愈痴呆

　　一个县差，缉拿犯人，用铁索锁住犯人，行至途中犯人投
河而死。犯人的家属状告这一差人，索骗钱财逼死人命。这个
差人为解脱罪责，免不了要花费钱财，悲愤忧虑成病，如醉如
痴，胡言乱语，又无知觉。汪石山诊了后说：这是由于破费钱
财忧虑而病，必须得到欢喜的事才能治愈，药物怎能治呢？让
他的家属溶化锡化作银数锭，放在他的身边。病人见了银锭，
果然大喜，捧着看不舍得放下，以后病就好了。这就是以喜胜

忧啊。

（据《续名医类案》）

喜伤心者，以恐胜之

一姓李书生，归德府鹿邑人，世代务农。癸卯年进秀才，其父因高兴，开怀大笑。到春天，又举进士，其父笑得更甚，经历十年，遂成痼疾。开始间而发作，后来昼夜不休。大谏很担忧，就与某太医商量，命家人对其父说：大谏已死。其父悲痛欲绝，就这样过了十余日，病渐痊愈。后又去信说：赵大夫给大谏治病，死而复生。李父不再悲痛，其病也就不再发作。大盖医者的意思，喜则伤心，使其悲而和，其技术高啊。

（据《续名医类案》）

思伤脾者，以怒胜之

某女与母亲相依为命，出嫁后，母亲去世，此女因相思成疾，整天无精打采，倦怠嗜睡，胸膈烦闷，吃药无效。医生诊脉后说：此病由相思而得，不是药可以治好的。当时患者所在地区十分相信女巫假托降神讲的"祸福"。医生就请她的丈夫买通巫婆，通过巫婆之口假借病人的母亲附体讲了这样一番假话：你与我（指病人母亲）前世有冤，所以你故意托生于我，想谋害我，克煞我，我的死完全是你害的。现在我在阴间，要报仇，你病病恹恹的，其实是我干的，你与我生前是母女，死后是冤家。病人听了大怒说：我因思念母亲而病，母亲反来害我，我还念她干什么。于是再也不思念她的母亲了，后来病果然好了。

（据《续名医类案》载）

名医万全以喜解思

一半岁小儿，一天忽然惨然不乐，昏昏欲睡不吃奶。我说，观其形色无病，如果说是外感风寒，却无外感的证候。此儿莫非有什么思虑，思则伤脾，则昏睡不吃奶。其父母恍然醒悟说：有一小仆人与他玩耍，我让他去别的地方了，今天已三天了。其母亦说，自他走后，便不欢喜，不吃奶。其父急命人唤那童子回，小儿见了喜笑颜开。

此案例，说明思伤脾，也可以喜解之。

（据《幼科发挥》载）

名医巧治狂笑症

清初一秀才，屡试不第。后发愤读书，苦攻十年，考中举人。因欢喜过度，竟致发狂，终日狂笑不止。经许多医生治疗，均不见效，狂笑之症日益加重。

举人请江北名医袁先生医治，袁知病情后大吃一惊，对举人慎重地说："你的病很危险，得赶快回家，若再耽误，恐走不到家了。"举人一听，面容大变，苦苦哀求袁先生开方医治。袁先生却说："你回家要经过镇江，镇江有位何先生，医术胜过我。你可速去请他医治，或许他能治好。"袁先生立即写了一封信，嘱咐举人面交何医生。

举人怀着恐惧的心情，连日奔走，走到镇江，想不到病却未药而愈。举人感到很奇怪，心想："我不分昼夜奔走多日，疾病不但没有加重，反而觉得身体一天比一天健壮，莫非袁先生故意恫吓我？"但他还是依嘱将信面交何医生。

何医生拆信一看，只递给了举人。信上写道："某举人求功心切，苦读十年，一朝中举喜极而狂。喜则心窍大开，不可复合，心神不得安宁。此非药石所能治。《内经》曰：'喜伤心，恐胜喜。'故动以危苦之心，惧之以死，令其忧愁抑郁，则心窍复合，心神可自安。至镇江病当痊愈。请何君告诫举人，日后尚有得志之日，切不可再度喜极，应当自制之。读书人理应志存天下兴盛，岂可因功名而毁灭千金之躯也！"

举人读完此信，深为感动，立即面北深深拜谢袁先生。

（据《冷庐医话》）

书生多虑独成疾，名医激怒竟无恙

《四川医林人物》记载一例情志相胜的医案。青龙桥有位书生，患病喜欢独居暗室，不近灯火，偶尔出房遇光亮则病势加重，请遍当地名医诊治，无效。最后请四川大足名医李建昂治之，他一不处方，二不投药，竟拿起患病书生的文章胡乱朗诵，书生一听字句颠倒，有失文章本意，乃忿然大怒说："客非此道之人，不解句读，何其狂妄？"坐在医生面前的灯下，竟忘了畏怕光的习惯。这时李建昂才给方药，服后痊愈，永未复发。

这是李建昂掌握了清代书生们自尊心强，多思多虑的心理特点，而采用污辱欺罔的触动方法，激怒书生，以怒胜思，立竿见影，但如对病机掌握不准就会事与愿违。

（据《中医报》1987年8月27日，第2版）

叶天士三激藩宪，喜转怒双目复明

江苏新任藩台某，少年得志。先在京城翰林院供职，后即直擢藩宪。到南京后，下属官僚和地方豪绅竞相巴结，真是如坐春风，喜气洋洋。

但不久，他忽然无缘无故地双目失明了，急请各地名医诊治。一个月内，请遍江、浙名医，唯独请不到苏州叶天士。名医们各持己见，有的说是肝火；有的说是肾亏，吃药无效，不见效验。乃特派府中重要官员持重金厚礼而请叶天士。天士冷冷地说："你速回禀藩宪大人，如此请我，我决不来，必须全副仪仗前来迎接。"来人如实回禀，藩台大怒。下属再三婉言劝解，极言天士治病如神，大人目疾，非其不可。藩台强压满肚怒火，悻悻然说："姑且依你等之言，如若不效，定即治罪"！于是排列大队仪仗前往叶氏寓所。谁知叶天士又临时变卦说："吾乃堂堂神医，岂能如此简慢！你们可速回禀，须藩台夫人亲来迎接方可"！又叮咛来人必须照此回禀，倘若怪罪，自有叶天士担当，来人无奈。藩台听后，气得七窍生烟，咆哮如雷。他自得志以来，首次蒙受这种奇耻大辱，盛怒之下，正欲下令治叶氏之罪，双目忽然复明，顿时惊喜无声，众下僚也如丈二和尚摸不着头脑一般。正在这时，叶天士走来请罪："小医非敢如此无礼，实欲激怒大人以治目疾。因心藏神，在志为喜，喜乐无极则神散荡而不藏。双目乃元神之聚舍，敛浮阳而藏元神。小人如此简慢，实乃不得已而为之"。藩台闻言，恍然大悟。

（据《中医报》1985 年 6 月 7 日，第 2 版）

叶氏以死恫吓，王某目疾自愈

　　常州书生王某出身富贵之家，聪明好学，素有才子之称。但性情浮躁，容易激动，是其所短。他二十岁时，考中举人，道贺者不绝于庭。王某送往迎来，兴奋、劳累过度，加上饮酒缺乏节制，双目突然红肿得只剩一条缝。医者连进龙胆草、芩、连之类，毫无进展，后请叶天士诊治，天士诊毕说："区区目疾，当不药自愈，然而……"叶天士长叹一声："唉！可虑者，七日之内，足心生一毒痈。此毒一发，恐非药石能治呵"！王某听后惊慌失措，再三恳请天士救治。叶天士说："且先戒躁息怒，静坐养性。以自己左手摩擦右足心三百六十遍，再以右手摩擦左足心三百六十遍，每日七次。过七日后，再开药方医治"。王某依法施行。七天后，叶氏又应邀而至。王某说："我的目疾果如先生所言自愈，但不知痈毒是否会发？"叶天士放声大笑："老夫前言发毒者，乃是哄你。你富贵双全，所谓者唯一'死'字。故以死动之，则万念俱灰，火气自退。你一心想着脚底生痈，不再考虑双目，加上用手摩擦足心，更能引火下行，故目疾自愈。"

（据《中医报》1985 年 6 月 7 日，第 2 版）

遭受责骂怒致疾，畏惧命促忧获愈

　　绍兴近代已故名医胡宝书尝治一人，因分家时欲多得财产而遭其舅责骂，一气之下，自言自语，吵闹不休，两胁胀痛，双目红赤，寝食不安，服药无效。胡宝书据"怒伤肝，悲胜怒"的经旨，按脉后，对他长叹一声："唉！君为怒气伤肝，病势沉重，恐怕要人财两空啊！"患者大吃一惊，忧虑重重，恐惧自己命短，涕泪俱下，怒气顿消，半月后病也好了。

（据《中医报》1985年12月27日，第2版）

第四章 妙用药性食物治百病

茶 方

药茶又称茶剂、茶方,即将中草药与茶叶配用,或以中草药(单味或复方)代茶冲泡、煎煮、调服,然后像喝茶一样饮用,因其服用的方式与日常饮茶相同,故名。药茶一般具有清热消暑、生津止渴、提神醒脑、消食化滞、健脾开胃、散风除湿、化浊利尿、止咳化痰、清利咽喉等作用。最适宜于食积停滞,伤风中暑及泄痢等病证。

一、核桃红枣茶

【组 成】 茶叶15克 核桃3个 红枣7个 生姜5片

【功 能】 解表散寒,发汗退热

【适应证】 适用于普通感冒。症见鼻塞、流清涕、打喷嚏、头痛、周身不适,四肢痠痛,轻度发烧等。

【制用法】 将核桃烧热取仁,和茶叶、红枣水煎,日服2次。

【注 意】 服后盖上棉被卧床,微汗出,注意避风。

【来 源】 经验方。

二、杏菊饮

【组 成】 杏仁6克 菊花10克 牛蒡子10克 白糖30克

【功 能】 疏风清热止咳,平肝明目。

【适应证】 风热感冒,咳嗽,头痛,眩晕,目赤,心胸烦热,疔疮肿毒,高血压等症。

【制用法】 将杏仁去皮、尖、心;菊花、牛蒡子洗净。杏仁、菊花、牛蒡子放入铝锅内,加水适量,置中火煎10~15分钟,滤渣取汁,再加水适量,滤液混合,加入白糖,煮沸即成,常饮用。

【来　源】 民间方。

三、橘皮冬花茶

【组　成】 茶叶5克　橘皮3克　冬花4克

【功　能】 祛痰止咳平喘。

【适应证】 支气管炎、咳嗽、哮喘等。

【制用法】 开水冲泡，代茶饮。

【来　源】 经验方。

四、茉莉花茶

【组　成】 茉莉花6克　石菖蒲6克　青茶10克

【功　能】 理气化湿，和胃止痛。

【适应证】 适用于慢性胃炎，脘腹胀痛、纳谷不香等。

【制用法】 上药共研粗末，每日1剂，沸开水冲泡，代茶饮。

【来　源】 民间方。

五、石楠芽茶

【组　成】 嫩石楠芽200克

【功　能】 祛风通络。

【适应证】 适用于神经性偏头痛，还可用于风湿引起的关节疼痛，腰脊酸痛。

【制用法】 将嫩石楠芽蒸熟火焙，炒至叶干香透。每用3克，开水泡饮。

【来　源】 《太平圣惠方》。

六、山楂麦芽茶

【组　成】 山楂10克　炒麦芽10克　焦大白4克　茶叶4克

【功　能】 健脾和胃，消食导滞。

【适应证】 适用于肠胃虚弱，食积不化，小儿诸疾初起等。

【制用法】 将上药共置大杯内，倒入开水，盖上盖3—6分钟，开盖，稍凉即成。代茶常饮用。

【注　意】 孕妇忌服。

【来　源】 经验方。

七、黄茶硫

【组　成】 硫黄 9 克　诃子皮 9 克　紫笋茶 9 克

【功　能】 温肾止泻。

【适应证】 五更泻。

【制用法】 将硫黄研细，与其他药和匀，水煎代茶饮，1日 1 剂，稍热服。

【来　源】《太平圣惠方》。

八、茅根荷叶茶

【组　成】 梨 1 个（去核切片）　鲜藕 500 克　鲜荷叶 1张　柿饼 1 个　大枣 10 枚　白茅根 30 克

【功　能】 凉血润燥止咳。

【适应证】 适用于咯血、痰中带血。

【制用法】 水煎代茶饮之。

【来　源】 民间方。

九、绿茶饮

【组　成】 上等绿茶叶 100 克

【功　能】 杀菌止痢。

【适应证】 细菌性痢疾。

【制用法】 将绿茶加水 1000 克，煮 30 分钟，日服 3～4次，每次服 100 毫升。一般 5 日即可痊愈。

【来　源】 民间方。

十、苦瓜茶

【组　成】 鲜苦瓜 1 个　茶叶适量

【功　能】 消暑清热解毒。

【适应证】 中暑发热。

【制用法】 取鲜苦瓜截断去瓤，纳入适量茶叶，再接合，悬挂于通风处阴干。使用时每次 6～10 克，水煎或泡开水代茶饮。

【来　源】 民间方。

十一、佩兰茶

【组　成】 鲜佩兰 15 克

【功　能】　芳香辟浊，清暑祛湿，和中醒脾。

【适应证】　适用于湿浊内蕴，胸痞腹胀，口甜口腻或口臭，舌苔白腻。

【制用法】　将上药置于杯中，倒入开水，盖上盖3～5分钟，开盖，稍凉即成。代茶常饮用。

【来　源】　民间方。

十二、减肥茶

【组　成】　鲜荷叶100张（晾干）　生山楂1000克　生苡仁1000克　陈皮500克

【功　能】　健脾祛湿，祛痰化浊。

【适应证】　单纯性肥胖症。

【制用法】　将上药烘干，共研细末混匀，分成100包，每晨1包，开水泡饮，代茶常服用之。

【来　源】　民间方。

十三、菊花苦丁茶

【组　成】　苦丁茶9克　甘菊花9克　霜桑叶9克　白茅根9克　双钩藤9克

【功　能】　平肝降逆。

【适应证】　适用于高血压头胀头痛、眩晕、口苦咽干等症。

【制用法】　将上药倒入锅中加水1000毫升，煮30分钟，稍凉即可饮用，代茶常服之。

【来　源】　民间方。

十四、山甲饮

【组　成】　炒王不留行15克　炮甲珠9克　瓜蒌9克

【功　能】　活血消肿，通乳散结。

【适应证】　乳痈。因肝气郁结，胃热壅滞，乳房红肿硬结，胀痛，乳汁不通。

【制用法】　将上药加水1000毫升，煎煮30分钟，过滤去渣取液，稍凉即可饮用，每日服3次。

【来　源】　经验方。

十五、消渴饮

【组　成】　鲜冬瓜皮1000克　鲜西瓜皮1000克　瓜蒌根250克　白糖500克

【功　能】　清热、生津、止渴。

【适应证】　糖尿病。

【制用法】　鲜冬瓜皮、西瓜皮削去外层硬皮，切成薄片，瓜蒌根捣碎，先以冷水泡透以后同放入锅内，加水适量，煎煮1小时，捞去渣，再以小火继续加热煎煮浓缩，至较稠黏将要干锅时停火，待温，加入干燥的白糖粉，把煎液吸净，拌匀，晒干，压碎，装瓶备用。用时每次10克，以沸水冲化，频频代茶每日数次。

【来　源】　民间方。

十六、楂桃茶

【组　成】　山楂50克　核桃仁150克　白糖200克

【功　能】　补肺肾，生津液。

【适应证】　适用于肺虚咳嗽，气喘，肾虚阳痿，腰痛，津亏口渴，便干，食积纳差，血滞经少，腹痛等症。

【制用法】　①将核桃仁加入适量的水浸泡半小时，洗净后，再加少许清水，用石磨将其磨成茸浆，装入容器中，再加适量的清水，稀释调匀。②将山楂用水冲洗干净（山楂果宜拍破），加入锅内，加入适量清水，在中火上煎熬3次，每次20分钟，过滤去渣，取汁浓缩至约1000毫升。③将锅洗净后，置火上，倒入山楂汁，加入白糖搅拌，待溶化后，再缓缓地倒入核桃浆，边倒边搅均匀，烧至微沸出锅装碗即成。常饮用。

【来　源】　民间方。

十七、午时茶

【组　成】　苍术　陈皮　柴胡　连翘　白芷　枳实　山楂肉　羌活　前胡　防风　藿香　甘草　神曲　川芎各300克　厚朴　桔梗　麦芽　苏叶各450克　红茶10000克　生姜2500克　面粉3250克

【功　能】　疏风散寒祛湿，消食导滞。

【适应证】　适用于风寒感冒、寒湿阻滞、食积内停者。

【制用法】　先将生姜刨丝打汁候用，上药除应炒者外，其余生晒，研成粗末，将姜汁，面粉打浆和药为块，每块重15克。1次1~2块，加水煎服。

【注　意】　服药时宜热饮，盖被取汗。

【来　源】　《中国医学大辞典》。

十八、蒜茶乌鱼汤

【组　成】　松萝汤9克　独头蒜10枚　乌鱼1个（250克）

【功　能】　健脾、化瘀解毒，利尿消臌。

【适应证】　肝硬化腹水及其他疾病引起的腹水。

【制用法】　将鱼去肠洗净，把茶、蒜放入鱼腹中，入瓦锅，加清水，煮极熟，食鱼饮汤。

【注　意】　忌食盐、醋7日。

【来　源】　民间方。

十九、川朴花茶

【组　成】　川朴花15克　绿茶3克

【功　能】　宽胸理膈，降逆理气。

【适应证】　梅核气。

【制用法】　将上2味入杯中，沸水冲泡，代茶频饮。

【来　源】　经验方。

二十、马兰茶

【组　成】　马兰根20克　红枣10克

【功　能】　清热利湿，凉血解毒。

【适应证】　适用于湿热带下。

【制用法】　将马兰根洗净切碎，与红枣煎水代茶饮。

【来　源】　民间方。

二十一、感冒茶

【组　成】　黄皮叶粉　芒果叶粉　紫苏叶粉　薄荷叶粉　大叶龙胆草　岗梅根　桑叶粉　地胆头粉各500克　甘草　茅根　菊花　如意花根各250克

【功　能】　清热解毒，祛风消滞。

【适应证】　适用于外感风热兼气滞腹胀痛，症见发热重，微恶风寒，咽喉肿痛，胸闷呕恶，腹痛腹胀等。

【制用法】　将大叶龙胆草、甘草、茅根、菊花煎水2次，浓缩后，将岗梅根、如意根研成粉与其他诸药粉混合，加米粉适量作黏合剂，压制成小茶块，每块9克，晒干即成。每次用1块，1日2次，白开水冲泡服。

【来　源】　《医药科技动态》。

二十二、芝麻茶

【组　成】　芝麻500克　茶叶750克

【功　能】　滋补肝肾，润肺养血

【适应证】　适用于皮肤粗糙，毛发干枯。

【制用法】　先将芝麻放锅内焙黄，每次取芝麻2克加茶叶3克，放罐中煮开，茶叶、芝麻一同嚼食，25日为1疗程。

【来　源】　民间方。

二十三、橘红茶

【组　成】　橘红1片　绿茶5克　竹沥汁20毫升

【功　能】　清热化痰止咳。

【适应证】　适用于咳嗽多痰，痰黏似胶，不易咯出。

【制用法】　前2味用开水冲泡，再入沸水锅中隔水蒸20分钟。冲入竹沥汁代茶饮。

【来　源】　民间方。

二十四、噎食方

【组　成】　绿茶10克　皮硝6克　孩儿茶3克　麝香0.05克

【功　能】　清热解毒散瘀。

【适应证】　噎食不下。

【制用法】　上药共研细末，作3次服，黄酒送下。

【来　源】　民间方。

二十五、清蒸茶鲫鱼

【组　成】　鲫鱼500克　绿茶适量

【功　能】　健脾祛湿，清热利尿。

【适应证】　糖尿病饮水不止者。

【制用法】　将鱼去鳃及内脏，保留鱼鳞，鱼腹内填满绿茶，放盘中，上锅蒸，鱼熟透即成。淡食鱼肉，不加佐料。

【来　源】　民间方。

二十六、山楂益母茶

【组　成】　山楂30克　益母草10克　茶叶5克

【功　能】　清热化痰，活血降脂，通脉。

【适应证】　冠心病，高脂血症。

【制用法】　用沸水冲沏，代茶，每日饮用。

【来　源】　经验方。

二十七、消脂健身饮

【组　成】　焦山楂15克　荷叶8克　生大黄5克　当归10克　泽泻10克　生黄芪15克　生姜2片　生甘草3克

【功　能】　益气消脂，通腑除积，轻身健步。

【适应证】　高脂血症，动脉硬化，高血压，肥胖等。

【制用法】　上各味同煎汤。代茶随饮，或每日3次。

【来　源】　经验方。

二十八、川芎胡桃茶

【组　成】　雨前茶9克　胡桃肉15克　川芎2克

【功　能】　补肾、强筋骨、定寒热。

【适应证】　寒热疟疾。

【制用法】　寒多加胡椒1克，病未发前，入茶壶内以滚水冲泡，趁热频频服之，饮至临发时也可不停。

【来　源】　民间方。

二十九、荸荠豆浆饮

【组　成】　豆浆1000克　荸荠150克　白糖30克

【功　能】　益气和中，生津润燥，清热解毒。

【适应证】　适用于赤眼、消渴、醉酒、暑热，口干舌燥等症。

【制用法】　①将大豆放入盆内，浸泡4小时后，磨细，用布过滤，取汁，烧沸即成豆浆。②将荸荠去皮，一切两瓣，放入白纱布内绞取汁液。将豆浆与荸荠汁混匀，加入白糖，煮沸即成。常饮用。

【来　源】　民间方。

酒　方

药酒又称酒剂，酒方，是以白酒或黄酒为溶媒，配以一定中药组方的药料，经密闭浸泡一定时间，使药物中的有效成分浸出，其浸出的澄清液即为药酒。药酒一般具有温经通络、活血散瘀、消肿止痛、消食暖胃、杀虫止痒、补益气血、舒关节、利筋骨，温补强壮身体的作用。不仅用于内伤杂病，还可应用于外感病，尤宜于跌打损伤、风寒湿痹痛及经络不通等症及强身延年之用。

一、天门冬酒

【组　成】　天门冬500克　米酒1500克

【功　能】　清肺降火，滋阴润燥。

【适应证】　阴虚咳嗽，咳吐浊沫的肺痿症，咳吐脓血的肺痈症。

【制用法】　冬月用天门冬去心煮汁，同曲、米适量酿酒。或用米酒1500克于净瓶中浸天门冬5日。去渣，每服1~2小杯，常令酒气相接，勿令大醉。

【注　意】　忌食生冷。

【来　源】　《本草纲目》。

二、枸杞酒

【组　成】　西杞果150克　白酒500毫升

【功　能】　补虚祛寒，益精壮阳。

【适应证】　阳痿、遗精等。

【制用法】　先将杞果洗净，泡入酒内密封，浸泡1周即可饮用，每次饮1小杯，每日2次。

【来　源】　经验方。

三、牛蒡酒

【组　成】　牛蒡子30克　茵芋15克　云苓30克　杜仲20克　石斛20克　枸杞子30克　牛膝30克　制附子20克　炮姜20克　大豆120克　川椒20克　大麻子120克

【功　能】　祛风除湿。

【适应证】　适用于风湿袭于腰间疼痛难忍，坐卧不安者。

【制用法】　将牛蒡子炒，石斛微炒，大豆炒熟，川椒炒出汗，大麻子炒香，上药共捣碎，置于净瓶中，以好酒3斤浸之，密封口，7日后开取，去渣。每于饭前温饮1小杯。

【来　源】　《太平圣惠方》。

四、红花酒

【组　成】　藏红花20克　白酒50毫升

【功　能】　活血化痰。

【适应证】　经来量少，紫黑有块，少腹胀痛，拒按，血块排出后疼痛减轻。

【制用法】　将上药入酒中浸泡10天。每次饮1小杯，每日2次。视酒量大小，大醉为度。

【来　源】　经验方。

五、姜附酒

【组　成】　淡干姜60克　制附子40克　黄酒500毫升

【功　能】　温中散寒，回阳通脉，温肺化饮。

【适应证】　心腹冷痛，呃逆呕吐，泄泻，痢疾，完谷不化，寒饮喘咳，痰白而清稀，肢冷汗出。

【制用法】　将上药，共捣碎细，置净器中，以黄酒渍之，密封，经7日后开取，去渣备用。每次食前温服1~2杯，日服3次。

【注　意】　阴虚内热，火热腹痛者及孕妇不宜用。

【来　源】　民间方。

六、丹参酒

【组　成】　丹参27克　鬼箭羽27克　秦艽12克　知母18克　猪苓27克　白术27克　海藻10克　赤苓12克　肉桂

10 克　独活 15 克

【功　能】　渗湿利水，消瘀散结，祛风。

【适应证】　足胫肿满，大腹水臌病，食则气促。

【制用法】　上药以酒 2 斤浸泡于净瓶中，封口，经 5 日后开封去渣。急用者可置热灰上 1 日便可用。每次服 20 毫升，饮酒少者，可随意减之，每日 3 次。

【注　意】　脾虚，大便溏泄及孕妇忌用。

【来　源】　《圣济总录》。

七、白石英酒

【组　成】　白石英 250 克　磁石 250 克　醋 500 克　白酒 1000 克

【功　能】　温肝肾，安心神。

【适应证】　心神不安，慌悸谵忘，阳痿，小便不利，黄疸，石水，风寒湿痹等证。

【制用法】　将白石英，以醋煅磁石放入纱布袋贮，置于净器中，以白酒浸之，密封，每 2 日搅拌 1 次，浸泡 15 天即成。随饮，将酒烫热饮用。

【注　意】　元气下降者忌服。

【来　源】　民间方。

八、海马酒

【组　成】　海马 1 对　白酒 500 毫升

【功　能】　补肾助阳。

【适应证】　适用于阳痿不举，腰膝酸软等症。

【制用法】　①将海马洗净，放入酒罐内。②将白酒倒入酒罐中，盖好盖，浸泡 15 日即可饮用。每日服 3 次，每次 9～12 克。

【来　源】　民间方。

九、茴香酒

【组　成】　小茴香 120 克　黄酒 500 克

【功　能】　散寒止痛，开胃进食。

【适应证】　寒疝少腹痛，睾丸偏坠牵引腹痛，妇女带下，脘腹疼痛胀闷，不思饮食，呕吐。

【制用法】 将小茴香炒黄，置于净器中，浸黄酒1斤，煮数沸，候凉，收瓶备用。每日3次，每次食前温饮1~2杯。

【来　源】《本草纲目》。

十、复方八角枫药酒

【组　成】 八角枫31克　黑骨头31克　见血飞31克威灵仙31克　淮牛膝31克　油松节31克　当归31克　黄芪31克　桂枝31克　桑枝31克　羌活31克　姜黄31克　紫丹参63克　老鹤草63克　大伸筋63克　蜜橘花63克　透骨草19克　细辛9克　雪上一枝蒿3克　白酒（50°）2000毫升

【功　能】 舒筋活络，驱风除湿，活血止痛。

【适应证】 风湿性关节麻木疼痛，跌打损伤，筋骨疼痛，中风后遗症偏瘫等症。

【制用法】 炙雪上一枝蒿，上方药共制成酒，口服1次5~10毫升，1日3次。

【注　意】 孕妇忌服，忌酸、冷、豆类。此药性猛，不能过量。

【来　源】《全国医药产品大全》。

十一、麻黄宣肺酒

【组　成】 麻黄30克　麻黄根30克　白酒500克

【功　能】 宣肺通络，杀虫。

【适应证】 酒渣鼻。

【制用法】 将药用酒浸泡，重汤煮约1小时，露1宿，去渣收贮备用。每日早、晚各饮2~3小杯。

【注　意】 1至3日出脓成疮，十余日则脓尽，脓尽则红色退，先黄后白而愈。

【来　源】《医宗金鉴》。

十二、黑豆羌活酒

【组　成】 川羌活15克　黑豆30克　防风10克

【功　能】 解表搜风，胜湿止痛。

【适应证】 中风口噤，四肢强直，角弓反张。

【制用法】 将黑豆去皮炒熟，上三味共捣为粗末，有黄酒或米酒 200 毫升浸之，置火上候沸即住，去渣，候温备用。分 2 服饮之。

【来　源】 民间方。

十三、白花蛇酒

【组　成】 白花蛇 1 条　白酒 500 克

【功　能】 祛风止痉。

【适应证】 适用于破伤风、小儿惊风、半身不遂、口眼歪斜、风湿疥癣等。

【制用法】 将白花蛇肉装袋，与曲适量置于缸底，糯米饭盖之，3～7 日酒成，滤过，瓶贮。或将白花蛇肉用好酒 500 克浸泡于瓶中数日。每日早、晚各饮 1～2 怀。

【来　源】 《本草纲目》。

十四、海桐皮酒

【组　成】 海桐皮 60 克　牛膝 60 克　生地 70 克　枳壳 60 克　杜仲 60 克　白术 40 克　防风 60 克　五加皮 60 克　薏苡仁 30 克　独活 60 克。

【功　能】 祛风除湿，活血止痛。

【适应证】 适用于风湿痹痛，肢节疼痛无力、脚膝软弱者。

【制用法】 将上药制碎，夏白布袋装，置于净器中，用好酒 2000 克浸之，经 10 日后开取，1 日 3 次，1 次温饮 10～15 毫升。

【来　源】 《风科集验方》。

十五、磁石酒

【组　成】 磁石 15 克（碎）　木通 250 克　石菖蒲 250 克（米浸淅水 1 日，切焙）　酒 1000 克

【功　能】 开窍、纳气潜阳。

【适应证】 适用于肝肾阳虚所致的耳聋、耳鸣。

【制用法】 将药共捣碎，用白布包，置于净器中，以酒浸之，封口，夏 3 日，冬 7 日，去渣备用。每食后饮 1～2

小杯。

【来　源】《本草纲目》。

十六、种玉酒

【组　成】　全当归150克　焦远志150克　好甜酒3斤

【功　能】　活血通经，调和气血。

【适应证】　适用于妇女经血不调，不能受孕，或气血不足者。

【制用法】　将全当归细切碎后与远志和匀，以白布袋贮，置净器中，用好甜酒浸泡，密封，7日后开取，去渣备用。每晚温饮，随量饮之，不可间断。酒用尽，依法再制。

【来　源】　民间方。

十七、神效酒

【组　成】　人参30克　没药30克　当归尾30克　甘草15克　瓜蒌1枚

【功　能】　托毒、散毒。

【适应证】　疮痈。

【制用法】　将没药别研，瓜蒌选用全者半生半炒。上五味，用黄酒3碗，煎取2碗，分4份。每日服1份，细细饮之。

【来　源】《景岳全书》。

十八、桑椹醪

【组　成】　鲜桑椹3000克（或干品900克）　糯米1500克

【功　能】　补肝肾，益精血，聪耳明目。

【适应证】　适用于肝肾阴亏所致的头昏目眩、头胀痛，视物不明、耳鸣、五心烦热、遗精、失眠多梦、腰膝酸痛、舌红少津等。消渴、便秘、关节不灵活等症状者亦宜服用。

【制用法】　将桑椹洗净捣汁（干品煎汁去渣），再将药汁加适量水与糯米煮成干饭，待冷，加入适量酒曲，拌匀，置入容器中密封发酵成酒酿。根据各人的酒量兑入米酒便可饮用。每日随量佐餐饮用，或临睡前服20毫升。

【注　意】　脾胃虚寒作泄者慎用。

【来　源】　《食鉴本草》。

十九、鹿茸酒

【组　成】　鹿茸15克　山药60克　白酒1000克

【功　能】　补肾壮阳。

【适应证】　适用于肾阳虚弱所致的性欲减退、阳痿、遗精、早泄、遗尿、久泻等症。再生障碍性贫血及其他贫血证亦宜服用。

【制用法】　将鹿茸、山药与白酒共置入容器中，密封浸泡7日以上便可服用。每日服3次，每次15～20毫升。

【注　意】　阴虚火旺者忌服。

【来　源】　《普济方》。

二十、蜂房全蝎酒

【组　成】　露蜂房20克　全蝎20克　山慈菇25克　白僵蚕25克　蟾蜍皮15克

【功　能】　攻毒杀虫。

【适应证】　食道癌，胃癌。

【制用法】　将上药共捣碎，置于净器中，以450毫升酒浸泡，经7日后开取。日服3次，每次空腹饮10～15毫升。

【来　源】　民间方。

二十一、灵芝丹参酒

【组　成】　灵芝30克　丹参5克　三七5克　白酒500克

【功　能】　治虚弱，益精神。

【适应证】　冠心病，神经衰弱等症。

【制用法】　将药洗净，切片，一同装入酒坛内，加入白酒，盖上盖。每天搅拌1次，再盖好盖，浸泡15日即成。每日服2次，每次20～30克

【来　源】　民间方。

二十二、樱桃酒

【组　成】　鲜樱桃200克　白酒500克

【功　能】　益气、祛风湿。

【适应证】　适用于四肢不仁，瘫痪、风湿腰腿疼痛，冻疮等症。

【制用法】　将樱桃去杂质，洗净，置坛中，以酒浸泡，密封，每2～3日搅拌1次，泡15～20日即成。每日服2次，每次15～30克。

【注　意】　不可多食，以防发暗风。

【来　源】　民间方。

二十三、生地加皮酒

【组　成】　五加皮30克　薏苡仁50克　羚羊角屑20克　防风30克　生地60克　独活30克　牛蒡根60克　肉桂10克　牛膝50克　黑豆60克　海桐皮20克　火麻仁60克

【功　能】　祛风湿，清热止痛舒筋。

【适应证】　适用于肢节疼痛，筋脉拘急，关节不利，步履艰难。

【制用法】　牛蒡根、肉桂分别去皮，将黑豆炒熟，上药共捣碎细，生白夏布袋盛，置于净器中，用醇酒2000克浸之，密封口，经7宿开封取饮。每次吃前，空心随量饮之。

【来　源】　《太平圣惠方》。

二十四、常春酒

【组　成】　常春果200克　枸杞子200克　好酒1500克

【功　能】　养血补肾。

【适应证】　羸瘦虚弱，腹中冷痛，妇女血闭。

【制用法】　将上药捣破裂，盛于瓶中，注酒浸泡7日后即可饮用。每次空腹饮1～2杯，每日3次。

【来　源】　民间方。

二十五、风藤酒

【组　成】　海风藤15克　青风藤15克　牛膝15克　钻地风15克　炮甲珠15克　好酒500克

【功　能】　祛风除湿，活血止痛。

【适应证】　痹证。

【制用法】 将药和酒装磁罐内，置水锅中加热炖之，水开后 1 小时将罐取出，去药留酒，贮于玻璃瓶中，每日早晚各服 1 杯。

【来　源】 民间方。

二十六、续筋接骨酒

【组　成】 透骨草 10 克　大黄 10 克　当归 10 克　白芍 10 克　丹皮 5 克　生地 15 克　土狗 10 克　土虱 30 克　红花 10 克　自然铜末 3 克

【功　能】 接骨续筋，止痛。

【适应证】 跌伤。

【制用法】 将土狗槌碎。上药中除自然铜末外，其他共捣粗碎，以 350 毫升好酒煎取一半，去渣，候温备用。将其分作 3 份，每日用 1 份药酒送服铜末 1 克。

【注　意】 孕妇忌服。

【来　源】 民间方。

粥　方

粥方是以大米、小米、秫米、大麦、小麦等食粮为基本原料，或选取性淡味甘少渣或无渣而富于淀粉的药物，如薏米、赤小豆、饮豆等，必要时添加一些经过适当炮制的药汁、药末，或加入一定的调味配料，共煮为粥，用以防治疾病。粥方具有益气健脾、化痰和胃、利湿清热、补益精血等多种功效。药粥的使用分量可随各人食量增减，可 1 日 3 餐或 1 日 2 餐，且具有吸收完全，无损胃气，服用方便，易于接受，尤其对慢性病患者更为适宜。

一、薏仁百合粥

【组　成】 生苡仁 50 克　生百合 50 克　大米 150 克

【功　能】 健脾利湿，润肠通便，美容健肤。

【适应证】 适用于痤疮，扁平疣，湿疹等症。

【制用法】 将大米淘净，与薏仁、百合同入锅中，加适量小煮成稀粥，吃的时候也可以加适量糖。

【来　源】　民间方。

二、马齿苋粥

【组　成】　马齿苋250克　粳米适量

【功　能】　清热解毒，凉血消肿。

【适应证】　适用于菌痢，急性肠炎，湿热型腹泻等症。

【制用法】　取马齿苋洗净切成小段，加水适量，煎30分钟，捞出渣，再将糯米淘净，入锅中，煮粥，粥熟前加入适量蜜糖稍煮即可。连服5～7日，无毒副反应。

【来　源】　民间方。

三、黄芪粥

【组　成】　黄芪30克　生芡实50克　大米50克

【功　能】　补气健脾，固精欲涩。

【适应证】　适用于慢性肾炎长期蛋白尿者。

【制用法】　将黄芪放入锅中，加适量的水，煎煮去滓留汁，然后将大米淘净；小芡实同入锅内，煮粥，加白糖少许调服。

【来　源】　民间方。

四、韭菜粥

【组　成】　新鲜韭菜30～60克（或韭菜籽5～10克）粳米100克　细盐少许

【功　能】　助阳暖下，通络散寒。

【适应证】　适用于肾阳不足之腰膝酸冷，男子阳痿，女子痛经。

【制用法】　先将粳米淘净入锅，加水适量煮粥，待粥将熟时，将韭菜洗净切碎放入粥内，另加盐少许，至熟。

【来　源】　民间方。

五、芋芳粥

【组　成】　芋芳60克　大米适量

【功　能】　宽肠胃，益脾气，消瘰疬。

【适应证】　适用小儿瘰疬，虚疬（慢性淋巴结炎、淋巴结核）等症。

【制用法】　先将芋艿洗净切碎，再将大米淘净，同煮为粥。

【来　源】　民间方。

六、益母草汁粥

【组　成】　益母草汁10毫升　蜂蜜10毫升　地生黄汁40毫升　藕汁40毫升　生姜汁2毫升　粳米100克

【功　能】　清热凉血止血。

【适应证】　适用于热伤血络之尿血。

【制用法】　取粳米淘净后用砂锅水煮，至米熟时，将诸汁及蜂蜜放入，再煮成粥。

【来　源】　《太平圣惠方》。

七、柏子仁粥

【组　成】　柏子仁15克　蜂蜜适量　粳米50～100克

【功　能】　养心安神，润肠通便。

【适应证】　适用于便秘、心悸、失眠、健忘等症。

【制用法】　将柏子仁去皮壳杂质，捣碎如粉，与粳米共煮，待粥将成时放入蜂蜜，续煮10分钟即可食用。

【来　源】　《粥谱》。

八、家雀粥

【组　成】　家雀2～3只　大米适量

【功　能】　补虚温阳。

【适应证】　适用于男子阳痿早泄，妇人带下等病。

【制用法】先将家雀除去头、脚、内杂后切成小块，加葱盐炒熟，然后将大米淘净，与家雀同煮为粥。

【来　源】　民间方。

九、红枣花生粥

【组　成】　红枣10克　花生米50克　小米50克

【功　能】　补气血，润肠通便。

【适应证】　适用于产后疲乏无力，大便干燥。

【制用法】　将红枣洗净去核，与花生米、小米同入锅中，加水适量，同煮为粥。

【来　源】　民间方。

十、桂圆粥

【组　成】　桂圆肉50克　云茯苓50克　生姜20克　大米100克

【功　能】　温中散寒，健脾安神。

【适应证】　适用于产后体虚和失眠者。

【制用法】　将以上诸药同入锅中，加适量水，共煮稠粥食用。

【来　源】　民间方。

十一、荆芥粥

【组　成】　荆芥5～10克　薄荷3～5克　淡豆豉5～10克　粳米50～100克

【功　能】　疏风解表退热。

【适应证】　适用于伤风感冒、发热恶寒、头痛咽痛。

【制用法】　先将前3味武火煎沸数分钟后，去渣，取汁，另将粳米煮粥，粥将熟时，加入药汁，同煮为粥。

【来　源】　《养老奉亲书》。

十二、乌梅粥

【组　成】　乌梅15～20克　粳米100克　冰糖适量

【功　能】　安蛔止痛，消暑开胃，生津止渴。

【适应证】　适用于小儿蛔虫，以及中暑、口渴，不欲食等症。

【制用法】　将乌梅水煎去渣，取汁与粳米同煮，粥熟后加入冰糖继续煮，冰糖化后即可食用。

【来　源】　经验方。

十三、桃仁粥

【组　成】　桃仁10～15克　粳米50～100克

【功　能】　活血化瘀止痛。

【适应证】　适用于瘀血停滞所致痛经。

【制用法】　将桃仁捣烂如泥，与粳米同煮为粥。

【来　源】　民间方。

十四、桂心粥

【组　成】　桂心末 3 克　粳米适量

【功　能】　健脾和胃，温经散寒。

【适应证】　适用于夜啼伴见面色清白，手足不温，不食乳食。

【制用法】　先将粳米淘净，放入锅中加适量水煮粥，半熟时加入桂心末续煮之熟，红糖拌食，每日 1～2 次。

【来　源】　民间方。

十五、乌头粥

【组　成】　生乌头 12 克（研末）　生姜汁 1 匙　蜂蜜 3 匙　粳米 2 合

【功　能】　祛风散寒通络。

【适应证】　适用于四肢麻木。

【制用法】　将粳米淘净与乌头末以砂锅煮作稀粥，后入姜汁、蜂蜜，搅匀。空腹温服。

【注　意】　食后胃中烧热，但为时不久，即可自消。如食后有过敏反应，胃热难忍，用绿豆汤解之。心火炽盛者勿用。治疗期间忌房事。

【来　源】　《证治准绳》。

十六、核桃仁粥

【组　成】　核桃仁 9 克　粳米 50 克　冰糖 9 克　大枣 7 枚

【功　能】　补气健脾，益气固肾。

【适应证】　适用于肺痨，气虚胸闷，干咳，午后低烧等。

【制用法】　将糯米淘净与它药共入锅中，煮粥。

【注　意】　避风寒，忌食生冷辛辣之物。

【来　源】　民间方。

十七、薏苡仁粥

【组　成】　薏苡 120 克　白及 60 克　川贝母 15 克　田三七 15 克

【功　能】　补肺镇咳，止血化痰。

【适应证】　适用于肺痨（肺结核）所致咳嗽吐痰，咳血，胸痛等症。

【制用法】　将后3味共为细末，分6份备用。取薏苡仁的六分之一，煮成稀粥，加上药面续煮，每日2次，饭后服用。

【注　意】　忌食辛辣及刺激性食物。

【来　源】　民间方。

十八、苹果山药粥

【组　成】　苹果100克　鲜山药100克　高粱60克　大枣10枚

【功　能】　健脾和胃，涩肠止泻。

【适应证】　适用于老年慢性腹泻。

【制用法】　将苹果、山药洗净切碎，大枣擘开，加水适量煮至烂熟，再将高粱面调糊入锅，继煮成粥，食之。每日2~3次。

【来　源】　民间方。

十九、党参莲子粥

【组　成】　党参20克　大枣10枚　莲子15克　粳米50克

【功　能】　补气生血。

【适应证】　适用于病后体质虚弱，植物神经功能紊乱，营养不良等所致的低血压。

【制用法】　先将党参入锅中加适量水煎煮20分钟捞出，然后将后3味洗净入锅中，其煮为粥，每日早、晚各服1次，15日为1疗程。

【来　源】　民间方。

二十、茯苓小豆粥

【组　成】　茯苓皮30克　赤小豆30克　大麦30克

【功　能】　健脾固肾，滋阴助阳。

【适应证】　适用于脾肾两虚型慢性肾炎。

【制用法】　先用水适量煎茯苓皮，煮沸15分钟，去渣，再入大麦和赤小豆，煮成粥吃，每日1次，可连续服用。

【来　源】　民间方。

二十一、白果芡实粥

【组　成】　白果 10 枚　芡实 30 克　粳米 30 克

【功　能】　健脾补肾，固涩敛精，通利小便。

【适应证】　适用于慢性肾小球肾炎中、后期，正气虚损，蛋白尿久不消者。

【制用法】　先将前 2 味放入锅中加水适量，煎 15 分钟，取汁去渣，再将糯米淘净入锅中，煮粥，每日服 1 次，10 日为 1 疗程，间歇服 2~4 疗程。

【来　源】　民间方。

二十二、羊肾粥

【组　成】　羊腰子 1 对（去油膜切块）　草果 6 克　陈皮 6 克　砂仁 5 克　粳米 50 克　盐　姜　葱调料适量

【功　能】　补肾强腰，健脾祛寒。

【适应证】　适用于因脾肾阳虚，经脉失荣而引起的腰痛，酸楚以及产后肢体困倦者。

【制用法】　先将羊腰洗净，草果、陈皮、砂仁用纱布包扎，同入锅中，加清水适量，煮熟，去 3 味，再将粳米淘净入锅中，盐、姜、葱亦入汤，同煮粥，晨起作早餐食之。

【来　源】　《本草纲目》。

二十三、鹿杞粥

【组　成】　鹿角胶 12 克　杞果 20 克　糯米 120 克

【功　能】　滋阴壮阳。

【适应证】　适用于男子精冷不育。

【制用法】　将糯米淘净，与杞果加清水适量共煮成稀粥，入鹿角胶烊化，加油、盐、料酒调味，候温 1 次服完。每日 1 剂，连服数周。

【来　源】　民间方。

二十四、菟丝子粥

【组　成】　菟丝子　补骨脂 15 克　白糖 50 克　粳米 100 克

【功　能】　温肾壮阳。

【适应证】　适用于肾阳虚所致腰膝冷痛、头晕眼花、阳痿早泄，夜间尿多或小便余沥等症。

【制用法】　先将菟丝子、补骨脂共捣烂，加水适量煎煮，纱布滤去渣，取药液入粳米煮粥，入白糖调味，早晚分 2 次温服。每日 1 剂。10 日为 1 疗程。

【来　源】　民间方。

二十五、山药干姜粥

【组　成】　生山药30 克　干姜3 克　大枣10 枚　苡仁20 克　糯米 30 克　红糖 15 克

【功　能】　补脾益胃，祛湿止泻。

【适应证】　适用于脾胃虚弱所致的慢性腹泻，久泻不愈，时发时止，大便溏稀，四肢乏力等症。

【制用法】　先将苡仁、糯米淘净，大枣去核，同入锅中，生山药、干姜亦入锅，加水适量，同煮为粥，加红糖调味。1 日分 3 次服，连续服药半月至愈。

【来　源】　民间方。

二十六、二宝粥

【组　成】　莲子　山药　糯米各适量

【功　能】　健脾益胃。

【适应证】　适用于慢性肠炎，小儿慢性消化不良，老人慢性肠炎，妇女病后体弱或带下等症。

【制用法】　莲子去心留皮，山药碾碎，糯米淘净。三者同入锅内，加清水适量，上火煮粥，睡前吃一小碗，咸甜均可。

【来　源】　民间方。

二十七、枣仁粥

【组　成】　酸枣仁30 克　粳米100 克

【功　能】　养心安神。

【适应证】　失眠。

【制用法】　先将枣仁捣碎，煮取浓汁，与粳米共煮成稀粥，候凉，1 次服完。每日 1 剂，疗程不限。

【来　源】　民间方。

二十八、淡菜皮蛋粥

【组　成】　淡菜30克　皮蛋1个　粳米100克

【功　能】　健脾祛湿，清利头目。

【适应证】　眩晕。

【制用法】　将淡菜洗净，皮蛋去壳，与粳米一起加水共煮粥，入油、盐、料酒、味精等调味品，分2次服完。每日1剂。5～7日为1疗程。

【注　意】　口淡无味，流清口涎多的患者，不宜选用本方。

【来　源】　民间方。

汤　方

汤方是用水做溶剂来煎煮药食药料，取汁服之以治疗疾病的方法。随选用原料的不同而有补益气血、调理阴阳等多种功能。汤方制法简便易行，用料加减灵活，可用于各种疾病的治疗。

一、大麦汤

【组　成】　羊肉100克（切）　草果5枚　大麦仁50克

【功　能】　温中健脾，下气消胀。

【适应证】　适用于产后食欲不振，脾胃虚弱，运化失常，以致血气生化不充而引起的形体瘦弱，不能多食，或食后脘胀，嗳气等症。

【制用法】　先将羊肉、草果熬汤，过滤后用汤煮大麦仁熬熟，加盐少许，亦可在滤汁后与肉同煮食之。

【来　源】　《饮膳正要》。

二、鲫鱼冬瓜汤

【组　成】　鲫鱼200克　冬瓜皮100～200克

【功　能】　健脾和胃，消肿利水。

【适应证】　适用于气郁不舒之水鼓，实证而有虚象，脉沉而弦数者。

【制用法】 将鲫鱼去鳞剖去肠脏放入锅内，冬瓜皮同时放入，加适量之水，炖煮 2 小时，候鱼烂为度。空腹时 1 次服之，1 次不能服完时，2 次服用亦可。

【注　意】 鲫鱼无处找到时，它鱼亦可代用。忌盐。

【来　源】 民间方。

三、地狗鸡子汤

【组　成】 地狗 7 个　鸡子 7 个　黄酒 250 克

【功　能】 益气补血，利水消肿。

【适应证】 适用于水肿。

【制用法】 先将地狗放砂锅内，置火上焙干取出，研为细末。将鸡子的蛋白和卵黄倒入砂锅内，然后加入地狗末与黄酒，搅匀，用文火煎煮，再加上一些白开水，于上午顿服，服后盖被出汗，连服 3 日。

【注　意】 忌吃腥腻咸性食物。

【来　源】 民间方。

四、白鸭子汤

【组　成】 白鸭子 1 只　豆腐　白菜　红萝卜　白萝卜各适量

【功　能】 清肺热止咳喘，理气化痰，安五脏。

【适应证】 适用于肺肾阴虚，虚劳咳嗽气喘。

【制用法】 白鸭子去杂，与其他几味共入砂锅内煲之，加调味品即可食用。汤菜皆食，每日 3 餐服用。

【来　源】 经验方。

五、杏仁猪肺汤

【组　成】 猪肺 1 具　生姜 30 克　制杏仁 49 粒　蜂蜜 120 克

【功　能】 养阴补肺，止咳化痰。

【适应证】 适用于咳嗽气短，痰清稀薄，面色㿠白，动则汗出，易感外邪，舌淡、苔薄，脉虚无力，兼及肺阴虚者，久咳不止，痰少而黏，或痰中带血丝，形体消瘦，舌红，少苔，脉细数者，亦可酌用。

【制用法】 将猪肺洗净，用生姜、蜂蜜、杏仁加水适量煮之，以猪肺煮熟为度。食猪肺饮汤，分 4 ~ 6 次服完，每日 2 次。若有效未愈，上方可连续配制服用。

【注　意】 外感风热、风寒、燥热及阴虚火旺、肝火犯肺、肾阳虚衰咳嗽均非所宜。忌食辛辣、油腻、生冷之品。

【来　源】 民间方。

六、山甲猪蹄汤

【组　成】 穿山甲 15 克　当归 30 克　猪蹄 1 对

【功　能】 养气通乳。

【适应证】 适用于产后血虚，乳腺虚滞而乳汁不下者。

【制用法】 将三物同煮熬汤，食肉喝汤，每日饮 2 ~ 3 次，连服 4 日。

【来　源】 经验方。

七、瓠子汤

【组　成】 羊肉 500 克　草果 5 枚　瓠子 6 个（去瓤皮）白面 100 克　生姜　葱　盐　醋各适量

【功　能】 止消渴利尿。

【适应证】 适用于妊娠水肿，以及因水饮停蓄，津液不能上润而引起的口渴、小便不利症。

【制用法】 先煮羊肉、草果熬成汤滤净；另将瓠子去瓤皮切片与熟羊肉合拌；再将面做成面条，用肉汤煮熟后，放入姜、葱、盐、醋、与瓠子、熟肉合调食之。

【来　源】《饮膳正要》。

八、莲子六一汤

【组　成】 莲子（去心）60 克　生甘草 10 克　冰糖适量

【功　能】 清热，通利小便。

【适应证】 适用于湿热下注之淋症。

【制用法】 前 2 味水煎至莲子烂熟时，加入冰糖，吃莲子喝汤。

【来　源】《仁斋直指方》。

九、月季花汤

【组　成】　开败的月季花10克　冰糖30克

【功　能】　活血化瘀。

【适应证】　适用于血瘀性头痛，月经不调。

【制用法】　将月季花洗净，加水适量煎煮成汤，加冰糖，待温后顿服。

【来　源】　《本草纲目》。

十、葱白大蒜汤

【组　成】　葱白500克　大蒜250克

【功　能】　解毒杀菌，透表，通阳。

【适应证】　预防流行性感冒。

【制用法】　将葱白洗净，大蒜去皮，切碎，加水1000克煎汤。每次服250毫升，每日服3次。

【来　源】　民间方。

十一、芥菜姜汤

【组　成】　鲜芥菜80克　鲜姜10克　盐少许

【功　能】　宣肺止咳，疏风散寒。

【适应证】　适用于风寒性头痛鼻塞，咳嗽，四肢酸痛等症。

【制用法】　将芥菜洗净切成小块，生姜切片，加清水2000克煎至1000克，放入食盐以调味，每日服2次，连用3日。

【来　源】　民间方。

十二、团鱼煎

【组　成】　团鱼1个（1斤左右）

【功　能】　解痉安神。

【适应证】　羊痫风。

【制用法】　将团鱼洗净放入锅内，加清水适量，煮熟去壳，加入食盐少许，续炖，连汤带肉一次服完。服时应估计在未发前开始服用，每日1次，连服7日共7个。

【注　意】　孕妇及中虚寒温内盛时切忌之。又忌同苋同食。

【来　源】　民间方。

十三、扶中汤

【组　成】　炒白术 30 克　生山药 30 克　龙眼肉 30 克

【功　能】　益气养血，健脾补中。

【适应证】　适用于久泄不止而致气血俱虚，身体羸弱，将成劳疾者，以及产后腹痛腹泻。

【制用法】　将上 3 味放入锅内，加清水适量，煮成汤，去渣，代之以饮，不拘时温饮之。

【来　源】　《医学衷中参西录》。

十四、猪肚子姜汤

【组　成】　猪肚 1 个　生姜 50～200 克

【功　能】　健脾和胃止痛。

【适应证】　胃及十二指肠溃疡。

【制用法】　将猪肚洗净，生姜切成硬币厚的宽度，放入猪肚中，加清水适量，炖熟，吃肉喝汤。

【来　源】　经验方。

十五、生山白术汤

【组　成】　生山药 30 克　炒白术 15 克

【功　能】　健脾祛湿。

【适应证】　多涎症。尤以小儿多见。症见口水多，不自觉流出，口角浸润发红等症。

【制用法】　上 2 味放入锅内，加清水适量，煮汤，去渣，加糖少许，频服之。小儿酌减。

【来　源】　经验方。

十六、大蒜白糖饮

【组　成】　大蒜 7 瓣　白糖 50 克

【功　能】　解痉止咳。

【适应证】　百日咳。症见阵发性、痉挛性咳嗽，咳毕吸气时产生高音调的吼声，伴有呕吐。

【制用法】　将大蒜去皮、捣烂如泥，加凉开水 30 毫升，搅匀、过滤、去渣，兑入白糖，煮沸 5 分钟；1 日分 3～5 次服完。连服 3～7 日即愈。

【来　源】 经验方。

十七、鸭子贝及汤

【组　成】 白鸭子 1 只　大贝母 120 克　白及 120 克

【功　能】 润肺止咳。

【适应证】 适用于肺结核之久咳。症见咳嗽、盗汗、胸痛、低烧、脉细数。

【制用法】 先将后 2 味烘干，研为极细面，备用。再将鸭子剖腹去肠毛杂，装入后 2 味药面，不加盐，加清水适量，炖至鸭肉熟烂为止，汤分 4 次服完，1 日 2 次。鸭肉也分 4 次吃完，日 2 次。

【来　源】 民间方。

十八、麻雀汤

【组　成】 麻雀 10 只　辣椒 9 克　盐 9 克

【功　能】 补肾壮阳。

【适应证】 阳痿。症见阳痿不举，或临床举而不坚，头晕眼黑，四肢无力，精神欠佳等症。

【制用法】 将麻雀杀死热水烫去毛，割开肚子去肠杂，洗净。与辣椒、食盐合在一起加清水适量，炖至熟，喝汤吃肉。

【来　源】 经验方。

十九、鲤鱼赤豆煎

【组　成】 活鲤鱼 1 条　赤小豆 500 克

【功　能】 健脾利湿。

【适应证】 肝硬化腹水。

【制用法】 将活鲤鱼 1 斤多，放在清水中洗净，同时将赤小豆亦洗净。然后把鱼和赤小豆放入锅内，加水 2000～3000 毫升清炖，炖至鱼熟豆烂。除鱼头、鳞、骨、内脏弃去外，将鱼肉、豆和汤全部吃完。

【来　源】 民间方。

二十、红梨汤

【组　成】　大红梨1个　蜂蜜50克

【功　能】　润肺止咳。

【适应证】　百日咳。

【制用法】　将梨洗净挖出梨心，装入蜂蜜，加清水适量，煮之。以梨熟为度，吃梨喝汤，此为1次量。

【来　源】　民间方。

二十一、麻仁公鸡汤

【组　成】　小公鸡1只（约250克）　生火麻仁（带皮）120克

【功　能】　润肠通便，消腹水。

【适应证】　肝硬化腹水。

【制用法】　将鸡杀死，去毛及内脏，洗净，火麻仁捣碎，入鸡肉，加清水适量，炖至鸡熟，吃肉喝汤。

【来　源】　民间方。

二十二、羊腰黑豆汤

【组　成】　黑豆30克　羊腰（羊肾脏）1对　食盐适量

【功　能】　补肾强腰。

【适应证】　适用肾虚腰痛。

【制用法】　先将羊腰洗净，黑豆亦洗净，同入锅内，加清水适量炖之，炖熟为度，吃肉喝汤。1~3日1次。

【来　源】　民间方。

二十三、黄芪天麻汤

【组　成】　生黄芪30克　明天麻30克　公猪瘦肉（或羊肉）80克

【功　能】　补气养血。

【适应证】　适用于气血亏虚型眩晕。

【制用法】　先将肉洗净切成小块，和前2味共入锅内，加清水适量，炖之，不加任何调料，炖熟，吃肉喝汤。

【来　源】　民间方。

二十四、鸡鸽鹌参汤

【组　成】　老母鸡1只　乳鸽1只　鹌鹑1个　高丽参10～15克

【功　能】　健脾益气，补肾安胎。

【适应证】　适用于脾肾两虚，正气不足，腰膝酸软，小腹胀坠之习惯性流产。

【制用法】　先将母鸡、鸽、鹌鹑三物杀死，除去毛羽、头、爪、内脏，用布抹干血迹，将高参切成薄片填入鹌鹑腹内，然后把鹌鹑塞入乳鸽腹内，再把乳鸽塞进鸡腹内，将鸡放进碗内加封盖严，置瓦锅内隔水蒸煮2～3小时，取出，用料酒、油、盐各少许调味，饮汁吃肉，分数天吃完。高丽参晒干，每取1克置口中慢慢嚼咽，每日一次，吃完为止。连服2～3次。

【来　源】　民间方。

二十五、母鸡香芷汤

【组　成】　母鸡1只　丁香2克　白芷3克　葱　姜　盐料酒各适量

【功　能】　温健脾胃。

【适应证】　适用于脾胃虚寒所致食欲不振，恶心反胃，慢性腹泻，乏力等。

【制用法】　将鸡开膛去掉内脏杂物，用盐粉将鸡内外抹匀。把丁香、白芷、葱节、姜片塞入鸡膛内，再把料酒撒在鸡身上，放入盆中，次日将鸡挂在通风地方晾两天，然后用冷水洗净，把膛内的丁香等拣去不要；把鸡放在锅内，下葱，姜、料酒炖烂为止，吃肉喝汤。

【来　源】　民间方。

二十六、乌鸡汤

【组　成】　乌雄鸡1只　陈皮3克　良姜3克　胡椒6克草果2枚　葱　豉　酱各适量

【功　能】　温中健脾，补益气血。

【适应证】　适用于产后气血暴亏而引起的身体虚弱，食欲减退，喜暖嗜卧，动则气促。

【制用法】 先将乌鸡杀死，去毛肠洗净，切成小块，再将陈皮、良姜、胡椒、草果用纱布包扎，与鸡块同炖，放入葱、豉、酱熬成汤，分数次饮之。

【来　源】《饮膳正要》。

二十七、六月雪鸡汤

【组　成】 隔年老公鸡1只　六月雪250克

【功　能】 祛风湿，止痹痛。

【适应证】 适用于风湿性关节炎。

【制用法】 将鸡杀后去掉毛和内脏，将切碎的六月雪放入鸡肚中，加水2000~2500克，煮至骨肉分离即成。每日1只，或2~3日1只，喝汤吃肉。

【来　源】 民间方。

二十八、朱砂猪心汤

【组　成】 朱砂1克　猪心（其他动物心脏也可）1个浮小麦30克

【功　能】 养血安神。

【适应证】 适用于心血亏虚所致心慌、失眠、盗汗等症。

【制用法】 将猪心洗净劈数片，入朱砂于内，和小麦同煮，以肉煮为度。吃肉和小麦，喝汤。

二十九、白果羊肉汤

【组　成】 白果120克　羊肉250克

【功　能】 润肺健脾止咳。

【适应证】 肺结核。

【制用法】 将羊肉洗净切成小块和白果同入锅内，加清水适量，上火炖之，炖之肉烂，吃肉吃果喝汤。轻者服3次，重者服6次可痊愈。

【来　源】 民间方。

三十、鳖肉汤

【组　成】 鳖1只（200克以上）

【功　能】 补中益气升陷。

【适应证】 脱肛。

【制用法】　将鳖杀后去肠脏及头，切成碎块，加水适量煮烂，入油、盐、料酒、味精调味，喝汤吃肉，1 次服完。每日或隔日 1 剂，连服 5～7 剂。另将鳖头煅烧存性，研为细末，用茶油涂患处，再用烤软的蓖麻叶将脱肛轻轻托入肛门。

【来　源】　民间方。

三十一、甜鸭蛋汤

【组　成】　青葱白 4 截（每截 2 寸）　　饴糖 45 克　鸭蛋 1 个

【功　能】　宣散风寒，润肺止咳。

【适应证】　适用于感冒咳嗽音哑不能说话，或咽喉胀痛。

【制用法】　先将鸭蛋去黄用白，再将前 2 味用水 500 克煎煮一二沸，捞出葱白不用，余汤倾于碗中，兑入鸭蛋白，搅匀，分 3 次温服。

【注　意】　忌食酸、辣及咸性食物。

【来　源】　民间方。

蛋　方

　　蛋方又称鸡蛋疗法，是运用鸡蛋以治病除疾的一种疗法。鸡蛋的使用包括内服和外用两种。前者属饮食疗法，而后者则近于以鸡蛋作为理疗工具。蛋方主要具有育阴润肺、养气安胎、安神定惊、息风解痉、清热解毒和制酸疗疡等功用。

　　鸡蛋作为食品，早在商代已有记载，将它用于食疗，则是从汉墓出土的《五十二病方》中得到印证。但述之详备者，当首推《本草纲目》，共收药方 70 余首，不仅病种包括内、妇、儿、外、伤、五官诸科，而且鸡蛋的使用方法也多种多样。谓："卵白象天，其气清，其性微寒；卵黄象地，其气浑，其性温；卵则兼黄白而用之，其性平。精不足者，补之以气，故卵白能清气，治伏热，目赤，咽痛诸疾；形不足者，补之以味，故卵黄能补血，治下痢，胎产诸疾；卵则理气血，故治上列诸疾也。"可见鸡蛋既是营养佳品，又是防病治病良药，且取材方便，制作简易，服用安全，深受广大群众青睐。

一、川军蛋

【组　成】　大黄6克　鸡蛋1个

【功　能】　清热解毒，活血祛瘀。

【适应证】　淋症。症见阴茎头肿，尿道刺疼，小便流白浊如涕状。

【制用法】　先将大黄研为细末，备用。然后将鸡蛋一端破开小孔，去清留黄，装入大黄末，然后用纸将口封固，置饭锅内蒸熟。揭去蛋壳，1次吃完。另用大黄末6克泡水一壶同时喝完。以后每天用大黄末6克泡水一壶喝尽，不必再用鸡蛋。外用防风、青盐、花椒、艾叶各9克，煎汤洗涤阴茎，每日洗1~2次，每隔5日另换新药煎洗。照方用半月即可完全治愈。

【来　源】　民间方。

二、菟丝子蛋

【组　成】　菟丝子60克　鸡蛋6个

【功　能】　补肾益精。

【适应证】　适用于神经性眩晕。

【制用法】　上2味共入锅内，加清水适量，煮之。每次吃一个鸡蛋，日2次。一般服2~3剂即可。

【来　源】　民间方。

三、醋酒蛋

【组　成】　鸡蛋1个　好酒50毫升　好醋50毫升　好蜂蜜50克

【功　能】　养阴柔肝，活血通络。

【适应证】　各型高血压，原发性高血压为著。

【制用法】　鸡蛋去皮与其他3味一起放在陶瓷罐中（玻璃瓶亦可）充分搅拌，密封后埋在1尺地下，24小时取出服用。每日2次，每次50毫升。服药前量血压，并记录，服药中量血压加以比较，如血压下降过快，即停服。半年后再量血压，如血压仍高可再服1剂。

【来　源】　民间方。

四、白矾蛋

【组　成】　鸡蛋1个　白矾面少许

【功　能】　清热解毒。

【适应证】　适用于久痢不愈。

【制用法】　将鸡蛋打破，油炒，加白矾面少许，1 次吃完。

【来　源】　民间方。

五、姜黄蛋

【组　成】　鲜姜黄30 克　黄酒50 毫升　鸡蛋2 个

【功　能】　温经散寒，活血化瘀。

【适应证】　适用于寒凝经闭或气血瘀滞之经闭。

【制用法】　先把鸡蛋煮熟去壳，再加入姜黄同煮20 分钟即成。弃汤，用黄酒送服鸡蛋。每日1 次，服4~5 日。

【来　源】　民间方。

六、绿豆萝卜蛋

【组　成】　卞萝卜1500 克　鸡蛋　绿豆各适量

【功　能】　止咳平喘。

【适应证】　适用于慢性气管炎和支气管炎咳喘症。

【制用法】　冬至时日红卞萝卜，去头尾，洗净，用无油污洁净刀将卞萝卜切成3 毫米厚的均匀片，再以线穿成串，晾干后收藏好。每次取萝卜干3 片，鸡蛋1 个，绿豆6 克，共放入砂锅内，加水煮30 分钟至豆熟烂。服时剥去鸡蛋皮，连同萝卜、绿豆及汤一起吃下。从三伏天第1 天开始饭前服用，每日1 次，连续用30 日。

【来　源】　民间方。

七、阿胶蛋

【组　成】　阿胶珠30 克　鸡蛋3 枚　米酒60 毫升

【功　能】　养血安胎。

【适应证】　适用于胎动不安。

【制用法】　用米酒煮阿胶珠至烊化，再打入鸡蛋稍煮片刻，入食盐少许调匀，分作3 份，1 日分3 次服完，饭前空腹服。

【来　源】《圣济总录》。

八、三七蛋

【组　成】　鸡蛋1个　三七粉3克

【功　能】　清热润肺，散瘀止血

【适应证】　适用于吐血。

【制用法】　把鸡蛋打一小口，装入三七粉搅拌匀，用面封口炖熟，1次吃1个，日服2次，连吃3日。

【来　源】　经验方。

九、蜂蜜蛋

【组　成】　蜂蜜50毫升　鸡蛋1个

【功　能】　润肺止咳。

【适应证】　适用于干咳。症见口燥咽干，夜间咳甚，咳嗽无痰或少痰，或痰中带血丝。

【制用法】　将蜂蜜加水200毫升，置锅内煮沸，打入鸡蛋，搅烂，取出候温，喝汤吃蛋，1次服完。每日2次，连服5~7日。

【来　源】　民间方。

十、鸡蛋酒

【组　成】　黄酒25毫升　鸡蛋1个

【功　能】　清热解表。

【适应证】　感冒。

【制用法】　将黄酒入锅内，煮至酒精蒸发后，打入鸡蛋，搅散，加1匙白糖，兑开水饮之。

【来　源】　民间方。

十一、五味蛋

【组　成】　红皮鸡蛋10个　五味子250克

【功　能】　润肺止咳。

【适应证】　慢性气管炎。

【制用法】　将五味子放入砂锅内加水1500毫升，煎煮30分钟，加鸡蛋共同放入坛子内，封口放7~10日。每日吃1个鸡蛋，打烂搅匀，开水冲服。10日为1疗程，一般3个疗程可痊愈。

【来　　源】　民间方。

十二、白及蛋

【组　　成】　白及 1000 克　鸡蛋 30 个　冰糖适量

【功　　能】　清热润肺止血。

【适应证】　肺结核咯血。

【制用法】　将白及烘干研极细面，过筛，装瓶备用。每次取白及末 20 克打入鸡蛋，搅匀，入清水 200 毫升，再放入冰糖 20 克，置锅内隔水蒸熟，于每日清晨空腹 1 次服完。每日 1 剂，30 日为 1 疗程，可连用 3～5 个疗程。

【来　　源】　民间方。

十三、覆盆子蛋

【组　　成】　覆盆子 3 克　鸡蛋 1 个

【功　　能】　补益肝肾，涩精缩尿。

【适应证】　小儿遗尿。

【制用法】　先将覆盆子用酒拌后，焙黄，研极细面，然后将鸡蛋一端打一小口，装入覆盆子粉搅均，用面封口烧熟食。3 岁以下每次 1 个，3 岁以上每次 2 个，每日 2 次。

【来　　源】　经验方。

十四、硫黄蛋

【组　　成】　硫黄土克　鸡蛋 1 个

【功　　能】　温肾止带。

【适应证】　适用于久虚白带淋漓不断。

【制用法】　将硫黄研细末，鸡蛋一端打一小口，装入硫黄末，温纸封口，外用泥包煨熟，去蛋壳及杂物，食蛋。好酒送下，早晚各服 1 次。

【来　　源】　《寿世保元》。

十五、狗脊猫爪蛋

【组　　成】　金毛狗脊（带毛者）　猫爪草各适量　鸡蛋 1 个

【功　　能】　清热解毒，化痰散结。

【适应证】　适用于淋巴结核未破者。

【制用法】 将前 2 味焙干研细末，装瓶备用。然后将鸡蛋一端打 1 小口，倒出蛋清少许，再将药末 3 克装入蛋内，外用面包之，煨熟，早晚各食 1 个。同时配猫爪草 30 克煎水饮用。

【来　源】 民间方。

十六、芝麻醋蛋

【组　成】 新鲜鸡蛋 1 个　芝麻 30 克　醋 30 克　蜂蜜 30 克

【功　能】 滋阴潜阳。

【适应证】 适用于高血压病。

【制用法】 先将芝麻研末，再与醋、蜂蜜、鸡蛋清搅匀，分 6 次，每日 3 次。常服有效。

【注　意】 鸡蛋要求为红壳。

【来　源】 民间方。

十七、醋蛋

【组　成】 鲜鸡蛋 6 个　醋 45~60 毫升

【功　能】 软坚散结。

【适应证】 适用于赘疣。

【制用法】 将蛋煮熟后，放入冷开水中晾 15 分钟，去壳，每个蛋用竹签刺 5~10 个孔，装入杯内，加醋，密封 24 小时备用。每日清晨空腹食蛋 2 个，喝醋 2 匙。连服 2~3 周。

【注　意】 服用时忌用食盐、酱油调味。用药前后忌食碱性食物和碱性药物。

【来　源】 民间方。

十八、巴豆蛋

【组　成】 巴豆 1 粒（去皮与薄膜）　鸡蛋 1 枚　轻粉 3 克　麝香 0.01 克

【功　能】 推陈致新，启脾化疳。

【适应证】 小儿疳积。

【制用法】 将巴豆、轻粉装入鸡蛋中，湿纸封口，蒸熟去壳，晒干为末，入麝香共为水丸，如小米粒大。每服 1~2 丸，日服 1 次。

【来　源】《本草纲目》。

十九、蜈蚣蛋

【组　成】　蜈蚣1条　鸡蛋1个

【功　能】　通络利水。

【适应证】　适用于水肿，以下半身水肿者为宜。

【制用法】　将蜈蚣焙干研为细末，再将鸡蛋一端打1小口，放入蜈蚣末，稍搅，湿纸封口，壳外涂一层黄胶泥，放炭火中煨熟。去泥及杂物，每日服一个，7日为1疗程。休息3日，再服1个疗程。

【来　源】　民间方。

二十、醋蛋

【组　成】　醋180毫升　鲜鸡蛋1个

【功　能】　活血通络。

【适应证】　适用于高血压、心脏病、偏瘫等。

【制用法】　把180毫升醋放一个大口瓶中，选一个大个鸡蛋，泡上2天后，蛋皮软化，把蛋皮剥下后，将蛋挑破，搅匀，分5~7天服完，每天空腹1次，服时对2~3倍凉开水，再放些蜂蜜。

【来　源】　民间方。

二十一、童便蛋

【组　成】　鸡蛋3个　鲜童便适量

【功　能】　滋阴敛汗。

【适应证】　适用于盗汗。对肺痨盗汗疗效尤佳。

【制用法】　将鸡蛋轻敲至壳裂，浸鲜童便内1昼夜取出，放冷水中文火煮熟，顿服。连服3~5日。

【来　源】　民间方。

二十二、芥穗蛋

【组　成】　荆芥穗12穗　鸡蛋1个

【功　能】　祛风止痛。

【适应证】　偏头痛。

【制用法】　将荆芥穗烤干研粉，鸡蛋开1小孔，倒出少许蛋清后，将荆芥粉装入，然后用筷子将荆芥粉与蛋液搅匀。用湿纸封口，外糊一层胶泥，放火中将蛋煨熟。然后去泥及壳，但应将蛋膜保存下来，同蛋一起食之，每日 1 次，每次 2 枚。一般服 3～4 次即有明显疗效。

【来　源】　民间方。

二十三、棱术蛋

【组　成】　三棱 90 克　莪术 90 克　丹参 120 克　皂角刺 120 克　米醋 80 毫升　鸡蛋 7 枚

【功　能】　消积化聚，峻药缓用，寓攻寓补。

【适应证】　积聚。

【制用法】　先将前 5 味放入锅中，加清水适量，煮取浓汁，浸鸡蛋（药汁量以淹住鸡蛋为度）连续浸渍 7 日（以蛋壳变软为度）。服时用勺捞出，蒸熟，分 2 次淡醋送服。每日 1 次，重者可 1 日 2 次。

【来　源】　《常见病验方研究参考资料》。

二十四、凤仙花蛋

【组　成】　凤仙花 12 克　红糖 45 克　鸡蛋 3 个

【功　能】　活血化瘀，养血行血。

【适应证】　适用于气血瘀阻之痛经、月经不调等症。

【制用法】　将凤仙花与蛋同煮至蛋熟，去壳及药渣，入红糖搅匀即成。每日 1 剂，在行经前连服 3～5 剂。

【来　源】　《常见病验方研究参考资料》。

二十五、半夏蛋

【组　成】　半夏 2 克　鸡蛋 1 个　酒 10 毫升

【功　能】　化痰散结。

【适应证】　咽喉结核

【制用法】　将鸡蛋一端打开 1 小口，分别倒出蛋清、蛋黄，将 10 毫升酒稀释至 30 毫升，倒入蛋壳的三分之一，再将半夏放入，另以细铁丝制成环状，将蛋壳置于其中，煮 3～4 分钟，取出半夏，加入鸡蛋清的一半，再煮两三沸。饮汁。像漱口一样，一口一口慢慢地湿润咽喉。

【来　源】　民间方。

二十六、酒蛋

【组　成】　酒精5000克　鸡蛋100个

【功　能】　息风解痉。

【适应证】　癫痫。

【制用法】　每日早晨用100克酒、2个鸡蛋，放盘内，燃酒烧蛋，不时用箸翻之，使蛋熟匀，酒干后，将蛋去壳，空心食之。如此每早空心服2个，服完100个为止，治疗50日痊愈。

【来　源】　民间方。

二十七、艾叶蛋

【组　成】　鸡蛋1个　艾叶300克

【功　能】　温经止血安胎。

【适应证】　适用于习惯性流产。

【制用法】　将鸡蛋与艾叶同放锅内，加清水浸过药面，煮至蛋熟，取蛋除壳1次吃完。从妊娠第1个月开始，每日1个，连吃7日。以后每月定期吃蛋2个直至足月为止。

【来　源】　民间方。

二十八、槐角胡椒蛋

【组　成】　鸡蛋1个　胡椒7粒　槐角7个　小茴香3克

【功　能】　温中散寒，理气止痛。

【适应证】　疝气。

【制用法】　先将胡椒、槐角、小茴香分别焙干，共研为细末；将鸡蛋的一端打1小品，倒掉蛋清，然后将药末纳入蛋内，外用湿纸数层包裹，外涂黄泥浆，置炭火中燃烧存性，研为细末，于临睡前用开水送服，1次吃完。每日1次，连服7日。

【来　源】　民间方。

二十九、蓖麻蛋

【组　成】　蓖麻子6粒　乌鸡蛋2个

【功　能】　软坚散结。

【适应证】 乳癖。

【制用法】 将鸡蛋打一缺口，每个蛋中放入 3 粒蓖麻子，面饼封口，将蛋煮熟。每日 1 次。连服 15～25 日。

（注意）忌食辛辣鱼腥食物，勿暴怒。

【来　源】 民间方。

三十、升麻蛋

【组　成】 升麻 4 克（研末）　鸡蛋 1 个

【功　能】 升阳举陷。

【适应证】 子宫脱垂。

【制用法】 将鸡蛋顶端钻一黄豆大小的圆孔，把药末放入蛋内搅匀，取白纸一大块蘸水将蛋孔盖平，蒸熟鸡蛋去壳内服，每天 1 次，10 日为 1 疗程。休息 2 日，再服第 2 疗程。

【注　意】 服药期间忌重体力劳动及房事。

【来　源】 民间方。

三十一、蜘蛛蛋

【组　成】 蜘蛛 7 个　鸡蛋 1 枚

【功　能】 养血止血。

【适应证】 适用于大便下血。

【制用法】 将蜘蛛放鸡蛋内，外用泥封牢，火煅成炭，存性，轧面，白水送服。

【来　源】 民间方。

粉　方

粉方是将食物洗净，除去杂质，使其干燥，研磨成粉；或将食、药物混合碾成粉末，或用水冲下，或用水调成糊状食用，或用汁调粉剂，粉方具有理气止痛、健脾和胃、补益肾精等作用。既可用于虚证，亦可治疗实证。

一、鹌鹑红糖粉

【组　成】 鹌鹑 1 个　黄酒 50 克　红糖 50 克

【功　能】 益气健脾，宣肺平喘。

【适应证】　哮喘。症见哮喘日久不愈，喘促气短，自汗盗汗，动则喘甚，形体消瘦，四肢发冷。

【制用法】　将鹌鹑连毛烧成炭研细面，装瓶备用。每用15 克，加水 1 杯冲糖溶化，兑入黄酒，1 次服之，日 2 次。

【来　源】　经验方。

二、砂仁藕粉

【组　成】　砂仁 1.5 克　木香 1 克　藕粉　白糖各适量

【功　能】　健脾和胃，理气止痛。

【适应证】　适用于气阻中焦，脾胃失和之呕吐、胃痛、噎膈、痛经和妊娠呕吐。

【制用法】　先将前 2 味焙干共研细面与后 2 味混合冲服。

【来　源】　《北京卫生职工学院资料》。

三、糯米粉掐粉

【组　成】　羊肉 500 克　草果 5 个　良姜 6 克　羊肝 250克　胡椒 15 克　糯米粉 1000 克　豆粉 5000 克　面酱适量盐　醋适量

【功　能】　温阳益气。

【适应证】　适用于气虚、阳虚证。

【制用法】　先把羊肉、草果、良姜熬汤滤净，再煮羊肝、面酱，熬取清汁，入胡椒面、糯米粉、豆粉同作掐粉。食时入盐、醋，调成浑汁即可。

【来　源】　《饮膳正要》。

四、莲子粉

【组　成】　莲子肉（去皮带心）50 克　桂圆肉 30 克　冰糖适量

【功　能】　养心安神。

【适应证】　适用于心血不足所致心悸。

【制用法】　先把莲子磨粉，用水调成糊状，入沸水中，再入桂圆肉煮，加入冰糖，每晚临睡时服 1 小碗。

【来　源】　《本草纲目》。

五、猪胰粉

【组　成】猪胰脏 5~6 个

【功　能】生津止渴。

【适应证】糖尿病。

【制用法】将猪胰脏放瓦上焙干，研细末，每服 2 克，每日 3 次。服药期间可多吃绿豆稀饭。

【来　源】民间方。

六、山药猪胰粉

【组　成】猪胰 1 个　生山药 60 克　蚕茧 30 克　玉米须 90 克

【功　能】补脾益肾，生津止渴。

【适应证】适用于脾肾两虚，口渴欲饮，小便量多，头晕腰酸之消渴证。

【制用法】先将猪胰洗净，与其他药同焙干，研为细末。每次 10 克，温开水冲服，每日 3 次。

【来　源】民间方。

七、咳喘粉

【组　成】胎盘粉　沉香粉　地龙粉　侧柏叶粉各等份

【功　能】补肾肃肺，解痉平喘。

【适应证】哮喘，呼多吸少，气短难续。甚则不能平卧，口唇紫，动则出凉汗。

【制用法】将上药混匀，备用。每早中晚各服 3 克，开水调服。10 日为 1 疗程。易感冒者可用玉屏风散煎剂送服。

【注　意】忌食猪肉、猪油及生冷食物。

【来　源】民间方。

八、砂仁米粉

【组　成】砂仁 10 克　糊米饭锅巴适量

【功　能】消食导积。

【适应证】疳积。

【制用法】将上 2 味焙干研为细面，每日 2~3 次服，每次 1~3 克，开水调服，1 周可愈。

【来　源】 民间方。

九、狗肚粉

【组　成】 狗肚子（狗胃）

【功　能】 健脾止泻。

【适应证】 适用于产后腹泻日久不愈。

【制用法】 将狗肚子洗净、焙干，碾成细面，瓶装备用。每日3次，每次6~9克，黄酒冲服。

【来　源】 民间方。

十、蟹壳粉

【组　成】 螃蟹壳数个

【功　能】 滋阴软坚。

【适应证】 乳腺癌。

【制用法】 将螃蟹壳放入砂锅焙焦研为细末，每服10克，黄酒冲剂。

【来　源】 民间方。

十一、大麦羊肉粉

【组　成】 羊肉500克　草果5枚　豌豆100克　大麦粉1500克　大豆粉500克　生姜汁　芫荽　盐　醋各适量

【功　能】 温中健脾，和胃止泻。

【适应证】 适用于脾胃虚寒型泄泻。

【制用法】 先将羊肉洗净，切成小块，与草果、豌豆同煎煮汤，去渣取汁，再入大麦粉、大豆粉，制成粉锭。食用时打糊煮熟放入姜汁、醋盐，及芫荽即可。

【来　源】《饮膳正要》。

十二、猫头鹰皂矾粉

【组　成】 猫头鹰1只　皂矾250克

【功　能】 化痰定痫。

【适应证】 羊痫风。

【制用法】 将猫头鹰去毛杂，将皂矾碾面，装入猫头鹰腔内，再共入陈旧老夜壶内，盐泥封上一层，外用木炭15斤煨烤，炭完为度，取出轧细粉。每服4.5~6克，另用黄酒100克熬鱼鳔

4.5 克，熬化后兑醋 9 克，冲服药面。服后 3 个钟头再吃饭。

【来　源】　民间方。

十三、羊羔粉

【组　成】　胎羊羔 1 个　琥珀　朱砂

【功　能】　息风定痫。

【适应证】　羊痫风。

【制用法】　羊受胎后，1 个月不生皮毛时取出用慢火置瓦上焙干，研极细过筛称其分量，按 3 克重配琥珀 0.6 克、朱砂 0.6 克的比例，共研极细粉，配合调匀，贮瓷瓶备用。每次用量以 5 岁计，0.6～0.9 克。在发作前一日开始服，如每日发作即每日服用，连服 3 日，即停 1 日再服。看发作情况，停止间隔日数。停止后仍须间隔 5 日、10 日、20 日再服 1 次，以作预防。

【来　源】　民间方。

十四、狗胃粉

【组　成】　新鲜狗胃 1 个

【功　能】　健胃止痛。

【适应证】　胃脘痛。

【制用法】　将狗胃去除脏物，但不得用水清洗，放锅中加水煮熟，再焙焦研细面。每服 6～9 克，稀小米粥送服，每日 3 次，直至服完，即不再痛。

【来　源】　民间方。

十五、泥鳅粉

【组　成】　活泥鳅 500 克

【功　能】　养阴滋肺止咳。

【适应证】　适用于顿咳，或百日咳。

【制用法】　将活泥鳅，放清水中养 5～7 日，待污泥吐净，捞出放瓦上焙脆干，研粉，每服 6 克，每日 3 次，白开水送服。

【来　源】　民间方。

十六、八功羊肝粉

【组　成】　槟榔 9 克　南木香 9 克　三棱 9 克　莪术 9 克

苍术9克　远志9克　木别子9克　川牛膝9克　羖羊肝1具

【功　能】　活血化瘀，行气利水。

【适应证】　膨胀。

【制用法】　先将羖羊肝洗净焙干，余药亦焙干，共研细末，置砂锅内蒸熟，晾干，分8次服完，每日1次。

【注　意】　制药时勿犯铁器，忌食盐及房事百日。

【来　源】　民间方。

十七、海藻小麦粉

【组　成】　海藻100克　小麦500克　食醋2500克

【功　能】　滋阴软坚。

【适应证】　适用于阴虚甲状腺肿。

【制用法】　先将小麦用食醋浸一宿。取出晒干，同海藻共研细粉，每次10克，甜酒送服，每日2次。

【来　源】　民间方。

十八、猪腰胡椒粉

【组　成】　猪腰子1对　胡椒14粒　白酒50克

【功　能】　祛风湿，壮筋骨。

【适应证】　适用于风湿引起的腰痛。

【制用法】　将猪腰子各劈开，装入胡椒各7粒合住，焙干研成细粉，每服9克，1日2次，白酒送服。

【来　源】　经验方。

十九、鸡肠粉

【组　成】　鸡肠1具

【功　能】　温肾缩尿。

【适应证】　遗尿。

【制用法】　将鸡肠剖开洗净焙干，研为细粉，每服6克，日服2次，开水送服。

【来　源】　经验方。

二十、啄木鸟海鳔蛸粉

【组　成】　啄木鸟1只　海鳔蛸100克

【功　能】　清热和胃止痛。

【适应证】　适用于胃痛，泛酸，饥饱皆痛。

【制用法】　将啄木鸟焙干，与海螵蛸共研成细粉，每日服2次，每次10克，开水冲服。

【来　源】　民间方。

二十一、狗肺鸡蛋粉

【组　成】　鲜狗肺1具　鲜鸡蛋8~10个

【功　能】　宣肺平喘。

【适应证】　适用于慢性气管炎，肺气肿及肺心病所致咳喘。

【制用法】　将肺洗净，鸡蛋打破搅匀，从气管装入肺内（装满为度），用绳扎口，放锅内蒸熟，切片焙干，研面贮瓶备用。每服10克，日2~3次，开水送下。

【注　意】　忌食辛辣刺激性食物及烟酒。

【来　源】　民间方。

二十二、鸡头羹粉

【组　成】　芡实米　羊脊骨1具（带肉）　鸡头粉20~30克

【功　能】　补益肝肾，祛湿止痛。

【适应证】　适用于肝肾不足之湿痹作痛。

【制用法】　芡实米磨成粉，羊脊骨熬取汁，用汁调鸡头粉，吃加入姜、葱、五味佐料调和，煮熟食之。

【来　源】　《饮膳正要》。

二十三、山药糯米粉

【组　成】　怀山药50克　金樱子100克　益智仁30克　黄明胶120克　乌药30克　桑螵蛸30克　吴茱萸15克　糯米500克

【功　能】　温肾固涩。

【适应证】　适用于虚寒型遗尿。症见面色苍白，四肢发凉，遗尿等。

【制用法】　前7味入铁锅用小火焙干，糯米用锅炒熟，共研细粉，加适量白糖，合匀。每次服15~30克，用开水冲服。

日服 2 次，服完为止。

【来　　源】　民间方。

二十四、猪膀胱粉

【组　　成】　猪膀胱 1 个　青盐 120 克　白矾 120 克

【功　　能】　解毒消肿止痛。

【适应证】　适用于内痔。

【制用法】　将盐、矾装入猪膀胱内，阴干后，研成细粉，合匀，每次口服 0.15 克，每日服 2 次。

【来　　源】　民间方。

二十五、蛤蚧韭籽粉

【组　　成】　蛤蚧 1 对　葱籽 60 克　韭菜籽 60 克

【功　　能】　温肾助阳，舒经活络。

【适应证】　阳痿。

【适应证】　将上药焙干，研成细粉，合匀，合成 10 包，每次同床前 2 小时服 1～2 包，用黄酒送服。

【注　　意】　保持心情愉快，减少精神刺激。

【来　　源】　民间方。

二十六、陈皮蛋白粉

【组　　成】　陈皮 30 克　鸡蛋白 90 克

【功　　能】　疏肝理气，和胃止痛。

【适应证】　适用于肝郁气滞型胃痛。

【制用法】　先将上药用水洗净，然后放于火上焙干，研成细粉，合匀，每日 3 次，每次服 3 克。

【来　　源】　民间方。

二十七、山楂山药粉

【组　　成】　炒山楂肉 100 克　生山药 200 克　砂仁 50 克　炒锅巴 500 克　白糖适量

【功　　能】　健脾消积，温阳止泻。

【适应证】　适用于老人、小儿脾虚所致的消化不良、久泻不愈者。

【制用法】　上药焙干，共研细粉，加入白糖适量，每次用

15 克，每天 2 次。

【来　源】 民间方。

二十八、胎兔粉

【组　成】 胎兔若干

【功　能】 滋阴润肺，养血止咳。

【适应证】 肺结核。

【制用法】 将妊娠母兔杀后取腹内胎兔剁碎，焙干，研成细粉，瓶装备用。每次服 1～2 克，每日 3 次，3～6 个月为 1 疗程。

【来　源】 民间方。

二十九、赤小豆猪胆粉

【组　成】 猪胆 1 个　赤小豆 21 粒

【功　能】 和胃降逆。

【适应证】 呃逆。

【制用法】 把赤小豆纳入猪胆内，挂屋檐下阴干，研为细粉，每日 2 克，分 2 次冲服。

【来　源】 民间方。

三十、丁香甘草粉

【组　成】 白面粉 120 克　炒食盐 15 克　肉豆蔻 120 克甘草 20 克　丁香 10 克

【功　能】 温阳散寒，健脾止泻。

【适应证】 适用于寒性腹痛泄泻。症状见泄泻清稀如水，喜温怕冷，或泻下完谷不化，手足不温等。

【制用法】 先将肉豆蔻用湿纸包裹煨透，甘草焙干，与丁香、甘草共研成细面，过筛，再与炒熟的白面粉调匀，瓶装备用。每次取 6～10 克，空腹时开水送服。每日 3 次，连服 5～7 天为 1 疗程。

三十一、山甲刺猬皮粉

【组　成】 穿山甲 150 克　刺猬皮 100 克　肉豆蔻 50 克

【功　能】 行气和胃，消肿止血。

【适应证】 痔疮出血。

【制用法】 先将山甲、刺猬皮分别煅烧存性，再加入肉豆蔻共研成细粉，装瓶备用。每取 10 克，用热米汤送服。每日 2 次，15 天为 1 疗程。

【来　源】 民间方。

饼　方

饼方是指将所用的药物洗净焙干，研为细面，再加入适量面粉拌匀，或与果肉一起同捣如泥，或加水调合，作成小圆饼。通过服药饼类食品以治疗疾病的方法。饼方具有温中健脾、和胃降逆、消食化积、理气止痛、宣肺止咳、养心安神、滋阴柔肝、温肾利水等功效，临床上对虚证或虚实夹杂证均有较好疗效。

一、益脾饼

【组　成】 生白术 120 克　生鸡内金 60 克　干姜 60 克　熟枣 250 克

【功　能】 温中健脾，和胃止泻。

【适应证】 适用于脾胃虚寒，中阳不振所致泄泻、不欲饮食。

【制用法】 先将白术、鸡内金研为细面，然后入锅焙熟，再将干姜研细面，共合枣肉捣如泥状，作成小圆饼，放炭火上炙干，晨起空腹时，当点心服。

【来　源】 《医学衷中参西录》。

二、羊痫风饼

【组　成】 煅青礞石 18 克　姜半夏 24 克　天南星 21 克　海浮石 18 克　沉香 9 克　生熟二丑各 45 克　炒建曲 120 克

【功　能】 健脾化痰，顺气定痫。

【适应证】 癫痫。

【制用法】 上药共碾为细面，加标准面粉 1000 克，拌匀，制焦饼。成人烙饼 20 个；小儿 1~3 岁烙饼 40 个；4~7 岁烙饼 30 个；8~15 岁烙饼 25 个。每天早晨按上述年龄空腹吃 1

个，白开水送咽。按时服药，不得中断，若服药时口舌发麻，可改用红糖送咽。

【来　源】 民间方。

三、咳喘饼

【组　成】 艾叶30克　生姜3片　芝麻油50克　白面15克

【功　能】 温中健脾，宣肺平喘。

【适应证】 慢性气管炎，支气管哮喘。

【制用法】 将艾叶用芝麻油炸后，与生姜分别切成细丝，以白面拌和成饼，再入油锅炸焦捞出，1次吃完，1日1次。连服3日。

【来　源】 经验方。

四、梅枣杏仁饼

【组　成】 乌梅1枚　红枣2枚　杏仁7枚（去皮）

【功　能】 滋养胃阴。

【适应证】 适用于胃阴不足之胃痛。

【制用法】 先将乌梅、红枣去核，与杏仁一起同捣如泥，做成小圆饼。男子用黄酒，女子用醋送食即可。

【来　源】 《北京卫生职工学院资料》。

五、二丑饼

【组　成】 黑白丑生熟各半　面粉适量

【功　能】 消食导滞。

【适应证】 小儿疳、食积而致之腹泻。

【制用法】 将黑白丑焙干研极细面，与面粉拌匀，烙饼食之。

【来　源】 民间方。

六、愈痞饼

【组　成】 炒鳔头9克　全蝎3克　蜈蚣1条　槟榔6克炒鸡内金9克　君子仁9克　炮甲珠1.5克　小麦面250克白糖200克

【功　能】 消积健胃。

【适应证】 适用于腹内痞块，面容黄瘦。

【制用法】 将上药焙干研为细末，掺入白糖、小麦面。用水调为面剂，烙成焦饼20张。成人每日早晚各吃1张，儿童每日早晚各吃半张。吃到痞块消失为止。

【注　意】 服药后如有腹疼便血，可暂停用药，待疼痛与便血消失后再继续服药。

【来　源】 民间方。

七、期颐饼

【组　成】 生芡实米150克　生鸡内金90克　面粉250克　白砂糖适量

【功　能】 健脾化痰，疏肝理气。

【适应证】 适用于痰气郁结所致胁痛或胸部满闷。

【制用法】 先将生芡实米用水淘去浮皮，晒干，研为细面过筛。再将鸡内金去净糟粕之物，洗净焙干，研细面过筛，然后放入盆内，浸以滚开水，半日许。再入芡实粉，白砂糖，面粉，用所浸原水调和，做成小圆饼，烙成焦黄色，不拘时食之。

【来　源】 《医学衷中参西录》。

八、羊痫风饼

【组　成】 薄荷1.5克　防风3克　黄连3克　荆芥3克　胆南星3克　清半夏3克　金银花6克　巴豆2粒（去壳去油）

【功　能】 清热化痰，息风定痫。

【适应证】 羊痫风。

【制用法】 将上药焙干研细末，与面粉600克，芝麻200克，烙成焦饼。发病前每日早午晚3次服完。服后如病愈，则病人不想再吃，如不愈则仍爱吃，可以续服。

【来　源】 民间方。

九、消积饼

【组　成】 鸡内金15克　面粉　盐适量

【功　能】 助消化，消食积。

【适应证】　小儿食积。

【制用法】　将内金研细末，与面粉、食盐、水掺和，成薄饼，放锅中烙熟食之。

【来　源】　经验方。

十、枣柿饼

【组　成】　柿饼50克　红枣50克　山萸肉15克

【功　能】　滋阴柔肝。

【适应证】　适用于肝阴不足、虚火上扰所致耳鸣、耳聋。

【制用法】　先将柿饼去蒂切成碎块，再将红枣去核，与山萸肉一起放入容器内，同捣如泥，作饼食之。

【来　源】　《北京卫生职工学院资料》。

十一、茯苓饼

【组　成】　茯苓200克　粳米200克

【功　能】　健脾化湿。

【适应证】　适用于脾虚湿盛之水肿。

【制用法】　将茯苓、粳米研为细末，放入容器内，加水适量，调成稠糊状，再加入白糖适量，做成小薄饼，用文火烙熟。早晚当点心食之。

【来　源】　民间方。

十二、山楂扁豆饼

【组　成】　山楂10克　扁豆15克　山药10克　面粉40克　白糖30克

【功　能】　健脾消积。

【适应证】　小儿疳积。

【制用法】　先将山药、扁豆、山楂同置锅内，加清水适量，煎煮20分钟，过滤去渣，备用。再将面粉、白糖入盆内，用药汁调拌均匀，烙焦饼食之。

【来　源】　经验方。

十三、君子肉饼

【组　成】　使君子肉30克　瘦猪肉250克　面粉30克

【功　能】　健脾驱虫。

【适应证】　虫证。

【制用法】　将使君子肉与猪瘦肉一并用刀剁碎，加入面粉调匀，然后做成 10 个小圆饼，上笼蒸熟即可。每次服 1 个，每日服 2 次。

【来　源】　民间方。

十四、蛋壳饼

【组　成】　鸡蛋壳若干　面粉适量

【功　能】　消积化痞。

【适应证】　适用于小儿食积，疳积。

【制用法】　将鸡蛋壳研碎为末，与面粉拌匀，烙饼食之。

【来　源】　民间方。

十五、姜渣饼

【组　成】　生姜 500 克（捣烂）　红糖 750 克。

【功　能】　温中健脾，宣肺止咳。

【适应证】　适用于虚寒性慢性支气管炎。

【制用法】　上药加水共煎煮，取汁 1000 毫升，1 日内分 3 次服完。姜渣掺面粉适量，做成饼，3 日内食完。

【注　意】　服药期间有微汗出，应注意避免受凉，注意休息。

【来　源】　民间方。

十六、马鬃蛇肉饼

【组　成】　马鬃蛇 1 条　瘦猪肉 50 克

【功　能】　健脾消积。

【适应证】　适用于小儿脾胃虚弱，食积不消。

【制用法】　将马鬃蛇去皮及内脏，同瘦猪肉剁成肉饼，加盐调，蒸熟食之。

【来　源】　民间方。

十七、韭汁肉饼

【组　成】　韭菜 50 克　瘦猪肉 50 克　面粉 30 克

【功　能】　滋阴止汗。

【适应证】　适用于小儿盗汗。

【制用法】 韭菜洗净，捣烂取汁。瘦猪肉用刀剁碎，同韭菜汁、面粉拌匀，做成小薄圆饼，上笼蒸熟即可食用。每日2次，每次食1个。

【来　源】 民间方。

十八、韭子面饼

【组　成】 韭菜子10克　面粉100克

【功　能】 温肾缩尿。

【适应证】 适用于小儿遗尿。

【制用法】 先将韭菜子焙干研细粉，同面粉拌匀，加水适量做成薄面饼，加糖少许调味，上笼蒸熟，每次1个，每日2次。

【来　源】 民间方。

十九、鳝肉饼

【组　成】 黄鳝250克　瘦猪肉100克　面粉100克

【功　能】 温肾壮阳。

【适应证】 适用于肾虚腰痛。

【制用法】 先将黄鳝除净内脏，同瘦猪肉一起洗净，剁成肉饼，加入面粉和适量的盐水，和为面饼，上笼蒸熟切成块食之。

【来　源】 民间方。

二十、鳗鲡山药肉饼

【组　成】 鳗鲡250克　山药100克

【功　能】 健脾益气。

【适应证】 适用于身体虚弱，精神困倦。

【制用法】 鳗鲡除净内脏，去骨取肉，同山药共剁成肉饼，蒸熟，分2次食之。

【来　源】 民间方。

二十一、参姜饼

【组　成】 人参15克　半夏15克　干姜5克　生姜汁10毫升　鲜生地汁30毫升　面粉适量

【功　能】 健脾益气，和胃止呕。

【适应证】 适用于脾胃虚弱之呕吐。

【制用法】 先将半夏用温水淘洗数次，去矾味，与人参、子姜一起焙干，共为细面，加入面粉、生姜汁、鲜生地汁调匀，作成小圆饼，上笼蒸熟即日，每日吃饭时佐餐。

【来　源】 《卫生简易方》。

二十二、锅巴饼

【组　成】 锅巴1500克　炒神曲120克　炒砂仁60克　焦山楂（去核）120克　蒸莲子肉120克（去心）　炒鸡内金30克

【功　能】 健脾化积。

【适应证】 适用于小儿脾胃虚弱之疳积。

【制用法】 将蒸莲子肉晒干与余药共为细面过筛，加入适量米粉、白糖拌匀，用水调和，作成小圆饼，烙熟食用。

【来　源】 民间方

二十三、荞麦面饼

【组　成】 荞麦面　250克　红砂糖150克

【功　能】 清热止痢。

【适应证】 适用于发热、泄痢等症。

【制用法】 将荞麦面和红砂糖共入盆内，加清水适量，合成面，烙成饼。

【来　源】 民间方。

二十四、五倍荞麦饼

【组　成】 荞麦面500克　五倍子粉250克

【功　能】 养阴敛汗。

【适应证】 盗汗。

【制用法】 将荞麦面和五倍子粉拌匀，用清水适量调成饼状煨熟。每晚临睡前取50克，开水送服。

【注　意】 大便秘结者不用本方，服药期间忌饮茶。

【来　源】 民间方。

二十五、蛋清白面饼

【组　成】 白面粉100克　生姜汁30毫升　羊肉100克鸡蛋1枚

【功　能】　健脾和胃。

【适应证】　适用于脾弱气虚食减者。

【制用法】　将羊肉洗净，切成薄片，调入生姜丝、生葱、油、盐各少许煮汤；另取蛋清、姜汁与白面和匀作饼，放入羊肉汤内煮熟，1 次吃完。每日 1 次，疗程不限。

【来　源】　民间方。

二十六、骨脂膀胱饼

【组　成】　羊膀胱 3 个　补骨脂 30 克　白面粉适量

【功　能】　温肾壮阳，涩精缩尿。

【适应证】　适用于下元虚冷小便频数。

【制用法】　先将羊膀胱洗净焙干，补骨脂亦焙干，共研细面，与面粉混匀，加入适量清水，揉合成面团，烙薄饼，每晚临睡前食之，每天 1 次，疗程不限。

【注　意】　服药期间忌食萝卜，椰菜等生冷寒凉之品。

【来　源】　民间方。

二十七、五味糯米饼

【组　成】　糯米 200 克　小麦麸 300 克　五味子 30 克

【功　能】　益气固表敛汗。

【适应证】　适用于自汗不止者。

【制用法】　上述 3 种分别焙干，共研为细末，每次取 20 克加清水适量，烙成薄饼，每日 3 次，服完 1 料，有效再服，疗程不限。

【来　源】　民间方。

二十八、狗鼻梁骨饼

【组　成】　狗鼻梁骨适量　白面粉适量

【功　能】　补肾固精。

【适应证】　适用于梦遗滑精。

【制用法】　将狗鼻梁骨煅烧存性，研成细面，与面粉拌匀，加水适量，揉成面团，烙成薄饼，每日 3 次，连用 7 日。有饮酒习惯者，可饮米酒少许。

【来　源】　民间方。

二十九、胎盘芝麻饼

【组　成】　牛胎盘1只　黑芝麻250克　金樱子200克
面粉适量

【功　能】　补肾壮阳。

【适应证】　适用于早泄。

【制用法】　将金樱子除去毛刺，焙干，胎盘洗净去血污，置锅内煮熟后取出焙干，与黑芝麻共研成粉末，装瓶备用。每取15克与面粉拌匀，加水揉成面团，烙成薄饼，每日2次。连服数周。

【来　源】　民间方。

三十、鹿狗饼

【组　成】　狗鞭（成熟雄狗的阴茎及睾丸）3条　驴冲（成熟雄驴的阴茎）1条　鹿冲1条　白面粉适量

【功　能】　温肾壮阳。

【适应证】　阳痿。

【制用法】　分别焙干，共研为细末，装瓶封存，每次取10克和面粉拌匀，加水适量，烙成薄饼，每日3次，7~10日为1疗程。

【来　源】　民间方。

糕　方

糕方是用药食两用之品做成糕点食用以治疗疾病的方法。糕方多具有补虚培本，康体祛病的功能。主要适用于病后体虚、正气不足，或慢性迁延性疾病，无毒副作用。

一、藕米糕

【组　成】　藕粉　糯米粉　白糖各适量

【功　能】　清热凉血。

【适应证】　适用于血证。

【制用法】　将上药拌匀，加水适量，揉成面团，置蒸笼上蒸熟，切块食之。

【来　源】　《本草纲目拾遗》。

二、三豆三糖糕

【组　成】　红豆50克　绿豆50克　花生50克　红糖20克　白糖20克　冰糖20克

【功　能】　益气养血。

【适应证】　适用于营养性贫血。症见面色萎黄或缺少血色，指甲、口唇和眼睑颜色苍白，头晕耳鸣，困倦乏力，活动后心慌气短等。

【制用法】　先将前3味淘净焙干，研为细面，和后3味拌匀，加水适量，合成面团，上笼蒸熟，切成小块，装盘食用。

【来　源】　民间方。

三、山药糕

【组　成】　怀山药300克　豆沙100克　面粉100克　白糖150克

【功　能】　健脾止泻。

【适应证】　泄泻。

【制用法】　先将怀山药研为细末，加入面粉和清水揉匀，做成大小相等的面饼十余个备用。将豆沙、白糖拌匀为馅，等份包入备好的面饼，然后放入油锅内炸成金黄色浮起，捞出外撒白糖50克即成。

【来　源】　民间方。

四、绿麦米糕

【组　成】　糯米250克　绿豆250克　小麦250克　白糖适量

【功　能】　清热健脾。

【适应证】　适用于甲状腺肿，多食易饥。

【制用法】　先将前3味淘净焙干，研为细粉，加入白糖拌匀，加清水适量，和为面团，上笼蒸熟，切块食之。

【来　源】　民间方。

五、糯米山药糕

【组　成】　糯米500克　生山药500克　白糖250克　胡椒粉适量

【功　能】 健脾温中止泻。

【适应证】 适用于脾虚久泻。症见泄泻，泻出物多为不消化食物，肌肉消瘦，不欲食，食后胃脘胀闷不舒，疲倦乏力，面色萎黄等。

【制用法】 将前2味共研细粉，和后2味拌匀，加清水适量，和为面饼，上笼蒸熟，切成小块，装盘食之。

【来　源】 民间方。

六、蚕豆糕

【组　成】 蚕豆250克　红砂糖150克

【功　能】 健脾利湿，消肿。

【适应证】 适用于水肿证。

【制用法】 先将蚕豆用水发泡后去皮，加水适量煮烂熟，趁热加入红砂糖，拌匀为泥，待冷后，制成圆饼，摆入盘内食之。

【来　源】 《指南方》。

七、莲肉糕

【组　成】 莲肉去心250克　稻米500克

【功　能】 益气健脾。

【适应证】 虚劳。

【制用法】 将莲肉加水适量煮烂为泥，与稻米拌匀，置搪瓷盆内，加水适量，蒸熟，待冷后压平，切块，上盘后撒白糖一层即可食用。

【来　源】 《士材三书》。

八、薏米山药糕

【组　成】 薏米100克　生山药150克　糯米200克　枣泥200克　白糖适量

【功　能】 健脾和胃。

【适应证】 适用于脾胃虚弱所致之食欲不振。

【制用法】 先将前3味共研细粉加清水适量揉匀，做成大小相等的面饼15个备用。将枣泥、白糖拌匀为陷，等份包入备好的面饼，然后上笼蒸熟，装盘食之，每日3次，每次食1个。

【来　源】　经验方。

九、桑椹蛋糕

【组　成】　桑椹子30克　女贞子20克　旱莲草30克　鸡蛋500克　面粉200克

【功　能】　补肝肾，清头目。

【适应证】　适用于肝肾阴虚之眩晕。

【制用法】　将前3味加水适量，武火煎沸，改文火熬20分钟，去渣留汁。再将药汁与鸡蛋、白糖、面粉、发酵粉合成面团，发酵后成糕，上笼蒸熟即成。

【来　源】　《中国药膳大全》。

十、莲子茯苓糕

【组　成】　莲子肉　茯苓　山药各等份　白糖适量　桂花适量

【功　能】　宁心健脾。

【适应证】　适用于气虚，心阴不足，脾气虚弱而引起的消渴，心悸、怔忡，食少，形疲乏力等症。

【制用法】　先将干莲子肉、茯苓、山药共研成细面，加入白糖，桂花拌匀，用水合面蒸糕，晨起作早餐食用，每次吃50～100克。

【来　源】　经验方。

十一、芝麻桃仁糕

【组　成】　黑木耳30克　核桃仁250克　黑芝麻250克　红糖500克

【功　能】　补肾乌发。

【适应证】　适用于少白头及肾虚发白。

【制用法】　将木耳洗净晒干、研碎；将红糖置铁锅内化开，将碎木耳、核桃仁、黑芝麻放入摊开，约2厘米厚，待冷却，切成方块，每块约重30克，每晨起吃1块。

【来　源】　民间方。

十二、蛤蚧糯米糕

【组　成】　糯米200克　纯蛤蚧粉25克

【功　　能】　补脾益肺止喘。

【适应证】　适用于支气管哮喘。

【制用法】　先将糯米淘净煨干，研为细面，合蛤蚧粉混匀，加水适量，白糖少许，共揉为面团，上笼蒸熟，切成小块食之。

【来　　源】　民间方。

十三、栗子麻仁糕

【组　　成】　芝麻仁适量　火麻仁适量　栗子粉30～50克玉米面30～50克　红糖适量

【功　　能】　补肾、润燥、宽肠。

【适应证】　适用于孕妇大肠功能减弱，以致大便经常干燥者。

【制用法】　将二仁放入玉米面中拌匀，再合入栗子粉、红糖中混匀，以水合面，蒸熟，可作早餐食用。

【来　　源】　民间方。

十四、鸡肉糕

【组　　成】　白面粉300克　鸡肉100克

【功　　能】　益气健脾。

【适应证】　适用于病后体弱之体。

【制用法】　将鸡肉细细剁成酱状，入食盐、生葱、姜汁、料酒等调味作馅备用，再将面粉加清水适量揉匀，做成大小相等的面饼20个，将准备好的馅等份包入面饼，然后上笼蒸熟，装盘食之，每日3次，每次食1～2个。

【来　　源】　民间方。

十五、鳝鱼猪肉糕

【组　　成】　黄鳝鱼肉100克　瘦猪肉50克　面粉250克

【功　　能】　补肾强筋。

【适应证】　适用于肾亏腰痛。

【制用法】　先将面粉加清水适量揉匀，做成大小相等的面饼15个，再将黄鳝鱼肉、瘦猪肉制成酱状，加盐少许，拌匀为馅，等份包入备好的面饼，然后下油锅，炸至金黄色，捞出装盘食之，每日 3 次，每次 5 个。

【来　源】　民间方。

十六、鸡肠蛋糕

【组　成】　公鸡肠 1 具　面粉 250 克　鸡蛋 500 克　白糖 300 克

【功　能】　补肾缩尿。

【适应证】　适用于小儿遗尿症。

【制用法】　先将鸡肠剪开，洗净，焙干，研细面，再将鸡蛋打入盆中搅拌，入白糖、面粉、鸡肠粉搅匀，置烤箱中制成蛋糕。分次食用。

【来　源】　经验方。

十七、锅巴米粉糕

【组　成】　锅巴 1500 克　炒神曲 120 克　炒砂仁 60 克　山楂 120 克　去心莲子 120 克　鸡内金 30 克　白糖　米粉各适量

【功　能】　健脾消食，清虚热。

【适应证】　适用于小儿消化不良，食积腹痛症。

【制用法】　先将锅巴炒黄，再炒鸡内金；将莲肉用锅蒸 20 分钟，然后将前 6 味共捣碎，研成细末，调入白糖，米粉拌匀，加水适量，和为面饼，上笼蒸熟，切成小块，装盘食之，每日 3 次，每次 1～2 小块。

【来　源】　民间方。

十八、白扁豆糕

【组　成】　白扁豆花 100 克　瘦猪肉 100 克　胡椒 7 粒　白面 150 克

【功　能】　温中健脾止泻

【适应证】　腹泻。

【制用法】　白扁豆花选取正开者，以沸水烫过，猪肉剁成肉泥，胡椒油炸碾末，同酱油、味精共拌作馅。用烫扁豆花的沸水待凉和面，捍成面皮，包作圆饼，上笼蒸熟，装盘食之，每日 1 次。

【来　源】　民间方。

十九、黄米糕

【组　成】　黄米

【功　能】　健脾止泻。

【适应证】　适用于肠胃机能薄弱，饮食稍有不当，常致腹痛作泻者。

【制用法】　将黄米碾成面，蒸成黄米糕，晾凉，切成一指厚的薄片，在火中煨焦黄，每日2次，每次2片，连服2~3日有效。

【来　源】　民间方。

二十、山药扁豆糕

【组　成】　莲肉200克　怀山药200克　芡实200克　白扁豆200克

【功　能】　厚肠胃，收敛止泻。

【适应证】　适用于泄泻。

【制用法】　上药共焙干，研成细粉，每次用50~100克加白糖适量，水和成面团，上笼蒸熟，装盘当点心用。

【来　源】　民间方。

二十一、猪腰核仁糕

【组　成】　猪腰400克　核桃仁50克　鸡蛋清100克　葱　姜　盐　料酒　花生油各适量

【功　能】　补肾纳气，止咳平喘。

【适应证】　适用于肾阴虚之咳嗽痰喘、怕冷畏寒。

【制用法】　将猪腰对剖取去网膜，切成腰花，加料酒、葱末、姜末、盐拌匀腌半小时，捞出沥干。核桃仁用水浸泡，去皮，在五成热的油锅中炸酥，取出。锅上放油烧至五成熟，将切好的猪腰花朝下，放在手心上，再放上1块核桃仁用腰花包拢，拌抹均匀鸡蛋清，下油锅炸至呈黄色捞出。炸完后，将油烧至八成热，把全部炸件下锅再炸至深黄色，沥尽油，装盘即成。

【来　源】　民间方。

二十二、橘红糕

【组　成】　橘红粉10克　白糖200克　米粉500克

【功　能】　健脾化痰止咳。

【适应证】　咳嗽。

【制用法】　将米粉用水稍加湿润，蒸熟。待冷后摊放于屉布上压平，将橘红粉与白糖拌匀，撒于米糕之上。其上再加一层粉糕后压实，将糕切成小块，装盘食用。

【来　源】　民间方。

二十三、白雪糕

【组　成】　山药30克　芡实30克　莲米30克　粳米1000克　糯米1000克　白砂糖1000克

【功　能】　补肾健脾，分清泌浊。

【适应证】　适用于遗精、尿浊。

【制用法】　将前4味磨成细粉，加水及发酵粉适量，做成糕，将糕上笼蒸熟，撒上白糖装盘食之。

【来　源】　《中国药膳大全》。

二十四、内金山药糕

【组　成】　鸡内金12克　怀山药30克　面粉　红糖　芝麻各适量

【功　能】　健脾消食。

【适应证】　适用于小儿疳积。

【制用法】　将鸡内金、怀山药炒微黄，共研为细粉，加入面粉、红糖、芝麻。水共和成面团，上笼蒸熟，待稍凉，切成小块，装盘食之，每日3次，分3日服完。

【来　源】　民间方。

二十五、二米芡实糕

【组　成】　怀山药250克　薏米仁250克　芡实200克　大米600克　白砂糖适量

【功　能】　健脾开胃。

【适应证】　小儿厌食症。

【制用法】　将前3味药分次下锅，用微火炒成淡黄色。大米先淘洗后晒干，用微火炒咸淡黄色后，与前3味混合碾成细粉，与白砂糖拌匀，加清水适量，和成面团，上笼蒸熟，待稍凉后，切成小块，装盘食之，每日早晚各服 1 次。

【来　源】 民间方。

二十六、白果糯米糕

【组　成】 芡实 30 克　白果 10 枚　糯米 30 克　白糖适量

【功　能】 健脾补肾，固涩敛精，通利小便。

【适应证】 适用于慢性肾小球肾炎中、后期，正气虚损，蛋白尿久不消者。

【制用法】 先将糯米淘洗净，晒干，与白果、芡实共研细粉，加入白糖、清水，和成面团，上笼蒸熟，切成小块，食之。每日 1 次，10 日为 1 疗程。

【来　源】 民间方。

二十七、牵牛子糕

【组　成】 牵牛子粉 10 克　面粉 100 克　白糖适量芝麻适量

【功　能】 杀虫健脾。

【适应证】 蛲虫病。

【制用法】 将 4 味共入盆中拌匀，加清水适量，和成面团，上笼蒸熟，待稍凉后切成小块，于清晨空腹，1 次食尽，儿童量减半，半月后再服 1 次。

【来　源】 民间方。

二十八、山楂扁豆糕

【组　成】 面粉 30 克　怀山药 12 克　白扁豆 15 克　山楂 10 克　白糖适量

【功　能】 消食化积。

【适应证】 适用于小儿疳积症。

【制用法】 先将怀山药、白扁豆、山楂共置锅内熬煮半小时，去渣存汁，入面粉、白糖积成面团，上笼蒸熟，装盘，1 次服完，每日 1~2 次，疗程不限。

【来　源】 民间方。

胶　方

　　胶多选用动物的皮角所制成，或制成胶的药品，服用胶质食品以治疗疾病的方法。胶方具有活血化瘀，补血止血，滋阴清热，养心安神等功效，对本虚本实之证有显著疗效。

　　一、猪皮胶

　　【组　成】　鲜猪肉皮1000克

　　【功　能】　养血健脾。

　　【适应证】　适用于血小板减少性紫癜，营养性贫血，妇女脾虚月经过多。

　　【制用法】　将鲜猪肉皮洗净，加水适量，炖至猪肉皮糜烂，去渣，浓缩成1000克，装入罐内，放凉或冻胶状。每次用1匙含咽，1日3次。

　　【来　源】　民间方。

　　二、红枣龟胶冻

　　【组　成】　生地50克　麦冬50克　阿胶50克　龟板胶50克　冰糖50克　红枣100克　黄酒20毫升

　　【功　能】　滋阴清热，补血止血。

　　【适应证】　适用于阴虚血热之肌衄，也可用于其他出血证。

　　【制用法】　先将生地、麦冬、红枣加水煮取浓汁约500毫升，然后去渣（留红枣另食）；再将阿胶、龟板胶加水100毫升，隔水烊化，倒入药汁加冰糖、黄酒，慢火煎膏。每次服20毫升，每日服3次。

　　【来　源】　《常见病的饮食疗法》。

　　三、猪蹄胶冻

　　【组　成】　猪蹄2个　黄豆60克　生花生仁60克

　　【功　能】　养血通乳。

　　【适应证】　适用于产后缺乳。

　　【制用法】　先将黄豆、花生加水煎煮至熟，去渣取汁，然

后放入洗净之猪蹄，炖至猪蹄糜烂，去骨，慢火煎膏，每次服
30毫升，每日3次。

【来　　源】 民间方。

四、黄连鸡子炖阿胶

【组　　成】 黄连10克　生白芍10克　鲜鸡蛋（去蛋清）
2枚　阿胶50克

【功　　能】 滋阴养血，交通心肾。

【适应证】 适用于心肾不交之不寐。

【制用法】 先将黄连、生白芍加水煮取浓汁约150毫升，
然后去药渣；再将阿胶加水50毫升，隔水炖化，把药汁倒入
用慢火煎膏，将成放入蛋黄拌匀即可。每晚睡前服1次。

【来　　源】 民间方。

五、鱼鳞胶

【组　　成】 鲤鱼鳞甲200克　黄酒适量

【功　　能】 活血祛瘀，止崩。

【适应证】 适用于瘀血阻滞之崩漏。

【制用法】 将鲤鱼鳞甲洗净，放入锅内，加水适量用文火
煎熬成胶冻状。每次服60克，用黄酒冲化温服，每日服2次。

【来　　源】 民间方。

六、粥煮阿胶

【组　　成】 糯米100克　阿胶20克

【功　　能】 养血安胎。

【适应证】 适用于阴虚血热之胎动不安。

【制用法】 将糯米洗净，放入锅内加水煎煮，将熟时兑入
烊化之阿胶，用文火煮15分钟即可。

【来　　源】 民间方。

七、马齿苋煎阿胶

【组　　成】 马齿苋60克　阿胶10克

【功　　能】 清热养血。

【适应证】 适用于急、慢性白血病。

【制用法】 将马齿苋洗净，放入锅内加水煎汁约100毫

升，去渣留汁，阿胶烊化兑入，用慢火煎膏。每次服 20 毫升，每日服 3 次。

【来　源】　民间方。

八、生姜粥煮鹿角胶

【组　成】　粳米 100 克　鹿角胶 20 克　生姜 6 克

【功　能】　温肾健脾。

【适应证】　不孕症。

【制用法】　将糯米洗净，加清水适量煮沸，然后加入鹿角胶、生姜共煮为稀粥，食盐调味，随意服食。每日 1 次，15 ~ 20 日为 1 疗程。

【注　意】　感冒发热期间或见口干舌燥、大便秘结、小便短赤者不宜服。

【来　源】　民间方。

饭　方

　　饭方是用药食两用之品做成饭食用以治疗疾病的方法。饭方多具有养心安神，养胃和脾，益肾补虚，益肺固表，消肿止泄等功能，适用范围甚广。

一、玉蜀黍饮

【组　成】　玉蜀黍 100 克

【功　能】　开胃和中宽肠。

【适应证】　适用于因过食肥甘厚味、油腻之品，致胃中积热而有碍消化，积滞厌食等症。

【制用法】　将玉蜀黍碾成渣，淘洗，做饭如常法，一般可作正餐食用。

【来　源】　《饮食辨录》。

二、猪肉大米饭

【组　成】　猪肉 200 克　大米 200 克

【功　能】　健脾和胃杀虫。

【适应证】　适用于蛲虫证。

【制用法】 先将猪肉洗净切片，大米用清水淘净，和猪肉共置盆内，加清水适量，上笼蒸熟，不加任何调料，每日吃 1 次，连吃 3 日，第 3 日服番泻叶 30 克，水煎服。此为成人量，小儿减半。

【来 源】 经验方。

三、胡子鲇糯米饭

【组 成】 胡子鲇（塘角鱼、塘虱鱼） 3 条 糯米 200 克

【功 能】 益肺固表止血。

【适应证】 适用于鼻血时流时止，年久不断。

【制用法】 先用糯米煮饭，待饭将熟时，将已去肠脏的胡子鲇放在饭面上，蒸熟吃。

【来 源】 民间方。

四、小麦饭

【组 成】 小麦粒 100～150 克

【功 能】 养肝止血。

【适应证】 适用于更年期综合征，妇女脏躁，心烦不安，以及肝气不充，不能藏血而引起的女子月经过多，或崩漏不止。

【制用法】 淘洗做饭如常法，可作正餐食用。

【来 源】 《饮食辨录》。

五、大麦饴糖饭

【组 成】 大麦 100 克 饴糖 60 克

【功 能】 健脾和胃，消肿止泻。

【适应证】 适用于脾胃虚弱，运化失健，以致面黄肌瘦，气少乏力，大便溏软，老人烦渴等症。

【制用法】 先将大麦淘净，加水适量，煮饭，待饭将熟时拌入饴糖，蒸熟吃。

【来 源】 民间方。

六、糯米饭

【组 成】 糯米 100～150 克

【功　　能】　益肺固表。

【适应证】　适用于肺气虚弱而引起的咳喘、肺痿、肺痈（后期）以及肺痨（肺结核恢复期）等病。

【制用法】　淘米做饭如常法，早餐食之。

【来　　源】　《饮食辨录》。

七、秫米饭

【组　　成】　秫米（高粱米）100～150 克

【功　　能】　调中畅胃气。

【适应证】　适用于产后体力下降。

【制用法】　淘米做饭如常法，可作正餐食之。

【注　　意】　胃气较弱者不宜多食。

【来　　源】　《饮食辨录》。

八、栗米饭

【组　　成】　粟米 100 克

【功　　能】　养脾胃，益肾补肾。

【适应证】　适用于女子产后以致肾气不充，精血受损，但脾胃尚充健者。

【制用法】　淘米做饭如常法，可作正餐食之。

【来　　源】　《饮食辨录》。

九、白粳米饭

【组　　成】　白粳米 100 克

【功　　能】　养胃和脾。

【适应证】　适用于脾胃虚弱者。

【制用法】　淘米做饭如常法，可作正餐食之。

【来　　源】　《饮食辨录》。

十、鸡蛋黄酒糯米饭

【组　　成】　糯米 500 克　黄酒 1000 毫升　鸡蛋 2 个

【功　　能】　补中益气。

【适应证】　适用于脱力疲劳。

【制用法】　先将糯米淘净入盆中，再将鸡蛋打破搅匀入盆中，倒入黄酒，共拌匀，入笼屉隔水蒸饭，1 日分次吃完。

【来　源】 民间方。

十一、黄米饭

【组　成】 黄米

【功　能】 健脾止泻。

【适应证】 适用于肠胃机能薄弱，饮食稍有不当，常致腹痛作泻者。

【制用法】 将黄米碾成面，蒸成黄米糕，晾凉，切成一指厚的薄片，在火中煨焦黄，每日 2 次，连服 2~3 日有效。

【来　源】 民间方。

十二、蒜面条

【组　成】 大蒜 5 瓣　面粉适量

【功　能】 杀菌止痢。

【适应证】 痢疾。

【制用法】 先将面粉加水适量，做成面条，大蒜去皮，捣成泥状，放碗中，再盛热面条盖在上面，焖 5~7 分钟，再拌匀吃下。

【来　源】 民间方。

羹　方

羹方又称羹疗法。羹指五味调和的浓汤，亦泛指煮成浓液的食品。多以肉、蛋、奶、海味等为主体原料制成，如肉羹、蛋羹、菜羹等。《书·说命下》曰："若作和羹，尔惟盐梅。" 通过服用羹类食品以治疗疾病的方法，称羹疗法。羹方具有养心安神、宣肺止咳、滋阴柔肝、健脾和胃、温肾壮阳、补益气血、活血化瘀、凉血止血等作用。适应范围广，对虚证尤具有较好疗效。

一、山药羹

【组　成】 生怀山药 500 克　炒怀山药 500 克

【功　能】 温肾壮阳，健脾止泻。

【适应证】 适用于脾肾虚弱引起的泄泻，日久不愈者。

【制用法】 上药共研细面，每次 50 克，作羹服，每日 2 次。

【来　源】 民间方。

二、胡桃栗子糖羹

【组　成】 胡桃仁 50 克　栗子 50 克　白糖适量

【功　能】 滋阴补肾。

【适应证】 适用于肾精亏虚，经脉失养所致耳鸣、耳聋，或伴腰痛膝软，遗精早泄，脱发等症。

【制用法】 先将栗子炒熟去皮，再与胡桃肉同捣如泥，加入白糖搅拌均匀，即可食用。

【来　源】 《北京卫生职工学院资料》。

三、鳖蛋羹

【组　成】 鳖蛋 3 个　冰糖 20 克

【功　能】 宣肺平喘。

【适应证】 哮喘。

【制用法】 将鳖蛋打开去壳，加入少许酒搅匀，蒸熟，再调入冰糖，食之，每日 1 次，连服 3~5 日。

【来　源】 民间方。

四、马鬃蛇猪肉羹

【组　成】 马鬃蛇 1 条　精猪肉 30 克

【功　能】 健脾和胃，消积化疳。

【适应证】 小儿疳积症。

【制用法】 将马鬃蛇去皮去内脏，加入猪肉共捣烂，蒸熟食之。

【来　源】 民间方。

五、羊肚羹

【组　成】 羊肚 1 具　粳米 50 克　葱白数茎　豆豉适量蜀椒（去目）炒干 30 粒　生姜 6 克（切）

【功　能】 祛风散寒。

【适应证】 适用于胃素虚寒所致之呕吐，胃脘作痛，身冷喜暖等症。

【制用法】　先将羊肚洗净，然后将余药拌匀放入羊肚内缝口，用水煮烂熟，调佐料，空腹食之。

【来　源】《饮膳正要》。

六、猪蹄羹

【组　成】　母猪蹄2只　木通45克　生姜　葱　盐　酱油各适量

【功　能】　补益气血，活血通乳。

【适应证】　适用于产后乳汁不下。

【制用法】　先将木通以水五碗煎至四碗，去木通，入猪蹄，加余调味品，煮羹，不拘时食之。

【来　源】《北京中医学院资料》。

七、白及蛋蜜羹

【组　成】　白及粉3克　蜂蜜15毫升　鸡蛋1个

【功　能】　养阴润肺止咳。

【适应证】　肺结核。

【制用法】　先将鸡蛋打入碗中，然后将白及粉、蜂蜜同入碗中，搅匀，沸米汤冲之，1次顿服。早晚各1次。

【来　源】民间方。

八、马齿苋鸡蛋羹

【组　成】　马齿苋（鲜）250克　鲜鸡蛋2个

【功　能】　活血化瘀。

【适应证】　适用于月经色深、有块。经前或经期腹痛等症。

【制用法】　先将鲜马齿苋洗净，捣烂取汁。鸡蛋打入碗中，加适量水，搅匀，上笼蒸之羹，然后兑入马齿苋汁，1日分2次食。

【来　源】民间方。

九、乌鸡蛋羹

【组　成】　乌鸡蛋3个　醋30毫升　黄酒30毫升

【功　能】　温经祛瘀。

【适应证】　适用于产后恶露不尽。

【制用法】 将乌鸡蛋打入碗中，加入醋、黄酒，共搅匀，上笼蒸熟，分2次食完。

【来　源】 民间方。

十、百合枇杷藕羹

【组　成】 鲜百合30克　枇杷30克（去核）　鲜藕30克（洗切片）　淀粉适量　白糖少许

【功　能】 滋阴润肺，清热止咳。

【适应证】 适用于干咳不止，甚至咳唾带血，口舌干燥，面颊及唇皆红赤，舌苔薄干，脉细数无力等症。

【制用法】 将百合、枇杷果肉和藕片合煮，将熟时放入适量淀粉调匀成羹，食时加白糖少许，亦可放入少许桂花，不拘时食之。

【来　源】《习用方》。

十一、葵菜羹

【组　成】 羊肉500克　草果5枚　良姜6克　羊肚1具　羊肺1具　蘑菇250克　胡椒15克　白面500克　葵菜500克　葱　食盐　醋各适量

【功　能】 顺气利尿。

【适应证】 适用于水湿阻遏，三焦气化失调而引起的少腹胀满，小便不利等。

【制用法】 先煮羊肉、草果、良姜熬成汤，再将另炖熟之羊肚、羊肺、蘑菇切细放入汤中，再加胡淑粉及葵菜、葱、盐、醋成羹，另用白面做成细面条煮熟，蘸此羹食之。

【来　源】《饮膳正要》。

十二、白羊肾羹

【组　成】 白羊肾2具（切作片）　肉苁蓉30克（酒浸切）羊脂120克（切作片）　胡椒6克　陈皮3克　荜茇6克　草果6克　葱　盐　姜适量　淀粉少许

【功　能】 温肾壮阳。

【适应证】 适用于命门火虚衰之阳痿。

【制用法】 将羊肾中间切开，片去腰筋，剥去筋膜，与羊脂一起放入锅内；再将肉苁蓉、胡椒、陈皮、荜茇、草果用纱布包好，放入锅内，加水同煮作汤，汤熟取出纱袋，加入葱、盐、姜、淀粉作羹食之。

【来　源】《饮膳正要》。

十三、鱼肝鸡蛋羹

【组　成】　鱼肝1副　鸡蛋2个　豆豉25克

【功　能】　滋阴柔肝明目。

【适应证】　适用于夜盲，每到黄昏便看不清东西。

【制用法】　将豆豉加水适量煎煮，去渣取汁，然后将鸡蛋打入碗中，和鱼肝、豆豉汁搅匀，上笼蒸熟，食之。

【来　源】　民间方。

十四、冬瓜籽冰糖羹

【组　成】　冬瓜籽30~40克　冰糖30~40克

【功　能】　健脾化湿止带。

【适应证】　适用于白带过多。

【制用法】　将冬瓜子捣烂如泥，加冰糖作羹食之。

【来　源】　民间方。

十五、羊肾苁蓉羹

【组　成】　羊肾1具　肉苁蓉30克　葱白　生姜　精盐料酒各少许　香菜　胡椒粉　醋各适量

【功　能】　温肾壮阳。

【适应证】　适用于命门火虚衰之阳痿。

【制用法】　将羊肾剥去筋膜，中间切开，片去腰筋，切成薄片；肉苁蓉用酒浸泡1宿，切成薄片，共同放入锅内，加水煮汤。羊肾将熟时，分别加入葱白、生姜、精盐、料酒、香菜、胡椒粉、醋即可食用。

【来　源】《太平圣惠方》。

十六、胆汁白糖羹

【组　成】　猪胆汁24克　白糖52克　淀粉24克

【功　能】　清热宣肺止咳。

【适应证】　适用于百日咳及肺热咳嗽。

【制用法】 将上 3 味混合加温令成羹状。半岁以下每次 0.2 克, 0.5~1 岁 0.3 克, 2/u3 岁 0.4 克, 4~5 岁 0.6 克, 每日 4 次。

【来　源】 民间方。

十七、鸡肝羹

【组　成】 乌鸡肝 1 具

【功　能】 益气生血。

【适应证】 适用于缺铁性贫血。

【制用法】 将鸡肝洗净, 去筋膜切片。余入沸汤中, 变至无色时为熟, 趁热调食盐佐料少许, 顿食, 经常服用。

【来　源】《寿亲养老新书》。

十八、猪肝羹

【组　成】 猪肝 1 具　葱白 1 根

【功　能】 滋阴明目。

【适应证】 适用于营养性视弱。

【制用法】 将猪肝洗净, 细切, 去筋膜, 葱白去须, 切细, 共以豉汁煮作羹。临熟打鸡蛋投内食之。

【来　源】《圣惠方》。

十九、天麻猪脑羹

【组　成】 猪脑 1 个　天麻 10 克

【功　能】 健脾益气, 平肝息风。

【适应证】 适用于神经性头痛。

【制用法】 加水适量, 以小火煮炖成稠厚羹汤, 捞出药渣。1 日内食完。经常食用。

【来　源】 民间方。

二十、羊髓羹

【组　成】 羊脊髓 50 克　生地 10 克　熟羊脂油 15 克　黄酒 25 毫升　蜂蜜 50 克

【功　能】 滋阴清热。

【适应证】 适用于肺痨低热。

【制用法】 前 2 味加水适量, 煮汤, 熟透。捞出药渣, 加熟羊脂油、食盐、生姜丝少许，黄酒、蜂蜜，再加热至沸。1顿或分顿食用。经常服食。

【来　源】《饮膳正要》。

二十一、猪脊羹

【组　成】猪脊骨1具　红枣150克　莲子（去心）100克　木香3克　甘草10克

【功　能】健脾益气，生津止渴。

【适应证】糖尿病。

【制用法】后2味以纱布包扎，与它药同放锅内，加水适量，小火炖煮4小时。分顿食用。

【来　源】《三因病极一病证方》。

二十二、百合羹

【组　成】鲜百合60克　蜂蜜60毫升

【功　能】清心安神。

【适应证】适用于心烦不安。

【制用法】共置碗中捣烂如酱，入锅内蒸熟后随意服食。

【来　源】民间方。

二十三、玉液羹

【组　成】生山药粉30克　天花粉15克　知母15克　淀粉5克　生鸡内金粉10克　五味子10克　葛根粉10克　黄芪20克

【功　能】健脾益气，滋阴生津。

【适应证】适用于气阴两虚之消渴。

【制用法】先将黄芪、五味子、知母放入锅内，加水500毫升，煎至300毫升时，去渣；再将山药粉、葛根粉、天花粉、鸡内金粉用冷水调糊，趁药液沸滚时倒入搅拌为羹。每次服100毫升，每日3次。

【来　源】《医学衷中参西录》。

二十四、三七藕蛋羹

【组　成】鲜藕汁1杯　三七粉5克　鸡蛋1枚　精盐素油各适量

【功　能】　清热和胃，凉血止血。

【适应证】　适用于胃热壅盛之吐血。

【制用法】　将鲜藕汁倒入锅内，加水适量煮沸；再将鸡蛋打入碗内，加三七粉调匀入沸汤中，放入适量素油、精盐适量。佐餐食之，每日 2 次。

【来　源】　《同寿录》。

二十五、茅根猪肉羹

【组　成】　鲜茅根 150 克　瘦猪肉 250 克　精盐　味精各少许

【功　能】　温中健脾，利湿退黄。

【适应证】　适用于体虚黄疸。

【制用法】　将鲜茅根洗净截成 2 厘米长，猪肉切成丝状、一并放入锅内，加水适量用文火煮，至肉熟为度，加入少许精盐、味精即成。吃肉喝汤，分顿食用。

【来　源】　《补缺肘后方》。

二十六、当归羊肉羹

【组　成】　山羊肉 500 克　黄芪 25 克　当归 25 克　党参 25 克　生姜 25 克　精盐少许

【功　能】　温肾健脾，益气通经。

【适应证】　适用于气血亏虚之经闭。

【制用法】　将羊肉洗净切块，黄芪、党参、当归用纱布包好，同放入砂锅内，加水适量用文火煨煮，至羊肉烂熟时，加入生姜、精盐调味，食肉喝汤即可。

【来　源】　《济生方》。

二十七、红黄安神羹

【组　成】　鲜鸡蛋（去清留黄）2 枚　灯心草 9 克　朱砂（研面）3 克

【功　能】　养心安神。

【适应证】　适用于妇人脏躁，心神不宁，烦躁不眠者。

【制用法】　将灯心草放入砂锅内加水 100 毫升，慢火煎煮 30 分钟，然后滤入碗内，加入蛋黄及朱砂面拌匀，隔水蒸后服用。每晚服 1 次，7 日为 1 疗程。

【来　源】民间方。

二十八、鲫鱼莼菜羹

【组　成】鲫鱼 120 克　莼菜 120 克　橘皮粉　花椒粉
精盐　姜汁各适量　粗盐 1000 克　素油 15 克

【功　能】健脾和胃，理气止痛。

【适应证】适用于脾胃气虚胃脘隐痛，不欲饮食，消瘦乏
力者。

【制用法】将鲫鱼宰杀，去头、鳞、肚肠，用棉纸包四
层，锅内放粗盐烧至盐发红，取出三分之二量，将鱼放入锅
内，再把取出的盐倒锅上加盖焖 20 分钟，取出鱼去外皮的棉
纸，把鱼肉剔出。再把锅洗净放入素油烧开，置入洗净切碎之
莼菜略炒，随即加水、橘皮粉、花椒粉、姜汁、精盐煮沸，放
入鱼肉，再烧开即可食之。

【来　源】《食医心鉴》。

二十九、羊脏羹

【组　成】羊肝　羊肚　羊心　羊肺　羊肾各 1 具　牛酥
30 克　胡椒 30 克　荜茇 30 克　淡豆豉 30 克　陈皮 6 克　良
姜 6 克　草果 2 枚　葱白 1 握

【功　能】滋补肝肾，强壮筋骨。

【适应证】适用于肝肾亏损，骨髓败伤之痿证。

【制用法】先将羊肝、心、肺、肾洗净，放入锅内加水用
慢火煮熟，捞出；再将牛酥、胡椒、荜茇、淡豆豉等佐料用纱
布包好，与羊肝，心、肺、肾同放入羊肚内缝合，再放回锅内
煮，至羊脏熟烂，放入适量盐、姜即可。佐餐食之，每日
1 次。

【来　源】《饮膳正要》。

第五章　古代民间名医妙治奇难怪症趣闻选

神医扁鹊巧施术，虢太子起死回生

　　战国时期，神医扁鹊到了虢国。虢太子刚刚病死，扁鹊走到虢国宫门门前，问爱好方术的中庶子说，"太子是什么病死的，怎么国中举办祛邪除恶的祭祀压倒了其他一切事情？"中庶子回答说："太子患的是气血运行不常，交互错乱而不能疏泄，外感突然引起病变，造成内脏损伤，正不胜邪，邪气蓄积而不能疏泄，因此阳气衰微而阴邪炽盛，所以突然昏厥而死。"扁鹊问："他死了多长时间？"中庶子说："鸡鸣之时到现在。"又问，"收殓了吗？"答道："还没有呢，他死了还不到半天的时间。"扁鹊说："请向虢君报告说我是齐国勃海的秦越人，家住在郑，未曾有幸瞻望尊容，拜谒于君之前。听说太子不幸病死，我能救活他。"中庶子说："先生您不该是欺骗我吧？为什么说太子能够救活呢！我听说上古黄帝的时候，有名医俞跗，治病不用汤剂、酒剂，石针、导引、按摩推拿及药物熨贴等疗法，一诊察知道疾病的反应，依据五脏的穴位，就剖开肌肉，疏通脉络，连结筋腱，按治髓脑，持取膏肓，疏理膈膜，洗涤肠胃、五脏，修益精气改变容色。先生的方术就像这样，那么太子可以救活，不能像这样，而想救活他，连讲给刚会笑的婴儿听都不行！"良久，扁鹊仰天叹道："您所说的方术，就好像从竹管里看天，从缝隙中看图形花纹。我说的方术，不需要按脉、望色、听声及审察病人的体态，就能说出疾病的所在。诊察到病的症状，即能推知其内在的病机；知道了疾病内在的机理，就能推知疾病的症状。疾病的感应呈现于身体的外表，不出千里之外，诊断疾病的方法非常多，也不会有偏差。你如果认为我的话不实，请让我进去诊视太子，当能听见他耳朵里的响声，鼻翼也还在扇动，顺着他的大腿直到阴部，应当还是温热的。"中庶子听了扁鹊的话，目瞪口呆，急忙进去报告虢君。

虢君听说了这些情况十分惊奇，就出来在宫廷的中门接见扁鹊，说："我听说您的崇高德行已经很长时间了，但是未曾见过您。先生到了敝国，幸而援救我，我们偏僻小国和我本人非常幸运。有先生就能活，没有先生就要被抛弃填入溪谷，长眠九泉而不能复生。"话没说完，就哽咽抽噎，气满郁结，精神恍惚，眼泪长流，泪珠挂满睫毛之上，悲痛不能自止，容貌改变。扁鹊说："像太子这样的病，就是人们说的'尸厥'。太子没有死。"扁鹊于是叫弟子子阳研磨针石，取体表的三阳五会穴进针。一会儿，太子苏醒了。又叫子豹配制热气深入体内五分的熨药，同八减方的药剂一起煮，取来交替在两胁下熨治。太子能坐起来了。再进一步调适阴阳，只服用汤药二十天就复原了。

（据《史记·扁鹊仓公列传》）

孙思邈取嚏治病

唐朝贞观年间，河南府某少尹受钦命出使东女国。此少尹平素身体健壮，但近一年患脱肛病，不但便时脱垂，就是咳嗽一声也会脱出，不时伴有梦遗滑精、头昏眼花等症，遍请名医，屡服良药未效，实实把个强悍之躯拖成了憔悴羸弱之体。恰在此时皇上欲抚慰西羌部落，委以重任，少尹虽有难言之苦也只得遵旨。

凑巧，孙思邈途经此地顺道来探望近亲、少尹同僚孙某。少尹闻讯，急令相请。孙思邈坐定，按其脉沉细无力，察舌胖嫩、苔少而润，再顾少尹周围，美貌妾侍不下十人，已知是房劳过度耗伤肾阳所致。他诊罢便起身告辞。这下慌得少尹连忙拽住衣袖，苦苦哀求。孙思貌见火候已到，便说："大人若有诚意，不知可否屈尊遵守医命？"少尹连连应允。孙思邈令其千日内独居，不近女色。少尹羞涩答应。孙思邈这才从怀中掏出一小瓶，嘱早晚各取瓶内粉末少许揉于鼻内，以喷嚏数十为度。少尹一试，顿时喷嚏大作，泪涕俱下。孙思邈微笑道："欲速则不达。每次只需少许药粉揉入即可，否则喷嚏过多恐贵体不支！"随后又让取来少尹用过的药方，见多是补气升提之品，就顺手抽出一方，在上添了些补肾壮阳药，嘱其肛收即停服。少尹牢记所嘱，不但完成了圣命，身体也康复如初。

　　后来，少尹专程赴京兆谢恩并请教。孙思邈笑道：大人纵欲太过，致使肾阳虚衰。肾阳虚不能助脾阳，则中气弱，气不举而下陷，不能禁固则脱肛。所送之药不过是一瓶"通关散"，能令人嚏，嚏则引气上行；加之大人千日不近女色，清心寡欲，更佐以补肾益气之品，如此三管齐下，再顽之症亦岂有不愈之理！吕纯阳曾曰，二八佳人体似酥，腰中仗剑斩愚夫，虽然不见人头落，暗里叫尔精竭枯。故大人切记，病虽愈亦须节欲养身。少尹频频点头。据说因其注意养生之道，竟活一百多岁。

（据《中医报》1988 年 4 月 17 日，第 2 版）

钱氏儿科称圣手，道间黄土亦奇珍

　　钱乙，字仲阳，原籍钱溏，后随曾祖北迁，遂为山东郓城人。早年父母双亡，为一姓吕亲戚收养，并从吕氏学习医术。由于刻苦攻读，颇有长进。其后结合自己临床实践，写成了我国现存第一部儿科专著《小儿药证直诀》，为儿科的发展，奠定了理论基础，后世医家，无不视为必读之书。

　　钱乙对儿科各种疾病，多能妙手回春，往往有使人意料不到的效果。在宋神宗元丰年间，皇子患病，瘛疭不已，在朝太医，无一不亲自诊视，精心调治，终无一效。神宗心急如焚，坐卧不安，乃悬挂榜文，征请医疗皇子疾病，但挂了许久，却无人敢揭。后来，由长公主向神宗推荐，说钱乙有奇才，疗小儿百发百中，乃下诏召钱乙。

圣旨一下，钱乙不日到京，随即仔细进行诊察，心想常法不必再用，必须出奇制胜，乃进黄土汤。即用道路上之干黄土数两，加水煮三五沸，滤去滓，趁热服之。说来也奇，皇子的病竟得愈。满朝文武惊喜，太医国手瞠目，神宗大悦，亲自召见，并询如何用黄土治瘛疭的道理？钱乙答道："瘛疭属风，水盛才有风波。以土制水，水得其平，水平则风自退尔。"神宗见他说的玄妙入微，知其学问高深，欲授以高官，不受，又赠厚禄，也不受。后升为太医丞，仍业医，钱乙遂供职。

（据《中医报》1988 年 9 月 27 日，第 2 版）

张子和巧施良方愈便秘

张子和的表兄患大便干燥涩结难下，别无其他症状。常常不敢吃饱饭，饱则大便非常难解，结实如铁石；有时甚至 3～5 日去一次厕所，目眩眼花，眼前如星飞，鼻中流血，肛门连广肠痛，痛得厉害时甚至昏迷。如果服药则症状就更加严重。巴豆、芫花、甘遂三类的药物都用过了，过多服用则周身发困，泻止则又转燥，就这样历时数年，于是就害怕药性暴急，不敢再服药了，只是卧床等待病情好转。张子和诊其脉双手俱滑实有力，用大承气汤下之。继服神功丸、麻仁丸等，让他吃菠薐葵菜及猪羊血所作的食品，而后痊愈。

（据《儒门事亲》）

朱丹溪治痢

叶先生名仪，曾经和朱丹溪一起跟从许白云先生学医。他记载的病案说：公元一三三三年八月，我患痢疾病，疼痛发作，完全不能吃喝。接着感到困乏，不能起床，就在床席和垫席当中开个缺口，听任大便自行泄下。当时朱彦修先生客居在城中，因为同学关系，每天来看望我，给我药吃。只是每日服药，病却一天天加重，老朋友纷纷议论他，彦修不当回事。满了十天，病更加严重，痰像棉絮一样阻塞咽喉，从白天呻吟到夜晚。我私自担忧，便和两个孩子诀别。两个孩子痛哭，外人传说我已死了。彦修听了传闻，说："嗨！这一定是传话人的胡说。"第二天天刚亮，他来诊视我的脉，煮小承气汤给我服用。药服下去后，感觉得堵塞咽喉的痰自上泄下，总共一、二遍，心里就舒坦了。第二天，就能吃稀饭，病渐渐就好了。

（据《古今医案按》）

朱丹溪冬天治中暑

朱震享，字彦修，婺之义乌人氏，人称丹溪翁。元朝四大名医之一。生于1281年，卒于1358年，享年78岁。自幼好学，取得秀才功名后，弃文从医。

相传王员外有一位千金，年方二八，长得袅袅婷婷、婀娜多姿。由于员外夫妇过分溺爱，这位小姐弱不禁风，三天两头脑热头痛。朱丹溪有一位学生，名叫管元德，得到朱氏真传，悬壶济世。他与王员外是亲戚，每次小姐生病，都由他诊治，久而久之，他对小姐病情了如指掌，不拿脉开方也八九不离十。

一年的严冬时节，北风嗖嗖，小姐又病了。照旧管元德应诊，拿脉数次，开方数张，服药十多帖，病情不但没有起色，反而越来越重。小姐原先是胸闷头晕，口苦口干心烦，后来发展到不省人事，四肢不温。急得王员外不惜重金，广召高明；管元德也心猿意马，顾虑重重。心想：是自己阴差阳错，诊断失误？于是火速着人去请他的老师朱丹溪。

朱丹溪来到王家，对病人望闻问切，然后管元德开的药方看了一遍，十分自信地说："这不像风寒，倒像是中暑"。时值三九寒天，不伦不类，怎么会是中暑呢！在场的众医生窃窃私议，反唇相讥。

王员外忙说："先生，闺女近几天没有晒过太阳……"，"正因为没有晒过太阳，深闺弱质。那么，发病前她有否穿过曝晒过的衣服呢!""穿过,穿过"王夫人应声回答:"起病前,她穿上那件皮袄不久就说头晕、胸闷"朱丹溪点点头:"这件皮袄最近晒过吗?""晒过,前几天曝晒过的。那天小姐生日官来客至,高朋满座,晒过的皮袄放在小姐床上有失观瞻,一时照应不了,所以急忙中将皮袄装进箱子。"管元德听罢茅塞顿开,连声说:"学生诊病,忘记了恩师'应该不厌求详'的教诲,庸医是也。""来",朱丹溪叫过管元德,"你开方吧!"

一剂治中暑的普通药方,王小姐服后,药到病除。

(据《民族医药报》1991年5月15日,第4版)

名医戴思恭,巧治王妃病

戴思恭(1324～1405),字原礼,号肃斋,绍兴诸暨市马剑乡人。被后人尊为"明代医学之冠"。洪武年间,明太祖朱元璋闻其医名,遣使征召入京为御医,凡经诊者"疗治立效",极受皇上重用。

一天,有位王妃患病,阴部红肿疼痛,浑身发热,不思饮食。朱元璋闻奏,急召戴思恭入官治疗。思恭详问病史,方知王妃而痈肿患于阴部,难以向皇上启齿疗疾,延误日久,认定王妃所患"跨马痈",非开刀排脓难以治愈。

然而,碍于君君臣臣,男男女女,王妃金枝玉叶,岂可直视其阴部动刀动剪?正当戴思恭苦思冥想为难之际,后宫宫女送来一盘热气腾腾的馒头点心。他灵机一动,茅塞顿开,随即叫一名宫女取来一只木桶,桶内盛满面粉,把面粉抹之与桶口齐平。然后叫宫女把木桶移入王妃寝宫,请王妃脱去内裤坐于面粉之上,不要移动木桶与身体,并要宫女记住木桶安置方位与王妃坐着的方向、姿势。待木桶再拿出来时,王妃阴部跨马痈肿胀情况已在面粉上留下了清晰印记。思恭明确了王妃痈肿部位,便在桶内面粉下放置了一把手术刀,刀尖固定向上,又把面粉抹平。然后,又叫宫女把桶移入寝宫,请王妃按上次方位复坐其上。王妃刚一坐下，刀尖即准确无误地刺入痈部，王妃惊叫一声，脓血流出，经服药调理，不久便痊愈了。

明太祖朱元璋感其医术高超，亲明戴思恭为"仁义人"，升太医院使、奉政大夫，御赐戴思恭像一帧，其右肩绘有龙手，盖玉玺，以表彰他治愈王妃跨马痈之功。

（据《民族医药报》1991 年 3 月 15 日，第 4 版）

戴思恭巧治瘕块症

明太祖年间，有一次，燕王（即后来的明成祖）腹中患了瘕块，先请名医韩公懋，诊治，长久不愈。太祖遣戴思恭前往，他见所服处方都是活血化瘀药，并无大错。寻思何以无效？就问燕王日常爱吃什么东西，燕王说："最爱吃芹菜。"戴思恭说："这下病根可找到了。"即投杀虫、泻下剂一帖，当晚，燕王泻下大量细虫，瘕块很快消失。

（据《中医报》1985 年 9 月 7 日，第 2 版）

张景岳奇方排铁钉

明嘉靖年间，在浙江绍兴有一对青年夫妇，丈夫做生意常在外，家中仅留妻子王氏和一个刚满周岁的男孩。一次，王氏见家中门窗已有多处裂缝，便唤同村木匠前来修缮。王氏则抱着小儿在旁观看。一会儿木匠让王氏去门外端胶，王氏便将小儿放在炕上去取。小儿没了管束，见炕上放一盆铁钉，便伸手抓了两颗，一颗含在嘴里，一颗放在手上玩，不巧铁钉误吞入咽。待王氏取胶回来，小儿满脸铁青，正在疼痛打滚，吓得王氏面色惨白，嚎啕大哭起来。此时木匠已将本村名医张景岳请来。景岳见状，静坐沉思良久，忽然想起本草书上曾有关于"铁畏朴硝"之说，心里顿生一计，他提笔在处方上写下：磁石、朴硝三钱共研为末，用熬熟猪油加蜜，和调。写罢将处方递给木匠去药铺火速取药。药取回来后，他嘱王氏按法炮制，于申未之时给小儿服下。

次日早晨，王氏满面春风奔至景岳家，一进家门便连忙下跪，感谢先生玩命之恩。景岳连忙上前扶起王氏，让她坐下细诉药后动静。王氏说："王儿服下先生之药，昨夜三鼓时泻下一物，大如芋子莹亮如莼菜，润滑无棱，药裹其外。我上前用小棍拨开一看，那颗铁钉竟在其中。"说罢拿出那颗铁钉让先生细看。景岳拿在手中一看，原来此钉乃当时钉鞋所用的蘑菇钉。

此消息传出，方圆几百里百姓均称景岳为神医，一些邻村医家闻之纷纷上门讨教景岳所施神方。景岳笑道：何处来的神方？仅芒硝、磁石而已。非磁石不能使药附钉，而磁石非硝则不能逐钉迅速排出，又非猪油则不能润滑，非蜜则小儿不愿吞服。四者相合，自然会裹钉排出而不伤小儿其内。众医听罢，连连称赞景岳神思妙悟之能。

（据《民族医药报》1991年8月15日，第4版）

过食蘑菇中宫，姜附熟地奏奇功

出阴县（今绍兴）有个姓吴的军官，因过食蘑菇而大吐大泻，请了几位医生，都认为应当用清热解毒的药，他们用了黄连、甘草等药治疗。于是，服后病情反复，腹胀如鼓，呕吐不止，喘气，连水也喝不进去了。最后，请来张景岳。切脉后，认为病人患的是阴寒症，"蘑菇生于阴湿之处，乃阴寒之物，过食则内伤中宫"。遂处以白术、甘草、干姜、附子、茯苓等药，意在温中驱寒。谁知，这位军人也略懂些医术，他看了处方，暗中思量："我患口干、腹胀、气急，明明是属于热症，怎么可以服'附子、干姜'一类的热药呢？"因此，压下药方不用。第二天，病情加重了。只得再派人去请，张得知他没服药之后，不言不发，又开了一张处方。病人拿来一看，竟和昨天处方一模一样，他不由叹道："只好硬服了。"不料，一剂之后，呕吐即止，腹胀也减轻了许多，病人非常高兴，次日，张复诊后，在原方中加入一味他最拿手的"熟地"以防热药他阴，缓冲一点药性。病人照此方共服二十余剂，完全恢复了健康。

（据《中医报》1986 年 2 月 17 日为，第 2 版）

叶天士巧治"怪病"

　　乾隆年间，叶天士在苏州设立了叶氏诊所。由于叶氏临证"治方不出成见，其治病多奇中"，每日慕名前来就医者，络绎不绝。一年夏天，叶氏正在诊所忙碌。突然一富贵之家的家人前来请他，说他家老爷的独生子生了一种怪病，特邀先生专门去诊治。叶氏来到病人住处，见一张精美的床上躺着一个三十多岁的男人，上身赤膊，下身穿短裤。他的怪病，不寒不热，只是身上皮肤碰不得，连衣裳都不能穿，一碰皮肤，就痛得哇哇直叫。叶氏见病人不红不肿，便问：病起于何时？病人答道："四天前，在后花园荷花池旁乘凉，一觉醒来，便得此怪病。"叶氏亲自去看了后花园，然后开了一张奇特的药方，白糯米三石，淘净蒸熟，制成饭团，连做三天，方可化疾为愈。叶氏放下笔后说道："少爷的病属邪恶上身，三石米团为驱邪之用。你们家要在家门口，将做好的糯米饭团发给来往的穷苦饥饿之人，最后留两个，三天后我自有妙用。"三天后，叶氏又来到病家，他用留下的两个饭团在少爷臂膀上轻轻擦抹几下，然后又全身擦抹。一会病人全身疼痛消失，疾病痊愈。

　　返回家中，叶氏给徒弟们说："此富贵人家的少爷之病并不怪，是由树上刺毛虫引起的。大家知道，盛夏柳树上多刺毛虫，经骄阳一晒，刺毛虫身上便会落下许多刺毛花，肉眼看不见，只要用二团温和的糯饭团粘去便好。"说完，叶氏笑道："至于要蒸三石白糯米做饭团，并非完全用于医疗，只不过要为穷人做点好事罢了"。

（据《民族医药报》1991 年 6 月 25 日，第 4 版）

邪遏似损久不愈，一剂表散见奇功

　　清朝道光、咸丰年间，浙江省太平县（今温岭县）名医韩士良（履石），少年刻苦学习，博通经史，后因久病不愈，乃立志学医。精通各种药性，有"小神农"之称。每逢疑难杂症，经他诊治多愈。

黄岩东山药铺主李某，久患潮热、咳嗽、吐血等症，虽治无效，卧床已半年多。后请韩士良诊治，士良处以大剂量麻杏石甘汤加减。李某以为药不对症，且剂量过大，不敢贸然服用。士良劝服，药后大汗淋漓，衣衫湿透。次日，病好一半。复请士良诊治，并询所开方药何以这样灵验？士良管道："你的病本系外感风寒，前医未曾疏表就叠进滋补，造成虚损内热，即所谓'伤风不醒便成痨'是也。现既祛散了表邪，你可用前医之方调理了"。李某遵嘱服药，不久即告痊愈。

（据《中医报》1986 年 1 月 7 日，第 2 版）

痰涎壅盛，白矾治之

张锡纯曾治一妇人，年龄二十多岁。因悲痛哭泣过度，痰涎堵粪胃口，其胃气蓄极上逆，连连干呕，症状又好像呃逆，气至咽喉不能上达。严重时，浑身抖战，自掇其发，有危在顷刻之状。医者用生姜自然汁灌之，再多好像不能容纳。张先生诊其脉左手沉濡，右三部皆无，然而就其不受生姜来看，仍当是热痰堵塞，其脉象如此者，是由于痰多能够郁滞血脉。而且其面红有光，亦是热症。遂用生白矾 6g，化水使患者饮之，病就痊愈了。

（据《医学衷中参西录》）

有方无药，不药治病

张千里（1784—1839），字广文，号梦庐，浙江省桐乡县乌镇后珠村人。清·乾隆、道光年间名医，其治病，不迎合，不敷衍。孙平叔病肿两年，其肿白下由足及腹，上至头面手臂，痰多食少，动辄气逆，不需平卧，茎囊俱肿，小溲淋漓；其退多由专科以草药峻剂逐水，或从两足旁溢，或从大肠直泻而减，反复四次。延张诊视，首诊处方，论述水肿之病源及治水之道，洋洋九百六十余字，但有方无药，末后仅曰：再容退后静思，博考医籍以备用。再诊又不用药。以病者既守饮食之厉禁，又屡进暴戾之劫剂攻伐，草药悍烈之性，留于中者未必尽化，如遽以补养，不但虑其反兵为斗，且恐助其邪而滋其戾，建议患者，且与病相忘，频进糜粥以养其胃，候胃中冲和之气稍稍来复，灌溉周身，濡养百脉，再进而谋之，则不虑饥兵之噪矣。

（据《中医报》1988 年 12 月 7 日，第 2 版）

锯末姜汤饮，小方治大病

近代蜀中名医郑钦安（1804～1901），初在成都悬壶时，不为人知，门庭冷落。然郑氏毫不气馁，读书、临证，刻意求进。

郑氏学贯古今，敢于创新，圆机活法，多愈危证。擅用附、桂等大辛大热之药，著有《伤寒恒论》、《医法圆通》、《医理真传》等。

一天，一位中年患者就诊。自诉以抬滑竿为生，常涉远路，沐风栉雨，贪凉饮冷，饥饱无节。患胸腹疼痛、嗳气呃逆。因家贫无力医治，已达数年，祈能赐一验便方。郑氏诊毕，谓："街头有家富户正做家具，你去将所锯木屑讨来，每日服三次，每次服一撮，用生姜五片煎汤送下"。十日后再来复诊，患者半信半疑而去。十天后，患者满面春风来谢郑氏：数年顽疾已霍然而愈。并请人写了几句话贴在郑寓门前："锯末姜汤饮，郑君医术精。小方治大病，有病快来医。"

原来，街头那富户在用檀香木做家具，此事在街坊间议论得沸沸扬扬。郑氏听在耳里，记在心里，若直言取檀香末作药用，又恐富户以为奇货可居，吝啬不予，故假言锯下之木屑。檀香分紫、白两种，如一般处方上只写"檀香"药店即予白檀香。其性味辛温，为理气散寒之品。《本草求真》谓："凡因冷气上结，饮食不进，气逆上吐，抑郁不舒，服之能引胃气上升，且能散风辟邪，消肿住痛，功专人脾，不似沉香力专主降，而能引气下行也。"配伍生姜温中散寒，相得益彰。众人但见以锯屑为药，怎能不啧啧称奇。

（据《中医报》1988 年 5 月 7 日，第 2 版）

淫邪发梦，人参可愈

沈鲁珍治一患者，中年时期忽然患每次梦中见到白人持刀自己割自己的头，看到流血时就被惊醒。从此以后，每天睡觉闭目就见此梦境，许多医生都没有好的治疗方法。沈鲁珍说："瘄而见白人者，肺虚也。古人多用独参汤，每服人参一两，二剂可愈。"服了以后果然灵验。

（据《奇症汇》）

范文虎治病

范文虎（1870—1936 年），字文甫，浙东已故名医。行医四十余年，蜚声杏林，誉满江浙。《鄞县通志》赞其医术云："患者至门，望见之，即知其病之所在，投药无不愈。"有一次，先生为慈溪某君治病，患者年四十有余，寒热缠绵年余，遍服中西药罔效。范氏应诊，时值盛夏，但患者犹着棉衣，四周窗户紧闭，甚是畏寒。先生至，患者家属奉香茗敬上，周氏顿觉异香扑鼻，临诊时，先生详询病情，问及香茗何来？患者答："此茶系自己制作，每年当荷花盛开时，以上好茶叶，放入荷瓣中，晚置晨收，使茶叶经荷露十余宿，然后阴干密藏。我嗜此茶已数载，每饮非此不用也。"范文虎曰："此物诚佳，吾亦爱之，如能惠赠若干，我当以秘制灵丹相报"。患者欣然应诺。范氏亦当即处以蜀漆散方予之。第二天，范文虎选上好葵花子数斤，遣人送至病家，并转告曰："以此佐药，每日可细细嚼数怀，灵丹俟后奉上。"大约过了半个月，某君亲临范家，对先生曰："君真神人，服君后药后，经年夙疾，一旦霍然，不复需灵丹矣。"范氏笑曰："君已服灵丹而不自识也。"某君曰："何时服先生之灵丹？"范答："君病实由荷露清凉阴寒，岂可久服？葵花向阳而开，其子得太阳之精气，以阳攻阴，病焉有不愈者乎？"某君叹服，两人相视大笑。

（据《中国中医药报》1989 年 8 月 14 日，第 4 版）

葵花子疗荷露茶病

范文甫，名赓治，又号文虎，为五十年前的浙东著名医家。先生博学多才，思维敏捷，辨证用药颇多独到之处。某年盛暑季节，余姚县大亭镇袁某，因病寒热缠绵一年余，屡治无效，延请范氏出诊。范抵其家，见四周窗户密闭，病员犹着棉衣；坐稳，进香茗，异香扑鼻。诊时，范除详询病史外，兼及香茗制作方法，知系袁某自制，每于荷花盛开期间，在花瓣中傍晚纳入上好茶叶，次晨取出，如此反复连续纳取十余天后，阴干密藏。而袁某已饮此茶多年，非此不甘。范处方后说道，此茶颇好，可否赠我若干，当以秘制灵丹交换。次日，范送去上好葵花子数斤，告之以佐药物，日嚼数杯，并称灵丹容后再奉。半月后袁某病愈去范处致谢，并说不再需服灵丹。范笑着说：此病乃系久服荷花露茶作祟，荷露清凉阴寒，而葵花向阳开放，其子得太阳之精气，故用之以阳攻阴，其病自愈。已服灵丹而不自知耶！病者叹服，相与大笑。

（据《中医报》1985 年 4 月 7 日，第 2 版）

无意一语通灵犀，
张老巧治"菱积症"

无锡城有名的张老中医，乘船出诊归来，因病孩多吃那四角菱，以致腹痛泄泻、饮食不思。但前两次诊治均未奏效，今天虽变换了几味药，还难说效果如何。张老想到这里，不禁皱起双眉。此时忽闻岸边有人喊叫："喂，这菱塘你想全部买下来吗？船再向前就要不客气啦！"

张先生忙问怎么回事？船家答道："因这是条新船，所以我们菱塘主人不让过。""新船为啥不能过？""先生有所不知：这菱碰到桐油就会烂的。""噢！原来如此。"张者连忙吩咐掉转船头，再去病家。并说："我处方上少写了一味药，要去补上。"

船到病家，张先生拿出一颗药丸说："刚才忘了给你们，请先用温开水送服。"病儿家长连声道谢。

过了些日子，病家进城送礼致意：先生妙手回春，孩儿已痊愈了。病家走后，张老不禁长吁一声道："我听了船家一番话，就用指甲刮下一些船板上的桐油，捻成药丸，谁知竟如此灵验，真是单方一味，气煞名医！"

（据《中医报》1989年10月7日，第2版）

卒中寒邪而病，吴先生用附愈疾

一富翁患中寒阴证，许多名医都没有好的治疗方法，最后请到了御医吴先生，诊脉之后说："非附子不能救治，但是我忘带来了，叫人到市去拣极重的三枚，生切为一剂，共计重三两，让病人服用。"许多医生吐舌惊讶，暗暗地减去一半：用一两半为一剂让病人服下，病立即就好了。吴先生复诊说，"为什么减我成药的药量啊！"打听以后，知道减了一半的药量。吴先生说："啊呀！我用三枚，将活三年啊，现只能活一年半啊。"病后一年多，又得病而死。

（据《名医类案》）